UNIVERSALE
ECONOMICA
FELTRINELLI / SAGGI

VERENA SCHMID

Venire al mondo e dare alla luce

Percorsi di vita attraverso la nascita

Prima edizione nell'"Universale Economica" – SAGGI
aprile 2013
Nona edizione novembre 2020

Stampa Elcograf S.p.a. – Stabilimento di Cles (TN)

ISBN 978-88-07-88510-5

FSC
www.fsc.org
MISTO
Carta
da fonti gestite in
maniera responsabile
FSC® C115118

Indice

Recenti ricerche forniscono prove convincenti che la salute di cui godiamo durante tutta la nostra vita è determinata in buona parte dalle condizioni del nostro sviluppo in utero.
Il modo in cui siamo entrati nella vita rappresenta il fattore principale di come la viviamo. Ognuno di noi, non solo le donne gravide, ha una responsabilità verso gli individui delle generazioni non ancora nate, il cui nome non sappiamo e i cui visi non abbiamo visto, per assicurare che le loro vite siano il più possibile sane e gratificanti.

P. Nathanielsz, 1998

Introduzione

Il mio primo figlio nacque prima che fossi ostetrica. Avevo 26 anni, e non avevo paura del parto. Vivevo la gravidanza come una cosa assolutamente intima, non l'affidai a nessuno e da lontano mi sfiorò il pensiero di partorire a casa, ma nel 1974 questo pensiero non fu nemmeno esprimibile, anzi i miei familiari avrebbero voluto mandarmi in qualche clinica "superspecializzata" per la massima sicurezza. Così finì in un travaglio in una clinica "normale", con il "mio" ginecologo, che infatti arrivò in ritardo, a nascita conclusa. In realtà non scelsi nulla in quella mia prima gravidanza. Mi lasciai trascinare inconsapevolmente in parte dalle mie intuizioni (o meglio, "certezze interiori"), in parte dalle consuetudini e dai consigli delle amiche.

Fui travolta dall'esperienza. Ritenni il mio parto estremamente difficile e traumatico, e il dolore a esso collegato scioccante e assolutamente ingiustificato per una donna quasi del XXI secolo. Ero scossa in ogni nervo. In realtà, con gli occhi del poi, dell'ostetrica che divenni, il mio parto non aveva presentato alcuna difficoltà, né ci fu alcun tipo d'intervento. Ero semplicemente stata lasciata sola in un letto anonimo, in preda alle doglie, senza sostegno né informazione. Mio figlio, appena espulso dal mio corpo, sparì immediatamente... e lo rividi il giorno dopo. Il vuoto che si è creato in quella notte di solitudine è durato cinque mesi e i dolori del puerperio ne erano amplificati all'infinito. Immagino lo stesso per lui.

Per cinque anni non ho potuto nemmeno pensare all'idea di avere ancora un bambino, o meglio, ancora un parto. Fino a quando non lessi un libro corredato di fotografie che veniva dall'America: *Riprendiamoci il parto* di Raven Lang. Leggendolo cominciai a intuire che, forse, nella nascita ci poteva essere dell'altro. Le immagini con le donne partorienti nel loro pieno potere, nella loro istintualità e fisicità, in posizioni libere, attive, emanavano una forza a me sconosciuta. Intuivo la componente esperienziale della nascita, a me completamente sfuggita. Intuivo una possibile motivazione.

La mia esperienza di ostetrica

Alcuni anni dopo feci la scuola per diventare ostetrica. Capii immediatamente che non avrei mai potuto esercitare la mia professione in un ospedale. Rivedevo ogni giorno moltiplicato all'infinito il mio disagio. Vedevo parti manipolati, disattenzione, violenze verbali e fisiche, passività, delega, solitudine.

Venivo da una ricerca svoltasi nei gruppi femminili sulla salute e sul corpo della donna e, anche nell'ambito dell'evoluzione generazionale, non potevo più tollerare l'assenza di reattività, appartenuta a me, a mia madre, a mia nonna e a tutte le donne prima ancora di lei.

Alla fine della mia "formazione" professionale sentivo il bisogno di vedere una nascita normale, senza interferenze, senza interventi. Non l'avevo mai vista. Ne conservavo un'idea dentro di me, ma sentivo la necessità di vederla manifesta.

Bastò un viaggio in Olanda e la mia presenza a un solo parto normale. Fu la conferma di quello che già era dentro di me, antico come il mondo.

Tornai a Firenze e iniziai con un gruppo di colleghe ad assistere le donne nel parto a casa, nel loro ambiente domestico. La nostra intenzione era quella di osservare il parto e la nascita senza intervenire, in una situazione intima, anche per apprenderne i meccanismi fisiologici.

Ed eccola di nuovo, la donna, manifestarsi nel suo pieno potere, nella sua forza!

Da allora il mio apprendistato presso le donne non è più finito.

Inizialmente durante la nascita, poi durante i corsi dopo parto nei nove mesi successivi, e infine durante tutta la gravidanza, *ho appreso i ritmi del "percorso" della maternità*, i nessi tra la gravidanza e il parto, e tra la gravidanza e la cosiddetta *esogestazione* (i primi nove mesi di vita).

Ho appreso quali fossero gli effetti della modalità di nascita sulla relazione madre-bambino, sull'autostima della donna e su tutto il suo sistema familiare.

Ho appreso il perché del dolore del parto.

Ho appreso il senso del partorire, non solo un figlio, ma una madre, un padre.

Ho ascoltato, osservato, chiesto e discusso con le mie colleghe.

Poi ho ascoltato me stessa e ho portato dentro di me quello che lo specchio professionale mi proponeva.

Nel frattempo ho avuto la possibilità di avere la mia seconda figlia a casa, con un parto e un dolore vissuti in modo completamente diverso dalla prima volta, e senza separazione.

Tutto quello che so l'ho appreso dalle donne osservandole, ascoltandole, accogliendo le loro intuizioni e aiutandole a far sì che quelle intuizioni potessero prendere forma.

Ho usato poi vari strumenti razionali provenienti sia da diverse scienze (medicina, antropologia, sociologia, etnologia, psicologia...), sia dal sapere empirico, per trovare le chiavi di lettura per ciò che vedevo. Ma per molti aspetti, conosciuti attraverso le donne, aspettavo invece i riscontri dalla ricerca, che però tardavano ad arrivare. La ricerca è il linguaggio della nostra società che dà autorevolezza al sapere, ma non è il sapere.

Tuttavia, i contenuti di questo libro sono basati sugli studi scientifici più autorevoli e recenti, sulle nuove conoscenze della psicologia prenatale e della psicologia regressiva, sull'epidemiologia ostetrica, sulla neurofisiologia, discipline che hanno confermato molti elementi del grande sapere delle donne. Ma, per gli aspetti più sottili, che riguardano i vissuti del bambino, della mamma e del papà, mi sono basata sugli innumerevoli racconti ricevuti dalle donne che si sono aperte di fronte a me e hanno dato voce alle loro percezioni più intime, e dagli uomini che hanno osato esprimere i loro veri sentimenti.

A loro un grande grazie!

Nel tempo e con l'esperienza mi sono allontanata dagli ideologismi iniziali, ho ampliato la mia comprensione e oggi insegno alle ostetriche, provenienti da tutti i contesti operativi, l'approccio fisiologico alla nascita.

Ho capito che non esiste un modo migliore, un luogo migliore per la nascita.

Ho capito che la vita è complessa e che i bisogni degli individui sono altrettanto complessi, che i percorsi sono vari e non sempre scorrono in modo lineare, che i compromessi sono necessari per crescere.

Ho capito che la nascita è la matrice della vita. Come un ologramma, contiene in sé il tutto, e si manifesta quindi in tutta la polarità appartenente alla vita, in tutti i suoi spettri, con i suoi opposti e con le sue compensazioni.

Ho capito che anche i bambini hanno un loro progetto di nascita, che non sempre collima con quello dei genitori, che la matrice che scelgono per iniziare la loro vita non è sempre armoniosa e che in questo c'è un senso.

Ho capito che la nascita mette in moto tutto in una persona, con le modalità proprie della vita, che non sempre sono chiare al primo sguardo.
Ho capito che lo stile di vita, l'*imprinting* culturale, sono parte inscindibile dell'individuo.
Ho capito che tutte le esperienze servono, sia quelle "belle" sia quelle "brutte".

Ma ho visto anche un'altra cosa: quanto è grande la forza della vita e la possibilità, per ogni donna che diventa madre, di cambiare e di crescere, di ricomporre delle parti dentro di sé e nel proprio sistema relazionale. Ho visto quali grandi opportunità offre il partorire!

Questa comprensione si sta perdendo, oggi. Sempre più difficilmente si riesce a dare un senso al partorire, al dolore, al processo del diventare madre.

Le apparenti scorciatoie offerte, quali l'epidurale, il taglio cesareo, il parto medicalizzato sono, come dice Adrienne Rich, "una moderna trappola" per la donna e il bambino sani e, oltre ai danni alla salute a breve e a lungo termine, li allontanano dal contatto con se stessi e dalla possibilità di sentire. Tolgono il piacere, l'antidepressivo per eccellenza, le endorfine. Ledono il legame, unico vero terreno per poter crescere e fiorire.

Tutta la nostra società ne soffre. Le difficoltà nei legami ci rendono inquieti e infelici.

Questo libro

Con questo libro *vorrei restituire alle donne, agli uomini, ai bambini* tutto quello che ho ricevuto da loro.

In un gioco di specchi tra ostetrica e donna, dove ambedue si riconoscono e si rimandano la loro immagine, *vorrei offrire la possibilità* a ognuna di vedersi, o vedere parti di sé, nella speranza di rendere più facile il percorso e di offrire motivazioni per sostenere il lavoro del parto, nella speranza che chi ha già compiuto il viaggio possa leggere e ricomporre la propria esperienza con nuovi strumenti di comprensione.

Vorrei offrire dei punti di riferimento che possano essere traccia sulla strada.
Vorrei raccontare la storia meravigliosa del corpo, dell'anima, delle risorse infinite della vita.

Vorrei narrare della forza insita nella riproduzione, nelle donne, nei bambini, negli uomini.
Vorrei raccontare della nascita nella sua essenza eterna, al di là delle influenze culturali.
Vorrei restituire strumenti di sapere per una vera scelta informata.
Vorrei fornire spunti di riflessione per la ricerca di nuove modalità di vivere ruoli e competenze antichi.
Vorrei offrire agli uomini una possibilità di riformulare il loro percorso personale verso la paternità e la famiglia.
Vorrei dare una visione positiva della nascita e gli strumenti di conoscenza per viverla come tale.

Il libro racconta il potenziale insito nel percorso della nascita.

Le esperienze individuali si snodano attorno a questo potenziale in espressioni variabili.

Conoscere tuttavia il potenziale integro può aiutare a formulare delle domande, trovare delle risposte, attivare delle risorse, recuperare pezzi del percorso perduti, avere una direzione.

Alla fine del libro (*vedi Parte quarta. Schede per approfondire*) si trovano elementi pratici per poter scegliere al meglio.

Il perché di alcune scelte

Ho scelto di usare il nome antico per l'utero: la *matrice*. Il suo simbolismo rende più chiaro il ruolo centrale della madre nel formare l'essenza della persona che nascerà, nel formarne la matrice sia fisica sia emozionale.

Ho scelto di usare la parola *doglia* per il dolore fisiologico delle contrazioni uterine e la parola *dolore* per la sensazione di dolore e per il dolore improduttivo, non proveniente dalla fisiologia del parto.

Ho scelto di usare per il *bambino* il termine maschile, intendendolo come neutro. Fino ai tempi in cui non si conosceva il sesso del bambino prima della nascita, il "maschile-neutro" era di uso comune e così l'ho mantenuto.

Verena Schmid

Parte prima
Venire al mondo

La casa acquatica

Noi tutti veniamo dal mondo acquatico. Il nostro primo Io, tondo come una sfera, fatto di acqua e poco più, circondato da una sottile membrana, sospinto nel canale umido delle tube, galleggiante sui liquidi delle mucose intrauterine, affondato e approdato dentro di esse è sempre più gravido di acque.
Acque attorno che crescono più di noi per oltre la metà del divenire. Acque calme, acque mosse, ondate che ciclicamente spingono verso la vita. Dentro le acque lentamente rifacciamo la strada dell'evoluzione delle specie viventi, anch'esse originarie del mondo acquatico, fino a raggiungere la nostra dimensione umana.
Per sempre permane una profonda nostalgia di questa dimensione difficilmente definibile.

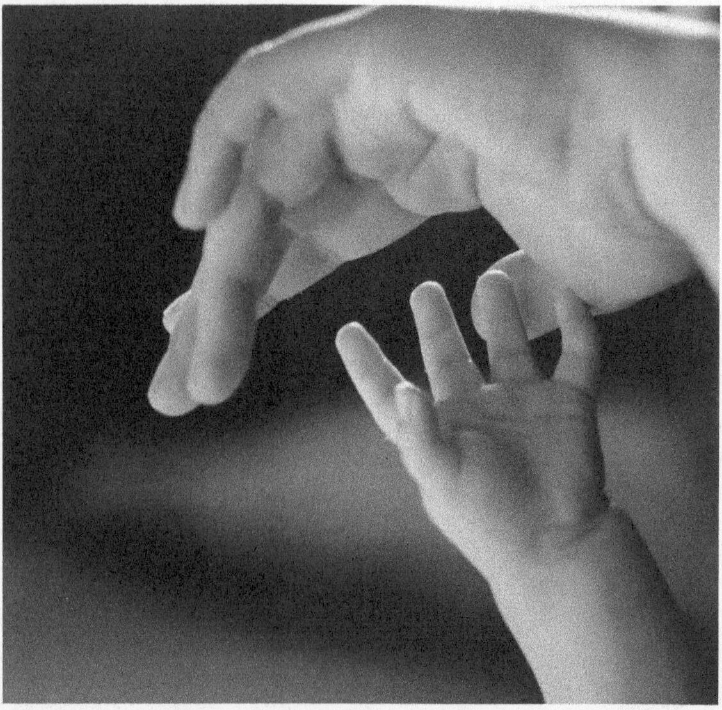

CAPITOLO 1

La via attraverso gli elementi

L'origine: la luna. Archetipo dell'elemento acqua, governatrice delle acque. Archetipo del femminile, governatrice del ciclo mensile e del parto. Archetipo delle dimensioni sottili, governatrice dei sogni.

Da dove vengono i bambini? So la storia del semino e dell'ovino, ma il bambino da dove viene? "*Dalla luna*", mi suggerisce una strana nostalgia quando la guardo. "*Dalla luna*", mi hanno detto molti bambini, quando gliel'ho chiesto. "*Dalla luna*", dice chi percepisce le cose oltre il loro aspetto materiale. Per scendere "dalla luna", dalla dimensione immateriale, alla terra, nella dimensione materiale, mi devo vestire degli elementi: da quello più sottile, l'aria, l'idea di me, a quello più denso, la terra, il mio corpo fisico, attraversando la dinamica del fuoco nel ritmo del divenire, e le acque, il mare uterino e l'oceano del mondo emozionale.

Prima che la scintilla del fuoco del concepimento dia il via alla mia esistenza terrena, ecco che sento le due parti che diventeranno me: sento la rotondità della sfera che si muove nel vuoto ed ecco, viene raccolta dalle frange della tuba che, simile a un anemone di mare, galleggia ed estende i suoi petali alla ricerca di cibo. Una volta inglobata, la sfera viene sospinta nel suo stretto canale. È portatrice di una lunga catena di donne che sono vissute prima di me.

Aspetta l'incontro, l'incontro con l'altra mia metà, *lui*, uno dei tanti lui che le si muovono attorno.
Aspetta con ansia? Con gioia? Con apprensione? Con piacere? Con riluttanza? Con repulsione?

Li annusa e sceglie di aprirsi a uno di loro, in base all'odore-messaggio che le manda.

Sento l'agilità e l'ebbrezza della velocità nella corsa dei girini. La mia consapevolezza è in quello che verrà scelto, in quello che sarà vittorioso, in quell'unico destinato a essere una mia metà.

Porta con sé le qualità psichiche e fisiche dei miei avi che rivivranno in me. Sento la sua decisione (o determinazione? o compulsione? o esitazione? o gioia? o ansia?) di fronte alla grande sfera: sceglierà me? E poi, il big bang, l'incontro, la fusione: IO SONO!

Mi sento trascinare verso il basso in un vortice a forma di spirale. Sono entrato nella dualità dell'esistenza terrena. Il mio destino si è tinto della sua particolare e personalissima natura attraverso la qualità dell'incontro dei miei genitori in questo preciso momento.

Ho lasciato la luna, la luce, ho preso la direzione verso il basso: sono eccitato? Contento? Dispiaciuto? Arrabbiato? Triste? Fiducioso? Pauroso? Sto già perdendo della luce dalla quale provengo e la mia coscienza si offusca un po'. Nella mia prima forma si stanno creando due poli e la tensione tra loro crea movimento: mi divido, mi divido ancora in un ritmo attivo, rapido... poi la pace, tutto si ferma. Ed ecco che tutto ricomincia, le cellule si moltiplicano a una velocità incredibile... e poi ancora il riposo.

Intanto la mia parte esterna s'ispessisce e mi sento come chiuso in uno scrigno, un cesto, una scatola.

Un ruscello comincia a scorrere; rami sottili mi afferrano e mi sospingono attraverso le tube strette verso il lago uterino dove, all'improvviso, si apre un grande spazio.

Cado nelle acque uterine. Sono mosse? Tranquille? Agitate? Ci voglio restare? Cerco la riva? Vengo trascinato dalle acque? Vengo adagiato sulla riva? Vengo sbattuto contro degli scogli?

Alla fine approdo sulla terra. E vedo già il bosco. Sono qui a raccontarlo, quindi la terra l'ho trovata: nel bosco sono entrato. Ma non tutti la trovano, non tutti entrano.

È un viaggio rischioso, ci sono i mostri[1] che possono divorare, ci si può perdere facilmente nel mare uterino e scomparire.

Le matrici prenatali: annidamento e accoglimento

Ora inizia veramente l'avventura. Mentre il mio minuscolo essere scava e scava nelle immense pliche della mucosa uterina, saggiando il terreno nel quale mettere radici esistenziali e trovare nu-

1. I macrofagi: grosse cellule immunitarie che possono distruggere o far crescere i tessuti.

trimento, il mio essere intero si fonde con quello di mia madre. Sono completamente dentro di lei.
Mi sentirà?
Potrà percepire già la mia essenza?
O sono solo un sogno per lei?
O sono un problema al quale preferisce non pensare?

Aspetto con ansia un suo segnale, un suo benvenuto. Da lei dipende la mia esistenza, da lei il mio nutrimento, da lei la mia felicità, da lei il mio divenire una persona distinta. È lei che nutre il mio corpo, ed è lei che forma la mia dimensione emozionale e affettiva, affinché si possa fondere con il bagaglio che porto con me e completarmi.

Intanto assaggio e annuso il terreno. L'olfatto mi accompagna fin dai miei primordi.
Sa di buono?
Mi posso allargare, mi posso nutrire?
Mi accoglie, diventa più soffice attorno a me?

L'ospitalità di mia madre, delle generazioni di donne prima di lei e la mia volontà di esserci si misurano ed entrano in una dinamica comune. Sono due forze diverse che cominciano a rapportarsi tra loro. Nel bosco uterino incontro amici e nemici; alcuni mi aiutano, altri mi minacciano. Mettono alla prova il mio coraggio, la mia capacità di lottare, di decidere, la mia scelta di esserci. Intanto la mia parte fisica, in un ritmo che si muove tra espansione e contrazione, si apre come un fiore con tre petali, che racchiudono la mia forma futura e hanno in sé il tutto. Rappresentano la matrice delle matrici e sono ad altissimo potenziale!

Mando forti segnali a mia madre per informarla della mia esistenza, attraverso quel linguaggio che ci permetterà di comunicare per tutto il periodo interno, mediante gli ormoni e i minuscoli informatori biochimici che circolano in me fin dai primi momenti, ma anche con tutto il mio essere. Ho bisogno di lei, poiché sento progressivamente svanire il mondo da cui provengo e ho bisogno di trovare un'ancora nel mondo nuovo che mi aspetta: lei.

A volte mi sento solo e ho paura: paura del vuoto, paura del nulla, paura di cadere senza essere raccolto, paura di annegare, paura dei mostri che mi vogliono divorare, paura di morire.

Mamma aiutami!

Il nutrimento

Cresco, ce l'ho fatta! Ho preso forma umana. Mi sono attaccato saldamente alla matrice di mia madre, sento larghe radici pulsanti e la corda scivolosa e vibrante che mi collega e mi ancora alla terra uterina.

SONO! Ho un corpo! Posso entrare nel mondo! E il mare cresce attorno a me! Fluttuo leggero nel lago caldo delle mie origini, immerso nell'universo delle sensazioni, godendo dei movimenti leggeri delle mie membra. Il mio corpo continua a svilupparsi, definirsi, affinarsi, immerso in un universo di suoni e vibrazioni che lo modellano e lo scolpiscono.

Il progetto originale di me stesso, disegnato nel patrimonio genetico che mi è stato trasmesso dai miei genitori, continua a modificarsi sotto i pensieri e le immagini di mia madre, sotto i messaggi che ricevo dal mondo, dal mio papà, sotto le varie correnti o forze che sento passare attraverso di me, e sotto le mie stesse reazioni.

Sento un gran lavorìo dentro di me, come in un formicaio. Le mie cellule cambiano, si sperimentano... Vanno avanti dapprima in una direzione, poi tornano indietro per scegliere la strada definitiva che vogliono prendere. Le istruzioni non sono molto precise... Se la direzione presa non risulta essere utile, esse cambiano obiettivo e anche struttura. Sono "multipotenti". Godo di questa grande libertà e creatività. Percepisco già tutti i potenziali futuri del mio corpo e non vedo l'ora che esso affini i suoi strumenti.

Come sarò? Voglio essere me, ma voglio anche essere la persona che i miei genitori e familiari desiderano.

La mia mamma mi manda, insieme con il dolce cibo, messaggi rassicuranti: mi dice che sono bello, che ce la posso fare benissimo, che mi vuole bene, che posso già apprendere molte cose della vita che lei gradualmente mi insegnerà.

Mi culla con il suo movimento e il suo respiro.
Mi accarezza attraverso i sensi che mi appartengono già molto presto: sono le mie antenne per captare più informazioni possibili.
Mi stuzzica con sapori sempre nuovi; la sua voce vibra in tutto il mio corpo e attiva ogni mia cellula; le sue mani, e anche quelle del mio papà, mi tengono e mi danno sicurezza.
Mi passa immagini bellissime del mondo e di lei, e il mio corpo, sensibile a ogni stimolo, si forma e si modella su questi segnali.

Non sempre è così, però. A volte c'è un grande silenzio. E allora mi sento solo.

So che la placenta tra me e mia madre mi protegge e mi tiene lontane le cose poco buone. Ma a volte non ce la fa. Passa un'immagine negativa (forse anche la mia mamma ha paura?), un sapore orrendo[2], che mi fa chiudere la bocca e smettere di bere il dolce liquido che mi circonda, un suono altissimo e acuto[3], che mi fa sobbalzare, una sensazione improvvisa di agitazione e angoscia, e subito cresce la paura in me: non potrò compiere il mio divenire?

Cresce il disorientamento: non so più dove sono e perché. Che sollievo quando risento la voce rassicurante di mia madre, o quella di mio padre!

Ma è nei sogni che ho i momenti più belli con la mia mamma. Là ci incontriamo con i nostri esseri interi, fusi come siamo, ma ognuno con la propria essenza. Nel sogno posso visitare anche papà, o i miei fratellini. Non sono vincolato al mio corpicino. Mi posso espandere ancora in tutte le dimensioni.

A volte torno indietro, da dove sono venuto, a volte riesco a vedere il mio progetto di vita e come sarò. Lo vede anche la mia mamma, poi magari da sveglia non se lo ricorda. A volte provo gioia, a volte mi preoccupo o mi sento intimorito.

La prima relazione

Da quando è iniziata la mia esistenza non sono mai stato solo. Forte della mia individualità, mi sono mescolato e fuso completamente con la mia mamma, fino a diventarne una parte.

Il tuffo nelle sue morbide mucose uterine, l'immersione nel suo universo corporeo vibrante, tonante, in continuo movimento, l'essere fagocitato dalla sua pancia mi annienta e mi crea. Mi fonde e mi costituisce. Mi ci perdo e vi nasco. Lei mi fa interamente suo e mi restituisce alla vita e a me stesso, riconoscendomi.

Questo è il mistero materno, dell'esistenza e dell'individualità. Solo attraverso lei, la fusione con lei, posso emergere con il mio Io. Mescoliamo le nostre due individualità per riemergere ognuno con una propria possibilità amplificata di autoaffermazione e consapevolezza di sé. Io rappresento aspetti di lei, e lei è parte di me: ci siamo specchio nella relazione frontale e una cosa sola nella relazione simbiotica. In questo senso ognuno di noi rappresenta il destino

---

2. La nicotina.
3. Gli ultrasuoni: tutti i tipi di ultrasuoni usati per la diagnostica ostetrica (ecografia, auscultazione del battito cardiaco fetale, tracciato...).

dell'altro. Da ora in poi, e per sempre, io e lei ci muoveremo nella costante danza tra simbiosi e individualizzazione.

Quando la mamma mi risponde, mi sento incoraggiato a mandare sempre nuovi segnali, mi piace sentire lei, sentire il mio papà.

Man mano che cresco distinguo sempre più suoni dall'esterno, voci di bambini, altre persone, animali, musica: mi aspetta un mondo intero con cui comunicare e interagire, sono molto eccitato.

Quando la mamma non mi risponde, o mi risponde solo dopo tanto tempo, quando sento poco gli altri, mi scoraggio un po' e mi ritiro nel mio guscio, nei sogni, nelle sensazioni del mio corpo. Là mi sento sicuro. A volte sono così assorbito, che ci vuole molto tempo prima che senta di nuovo il richiamo dall'esterno e prima che risponda. Preferisco stare dentro. Il mondo mi fa paura.

L'apprendimento nella matrice[4]

Mentre cresco, mi adatto, mi relaziono, godo della mia condizione protetta e oceanica, devo imparare un sacco di cose, altro che scuola! E tutto rimane nella mia memoria profonda, nel nucleo del mio essere. Solo imparando mi posso sviluppare.

Già molto presto, prima che si riconoscano le mie forme, il nucleo del mio cervello è attivo. Ancora prima sono pieno di piccoli informatori che corrono ovunque dentro di me.

Quando prendo forma umana, il mio sistema nervoso centrale è al suo posto, e lavora da tempo. Si nutre delle informazioni provenienti dalle mie esperienze sensoriali.

Produce una sostanza importante per apprendere, che mi fa piacere, mi fa venire tanta voglia di saperne di più. Sono le endorfine. Ne ho tantissime, tante quante la mia mamma, che è molto più grande di me. Per come sono fatto finora, quello che apprendo è molto legato alle emozioni. Infatti è attraverso le emozioni che ricordo. Più uno stimolo si ripete e meglio lo ricordo. Preferisco sentire ancora e ancora le cose che mi piacciono.

È ancora la mia mamma che modella la mia capacità di imparare, pensare, sentire, e che mi insegna ad apprendere. Certo, non posso ancora né leggere, né scrivere, ma i miei sensi captano un mare di informazioni. In particolar modo, quando vengo toccato, massaggiato dalle pareti uterine e dal diaframma della mia mam-

4. L'utero.

ma, mi si accendono tutti i lumini e nella mia testa si formano dei fili di connessione sempre più fitti. E così imparo a captare i pensieri di mia madre. E imparo ancora.

Anche tutte le forme sonore mi rimangono impresse: lingue, canto, musica, parole belle e brutte... Tutto riesce a captare il mio sistema nuovissimo, avido di informazioni.

Tutto mi forma, tutto rimane sul fondo di me stesso.

I sensi

A ventiquattro giorni tutti i miei organi sono già formati in misura microscopica nei princìpi costruttivi di base, con le tracce di tutte le funzioni elementari; il mio cuore batte.

A sei settimane la mia capacità di percepire gli odori si perfeziona; mi oriento meglio, sia nell'ambiente dove sono, sia con le persone; mi riconosco.

Sento i sapori. Riconoscerli ora mi aiuterà a sentire a quale popolo, a quale cultura appartengo, e mi faciliterà l'adattamento. I sapori che mi giungono sono impregnati di emozioni e di affetto.

Mi piace molto bere le acque in cui sono immerso. Il loro sapore cambia continuamente. Preferisco quello dolce. Speriamo che mi arrivino sempre cose buone!

A otto settimane si completa la mia pelle. Posso sentire, percepire attraverso la pelle, posso comunicare direttamente con l'altro. La mia pelle è anche come un grande orecchio. Le sue cellule sono simili a quelle che si formeranno tra un po' nel mio orecchio interno.

La mia bocca e i miei genitali sono particolarmente sensibili e ricettivi al tatto e presto posso raggiungerli con le mie manine.

Tra le sette e le dieci settimane il mio corpo può già ricevere immagini mentali; si formano molte parti della catena visiva nel mio cervello ben prima che abbia bisogno degli occhi.

Tra le otto e le ventiquattro settimane sento i suoni, e li sento sempre più distinti. Prima mi massaggiano la pelle, poi entrano dentro di me, fanno vibrare le mie ossa, mi commuovono e mi stimolano a imparare. In particolar modo mi piace la voce della mia mamma quando parla, ancora di più quando canta.

Sono immerso in un universo sonoro che mi massaggia dentro e fuori costantemente, un universo fatto dei suoi suoni ritmici interni, del battito regolare del suo cuore e dai suoni variabili provenienti dal lavorìo del suo corpo e dalla sua voce.

A dodici settimane sono perfettamente in grado di coordinare e integrare le mie attività sensoriali, motorie, con le attività cerebrali, di organizzare il mio comportamento in modo tale da potermi esprimere con la mia personalità. Se mi potessero osservare, si potrebbe vederlo anche dalla mimica del mio volto.

Cresco ancora un po', e *a ventiquattro settimane si sviluppa il mio sistema vestibolare*; mi aiuta a orientarmi nello spazio, che infatti d'ora in poi comincia a diminuire. Oltre la distesa ampia del mio mare uterino incontro pareti e scogli.

Il sistema vestibolare mi aiuta anche nel mio sviluppo mentale ed emozionale e, quando sarà il momento, mi guiderà a trovare la via di uscita.

Il maschile e il femminile

Sento due forze dentro di me: una è come la mia mamma, dolce, avvolgente, attenta, attiva e a volte passiva, espansiva, generosa; l'altra deve essere simile al mio papà, forte, sicura, intraprendente, solare, gioiosa.

Sono maschio, sono femmina... ancora sento vivamente queste due mie origini nel formarsi della mia individualità e la voglia di svilupparle insieme, al di là di quello che sarò. Ne ho bisogno per sentirmi Uno. Mi sento al massimo della felicità quando mamma e papà s'incontrano, quando anche papà mi viene molto vicino e posso sentire il suo calore, quando scatena dentro la pancia della mia mamma un maremoto, che mi ricorda il big bang dell'inizio della mia esistenza. Allora mi sento più forte anch'io, e fiducioso. Sento la forza della vita che mi chiama. La mia mamma, poi, è contenta e rilassata e mi manda tanta gioia.

Ho sempre voglia di sentire anche mio padre, che non è sempre presente come la mamma, ma, quando c'è, mi sento più completo. Lo cerco la notte, nei suoi sogni. A volte mi sente, a volte invece no. Quando sento la sua grande mano sul mio corpo mi agito di gioia e gli vado incontro, oppure mi rilasso profondamente e godo semplicemente del saperlo là. Lui è una parte di me, ma è anche una parte della mia mamma, e la mia mamma è una parte di lui. Tutti e tre insieme siamo una cosa unica, un tutt'Uno.

E poi ritorniamo ognuno alla sua dimensione individuale.

Quando mamma e papà sono lontani nel loro cuore, non s'incontrano, sento un gran vuoto, una tensione che attraversa il mio corpo, e ho più paura. Mi è più difficile capire chi divento.

Prepararsi al mondo

Cresco, il mio corpo sta diventando più pesante, ormai tocca i confini della matrice da ogni parte. Comincio a essere scomodo.

Ho voglia di stirarmi, di allungare le gambe, ed ecco che i miei piedi toccano la parete della matrice; mi attraversa una spinta che mi porta in basso, dove trovo morbido, quasi volessi uscire.

Ma no, non è ancora il momento!

Imparo ancora nuove cose: imparo a dormire profondamente per brevi periodi, imparo a fermare i miei movimenti aritmicamente. Seguo meno i ritmi della fusione materna e più i ritmi miei, ancora nuovi. La mia testa ora è posata sulla parte bassa della matrice, che diventa sempre più soffice, e cerco, ruotandola, di saggiare la cedevolezza e lo spazio che trovo sotto la matrice.

Lei mi spinge ritmicamente giù. Sì, di là c'è il mondo: ma no..., sto troppo bene qui dentro. All'improvviso un piccolo terremoto: la matrice comincia a stringersi attorno a me, a premermi e a spingermi. Devo proprio andare? Ma poi si ferma di nuovo, meno male!

Questi massaggi energici mi sconvolgono piacevolmente. Il mio corpo comincia ad attrezzarsi per il duro passaggio che lo aspetta. Sento la mia mamma più irrequieta; la pace inizialmente infinita all'improvviso è finita, il ritmo cambiato.

Ci prepariamo al lavoro. Quando arrivano le ondate che mi stringono, mi sento immerso in un flusso d'amore; è simile a quello che sento quando mamma e papà si incontrano. Mi rende felice.

Sento che i miei genitori insieme mi aprono la porta verso il mondo. Dovrò fare meno fatica. E riprendo fiducia.

Sì, voglio proprio esserci, nel mondo!

Lentamente percepisco che il mio tempo nella matrice sta per scadere; la mia placenta, il mio fratello gemello, riduce gradualmente le sue funzioni: mi nutre meno, mi protegge meno dal mondo esterno, lascia filtrare alcuni contrasti, invita il mio corpo ad assumersi alcuni compiti da lei svolti finora. Insomma, devo imparare a cavarmela da solo, senza quella parte di me. Avrò bisogno di tutto ciò che ho imparato finora, dei miei sensi, della mia capacità di orientarmi, della forza dei miei movimenti, della capacità di coordinare tutti i miei sistemi, e ancora di più.

Per fortuna c'è sempre il corpo della mia mamma a guidarmi. Mi è molto vicina con i suoi sensi, è sufficientemente lenta da poterla seguire con i miei ritmi. Nel sonno, la comunicazione con lei è diretta e profonda; ci incontriamo con la stessa alternanza tra sonno profondo e sonno attivo pieno di sogni. Ci siamo allenati tanto ad ascoltarci nei mesi passati...

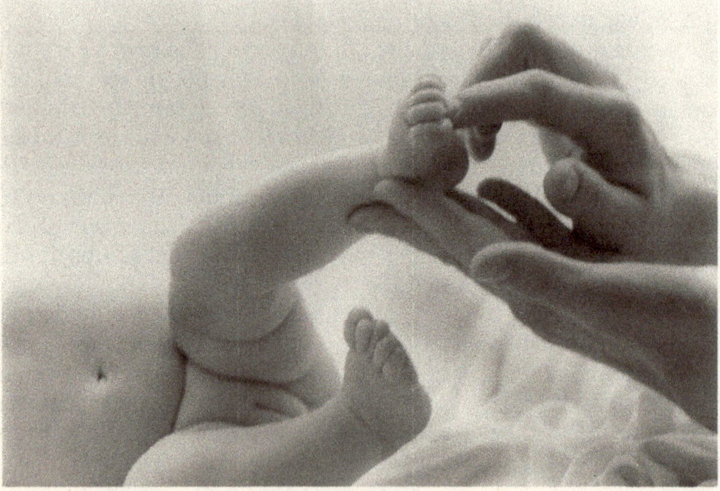

Capitolo 2

Il viaggio inizia

Onde crescenti mi stringono e mi premono verso il basso, le pareti della matrice sono sempre più addossate al mio corpo, il cibo comincia a scarseggiare e la mia guida interiore mi dice che sta arrivando la fine della permanenza dentro la mia mamma.

La situazione comincia a essere scomoda: desidero allungarmi e conoscere i miei genitori e il mondo là fuori.

Mi sento chiamare dalla mia mamma, dal mio papà. Mi vogliono vedere. Anch'io. Ma come faccio?

Mi aspetta un nuovo viaggio, simile a quello già intrapreso dal canale stretto e protettivo della tuba al mare uterino, un tuffo nell'incognito. Ce la farò? Sì, no..., mi riprendono paure ancestrali, la paura di scomparire, di cadere in un abisso senza fondo. Ma la mia mamma mi rassicura. Anche lei ha un po' di paura, ma dice che ce la faremo, insieme.

Lentamente sento crescere una nuova forza dentro di me. Per la prima volta sento scorrere il fuoco dell'adrenalina nelle mie vene. All'improvviso mi sento un leone. Mi sento capace di attaccare il nemico e di vincere.

Faccio delle prove, spingo, scendo in basso. Trovo duro? Trovo morbido? Mi avvito con la testa, provo a destra, provo a sinistra, ma poi torno indietro: no, non è ancora il momento.

Devo essere certo che il mio corpo se la potrà cavare senza la placenta e aspetto il suo segnale di via. Intanto ogni giorno prendo maggiore confidenza con la porta di uscita, con le sensazioni nuove date dalle compressioni sempre più forti. Le percepisco come dei massaggi robusti che mi strigliano, ma anche che mi divertono. Mi fanno da allenatore. Le contrazioni mi dicono: "Forza, lavora, puoi fare di più, ci puoi arrivare". E io mi preparo.

Può succedere che, prima di essere del tutto pronto, qualcuno decida di cacciarmi o di tirarmi fuori all'improvviso; proprio mentre mi sto allenando e convincendo di farcela, oplà, vengo afferrato da due mani e tirato fuori. Ecco, non ce l'ho potuta fare. Altri fanno per me. Sono deluso, mi sento derubato di un'esperienza che, se pur difficile, volevo fare. Mi prende una tristezza infinita.

Ma ho fiducia che la mia mamma mi proteggerà e mi aspetterà.

Ecco, mi ha aspettato. Il mio corpo ha dato il segnale, e la mia mamma l'ha recepito. Le onde si fanno più acute. Siamo d'accordo: si parte. Comincio a spingermi in giù. A ogni mia spinta segue una compressione, breve ma intensa.

Sento l'eccitazione di mia madre. Anche la voce del papà si fa sentire. Evviva, siamo tutti e tre insieme. Che avventura!

E spingo, e arriva la compressione, e spingo... e un'altra compressione..., la cosa si fa seria, la mia testa viene stretta in una morsa, iniziano i contrasti. Non mi posso più muovere, sono compresso da tutte le parti! Ma siamo sicuri di voler passare attraverso questo tunnel buio e chiuso? Per emergere dove?

Ho ancora consapevolezza del mio destino terreno che mi aspetta là fuori. Qualche ripensamento? Quando sono stato incoraggiato per tutto il tempo nella matrice, quando ho potuto apprendere molto sulla vita e su di me, quando mi sono potuto sperimentare, quando sono dotato di una grande volontà di esserci, la decisione è più facile e, forte della mia fiducia nel mondo, in mia mamma, in mio papà, affronto l'avventura.

Ma quando sono stato piuttosto solo nella matrice, quando non sono incoraggiato dai miei genitori, quando il mio papà non c'è, quando trovo la porta chiusa e dura, quando sono un po' incerto sul mio voler esistere nel mondo, quando ho nostalgia della luna, quando sento che il mio corpo potrebbe avere qualche difficoltà nella discesa, *allora esito*, esito, forse mi ritiro, aspetto, rimando, non partecipo, mi lascio trascinare, *oppure addirittura mi aggrappo alla matrice e rifiuto di scendere.*

A volte il terrore s'impossessa di me: no, non voglio lasciare la mia casa, l'unica che conosco!
Invece vado, sento un irresistibile desiderio di alzare la testa e allungare la schiena, spingo, vado, spingo, vado...

La tempesta

All'improvviso si scatena la tempesta. Le onde partono a ritmo serrato, senza chiedere permesso, senza aspettare la mia spinta.

Sento la mia mamma respirare forte, gridare, cantare,
muoversi a scatti.
Le onde mi mozzano il fiato, mi fanno girare la testa, mi sento
perso, tuoni, fulmini, lampi, poi calma, silenzio profondo,
aria, pace. Pace.
E ancora la morsa, l'onda che mi travolge, mi preme,
non mi lascia via d'uscita, di là, di là, vai, forza, di là, di là...

La direzione è data. Poi ancora calma, pace, il paradiso, ahh... respiro. Piano piano mi oriento, mi adatto.

"Ce la faremo!"

Sento la mia mamma in difficoltà, mi dispiace farle male, forse per lei è ancora più difficile che per me, ma nonostante ciò riesce ancora a rassicurarmi, a farmi coraggio: "Dài, piccolo, riposiamoci, insieme ce la faremo!" E ogni tanto anche il mio papà mi chiama e mi fa coraggio.

La cosa peggiore è la morsa in cui sento stretta la mia testa. Quando la mamma cammina o si sposta sento un gran sollievo, la pressione è molto meno dura e posso rilassare il collo. Ah, meglio!

Eppure, più la mia testa viene stretta, più sento crescere le forze. Nel mio corpo circola una sostanza nuova, in enorme quantità[1]. Divento un leone, tutti i miei sensi sono all'erta, respiro meglio, nonostante le morse, ho più forza per spingermi, la paura se ne va ed è sostituita da una specie di euforia. Non bado più al pericolo, vado, vado. Ho caldo, ho sete e bevo ancora e ancora dal mio mare, come se fosse l'ultima volta. Il mio cuore batte forte.

A momenti mi sento invincibile. Anche la mia mamma può percepire la mia rinnovata forza, ne voglio dare anche a lei, che lavora tanto in questo momento.

Mi sento investito di onde di piacere, onde di amore che mi arrivano come secchiate, m'inzuppano, m'inondano, mi riempiono, mi stordiscono. Non c'è posto per il dolore, per la paura. Tutto è forza pura, gioia, aspettativa positiva. Lasciatemi fare, ce la farò.

Sento la forza di miliardi di bambini nati prima di me e che nasceranno dopo di me, una tempesta di vitalità. Sì, siamo forti.

---

1. L'adrenalina fetale: un particolare mix di ormoni dello stress presenti unicamente durante la nascita, che favoriscono l'allattamento.

Le difficoltà dentro il canale

Può succedere che questo fiume benefico venga bloccato all'improvviso. Forse alla mia mamma vengono somministrati farmaci, antidolorifici, analgesia. Al posto delle onde di prima, che cessano, arrivano messaggi disorientanti, perdo la direzione, l'orientamento; non so più dove andare, come andare, mi viene la nausea, e alla lunga riemergono la paura, il dolore alla testa, i dubbi.

Aiuto! Non sento più neanche la mia mamma. Sono di nuovo solo. Mi fermo, mi ritiro, vengo spinto, mi lascio andare, resisto, mi sposto, non so, non so più... sono paralizzato dalla paura, mi sento impotente.

Può succedere che la mia mamma non ce la faccia, non riesca a riposare nelle pause, si lasci prendere dalla paura. Allora anch'io ho paura e per noi, per tutti e due, si ferma il fiume benefico che a me dà piacere e aiuta lei con il dolore. Lei perde le forze, io perdo le forze. Non ci sentiamo più. Io le mando dei messaggi finché mi rimane una briciola di forza, ma lei non li può più ricevere. Mamma, non posso nascere senza di te! Ho bisogno di te!

Ma la bocca uterina si stringe anziché aprirsi... ecco di nuovo il mostro che mi vuole divorare!

Può succedere che rimango bloccato dentro il canale. Le onde mi premono con forza, ma niente cede e la mia testa urta contro scogli duri come roccia. S'incastra senza via d'uscita. Sono intrappolato. Ho paura di non farcela, come quando cercavo nel mare uterino un appiglio, senza trovarlo. E allora raccolgo tutte le mie forze, cerco di spostarmi, pedalo, spingo con mani e piedi, sono sempre più esasperato, fino alla resa cieca e disperata. Oppure no?

Onde d'amore

Eccola, si muove anche la mia mamma con me, dài, ancora insieme... possiamo uscire da questa trappola. Finalmente! Ce l'abbiamo fatta! Di nuovo via libera. Come sembra facile, ora, seguire la spirale discendente del tunnel quasi in una danza, condotta dalla mia mamma e accompagnata da me! Ormai non c'è più niente al di fuori del viaggio in cui siamo immersi.

Il mio corpo è presente totalmente. La mia essenza si prepara a lasciare quella di mia madre e a unirsi al mio corpo, piccolo, stretto. Gli scogli si diradano e atterro su un terreno soffice, che avvolge la mia testa come un guanto caldo e denso. Sento che cede alle mie spinte, non blocca più la mia voglia di allungare il collo, estendere la testa. Seguo questo impulso, ed ecco che alle onde si sovrappongono ulteriori onde, che sostengono il mio sforzo di allungamento. Ora comincio a intravedere la fine, una voglia irresistibile di lasciare questo tunnel stretto e di espandermi prende possesso di me. Chiedo solo via libera.

Forse...
Forse trovo tutto morbido e posso cedere al mio impulso, scivolare fuori.
Forse ritmicamente il terreno soffice si indurisce e mi rimanda indietro, poi mi lascia andare di nuovo. Mi dice: "Pazienta, pazienta, pazienta!"
Forse la mia corda mi trattiene indietro.
Forse il terreno soffice s'indurisce del tutto e non mi lascia passare.

Che cosa faccio ora? Quanto spirito combattivo mi è rimasto? Quanta forza? Ma l'istinto di sopravvivenza si risveglia: non posso restare là. Il mio cuore cede, e faccio un disperato appello alla mia mamma: lasciami andare, lasciami andare! E lavoro con tutte le mie forze. La meta è vicina.

A volte l'ultimo piccolo passo, dopo un lungo viaggio prima dell'arrivo, sembra insuperabile. Ma finalmente un'onda ancora più potente delle altre mi catapulta fuori, nello spazio libero, senza più nessun confine e sento, come in un risucchio, come se passassi attraverso un imbuto, il mio essere che si unisce al mio piccolo corpo steso là davanti alla mia mamma.

Mi sento infinitamente soddisfatto e sento la conferma di me stesso, la conferma di esserci: IO SONO! Può succedere che, mentre cerco di attivare le mie risorse più potenti, venga spinto, tirato brutalmente fuori, che una ventosa mi si attacchi alla testa e, con un dolore acuto e bruciante, mi tiri, che due mani mi afferrino e mi girino e facciano trazione sul mio collo, facendomi male. Allora mi sento violentato e derubato del risultato di tutto il mio lavoro.

Ciò che cogliamo osservando le cose è soltanto
una parte delle cose.
Ciò che sgorga nel nostro spirito quando si pone
di fronte alle cose né è l'altra parte.
Rudolf Steiner

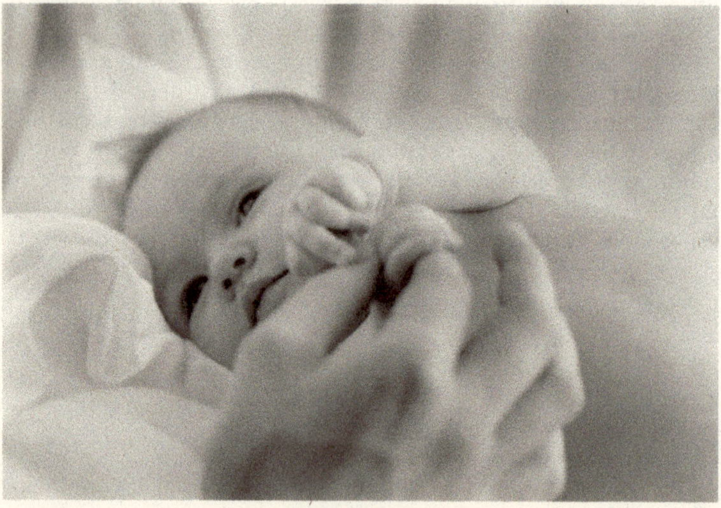

CAPITOLO 3

Fuori

Le prime sensazioni

Vengo investito da un uragano di sensazioni sconosciute. Le mie antenne sensoriali sono attive al massimo.

La mia pelle è esposta all'aria senza la protezione del liquido amniotico: mi sento come scorticato. La temperatura è bassa; luci penetrano nei miei occhi; rumori e suoni acuti colpiscono le mie orecchie; la mia schiena si estende tutta; le membra sono pesanti nell'aria. Per un momento ritorna la prima paura: sono caduto nel vuoto, sono perso. Poi la consapevolezza: ecco la vita; il percorso ricomincia.

Limitato in un piccolo corpo impotente, devo imparare tutto. Devo andare incontro al mio destino. In rapida sequenza rivedo le mie esperienze precedenti e vedo tutto quello che ho davanti.

Poi, assorbito dalle nuove sensazioni, ancora comincio la mia ricerca della riva, del bosco che mi accoglie affinché possa vivere.

Lentamente comincio a respirare e sento la mia voce per la prima volta. Sento che di nuovo sono in gioco la vita e la morte. Una nuova forza mi attraversa come una corrente elettrica.

Con determinazione cerco la voce, l'odore di mia madre; mi muovo verso di lei, in una direzione precisa... ed ecco i suoi occhi che incontrano i miei. La salvezza!

Sono accolto

Lei è là, mi cerca, mi accoglie, mi tocca, mi prende in braccio, mi avvicina al seno, ancora una volta mi nutre. Ah..., che grande sollievo!

SONO! Sono nato! Posso vivere! La tensione cala, mi tranquillizzo e lentamente arriva la pace.

Il mio corpo è di nuovo contenuto, ora, dalle braccia della mia mamma. Il calore conosciuto del suo corpo mi conforta. Ci guardiamo negli occhi e ci riconosciamo.

Sì, sei quella che ho sentito da dentro! Sì, sei il mio bambino che ho sentito dentro di me!

Onde d'amore si propagano dall'uno all'altra. Ne ho portato tanto di amore con me, tutto per lei e per il mio papà. Da dove vengo è tutto amore.

Adesso raccolgo le mie forze e mi do da fare, per farmi amare, per farmi accettare, perché ancora non posso esistere senza l'amore e il benvenuto della mia mamma. Lei è la mia sopravvivenza. Tutto il mio essere è teso alla ricerca di lei. Ho bisogno di guardarla ancora e ancora.

Poi mi avvicino al seno, seguendo un odore familiare. Lo annuso, lo lecco, lo assaggio e mi torna in mente quel primo incontro con la terra nella matrice dove, annusando e assaporando, ho incontrato tutti i miei antenati nella loro essenza. Come allora, prendo il mio tempo e seguo il mio istinto per poi, con decisione improvvisa, attaccarmi al seno e succhiare... succhiare... succhiare... Che bella sorpresa, il liquido dolce che scorre nella mia bocca!

Ha lo stesso sapore del mio mare, che ho appena lasciato, è solo più denso. Ecco, ho trovato la sorgente per il mio futuro.

Posso lasciare andare la placenta

Adesso posso fare a meno della placenta, che fino a questo punto ancora mi ha aiutato nel cambiamento. Posso lasciarla andare.

Mi sento abbastanza forte. Fermo il flusso del mio sangue attraverso il cordone, che mi tiene ancora legato alla vita nella matrice, e presto sento la mamma spingere fuori quella parte di me che mi ha accompagnato dal cielo alla terra, che ci ha uniti nella nostra diversità. Reciso il cordone, la placenta non mi appartiene più. Devo cavarmela senza questa fedele compagna.

Bevo beato e mi rilasso sempre di più. Mi sento completamente a posto nelle braccia della mamma, al posto giusto, in uno stato esistenziale di felicità, fuso di nuovo con lei. Le mie aspettative innate sono state confermate e ciò mi dà fiducia.

Ecco, ora, dopo questo primo lavoro e lo stordimento del cambiamento, ho orecchie anche per il mio papà. Sento la sua mano su di me e subito sono invaso del benessere e dell'eccitazione che lui mi ha sempre dato. Ascolto la sua voce e mi sento a casa. Più in là, lo voglio guardare bene.

Mi sembra un bel posto, il mondo. Le persone sono amorevoli e mi vogliono bene.

La prima esperienza del mondo

Sono stato fortunato, perché i miei genitori mi hanno accolto insieme e mi hanno regalato un profondo senso esistenziale di integrità. Mi hanno permesso di transitare dalla vita nella matrice a quella terrena in modo graduale e dolce, senza scossoni, e mi hanno aiutato nel farlo.

Può succedere invece che non appena esco, nel momento in cui cerco di orientarmi, mi venga reciso all'improvviso il cordone. La sorgente che mi sostiene nell'adattamento cessa.

Allora annaspo, mi sento una pugnalata all'ombelico e un sussulto in tutto il corpo, *mi sento piombare* improvvisamente nella confusione totale, non capisco più niente, sono senza direzione, paralizzato, mi sento tagliato fuori, con le porte sbattute in faccia, senza rifornimento, senza risorse, senza più forza, impotente, non so più reagire.

I miei polmoni si aprono dolorosamente in un grido, la cui eco cade nel vuoto.

Solo molto lentamente mi riprendo, quando mi sento preso dalla mia mamma e accolto. Nella stretta delle sue braccia, immerso in sensazioni familiari, mi posso riorientare lentamente e prendere contatto con il mondo, un po' diffidente, ma disponibile.

E quando non trovo la mia mamma?
Quando mani fredde mi afferrano, mi manipolano, mi stendono su un tavolo duro e piatto?
Quando tubi e strumenti s'insinuano nel mio corpo, nella mia gola, e mi mozzano il respiro?
Quando finisco in un posto dove non c'è proprio niente di conosciuto, nessuna sensazione che mi possa far riconoscere la presenza della mamma?

Allora sento realizzarsi i miei peggiori incubi. Eccoli, i mostri del bosco uterino, che mi vogliono attaccare e distruggere! E grido, grido, grido disperato, grido di paura, senza risposta!

La mamma non c'è, non mi vuole, non mi ama! Non trovo la terra che mi nutre e sostiene, non ce la posso fare ad attraversare il tunnel stretto, non respiro, mi sento malissimo, devo morire! Lo sapevo che non ce l'avrei fatta, che non ero abbastanza bravo!

E allora lotto con tutte le mie forze, chiamo, piango, grido, cerco di spostarmi per raggiungere la mamma... ma niente, solo il vuoto. Alla fine mi rassegno. Non sono morto, ma sono tristissimo. Che vita può essere questa?

Non mi posso fidare, il pericolo è sempre in agguato. La tristezza è profonda come un pozzo. Vi rimango sommerso. A sprazzi una gran rabbia si fa viva e grido di nuovo, ma non sento risposta; è tutto inutile e così sprofondo ancora.

Ci sono momenti di sollievo, quando per poco tempo posso incontrare la mia mamma.

Allora riconosco il suo odore, la sua voce, il suo corpo, ma a volte è triste anche lei e, non appena svanisce dal mio campo di percezione, ripiombo nel pozzo della tristezza. Irrimediabilmente.

Senza tempo! Nell'eterno presente! Se solo qualcuno mi spiegasse che non è vero, che la mia mamma c'è, che mi vuole bene, anche se non la posso vedere sempre! Mi aiuterebbe molto.

Diversamente come faccio a saperlo? A capire? Se almeno ci fosse il mio papà a darmi conforto! A spiegarmi! Mi sento così solo, senza speranza, così deluso.

Eppure so profondamente, dentro di me, che questo primo confronto con il mondo è legato al mio destino. So che le percezioni e le sensazioni delle primissime ore rimarranno impresse in modo indelebile dentro di me, e che su questa esperienza, bella o brutta che sia, dovrò costruire la mia esistenza.

Nella polarità dell'esistenza umana mi trovo già a un bivio. Potrò andare incontro alla vita con fiducia e gioia, che mi sosterranno anche nei momenti difficili?

Oppure dovrò farlo con diffidenza e senso di inadeguatezza? Che mi sfideranno prima di ogni prova ad attivare la mia forza interiore e a cercare delle nuove risorse dentro di me?

Forse è stato l'*imprinting* del mio concepimento o radicamento a portarmi qui dove sono ora, due ore dopo la mia nascita. In un certo senso questa è stata una mia "scelta"; magari ho bisogno di esprimere emozioni portate con me e a lungo trattenute; magari tutto ciò è legato alla mia essenza primordiale.

Forse sono le circostanze della mia nascita, i rituali sociali, che facilitano o aggravano il mio destino. Una "scelta" sociale, culturale.

Forse è l'*imprinting* relazionale tra me e i miei genitori. In un certo senso una loro "scelta".

Quello che c'è stato prima, in gravidanza, e quello che verrà dopo, nella mia infanzia, mi offrono le risorse per vivere con il mio *imprinting*, i mattoni delle fondamenta della mia vita, sui quali costruirò... vedremo poi che cosa.

La separazione dalla placenta

Mentre scivolo sempre di più nella vita terrestre, nel mio corpicino ancora impotente, a sprazzi mi assale una profonda nostalgia. La nostalgia del regno dove tutto è Uno, la nostalgia del mio mare uterino, la nostalgia dell'unione simbiotica con mia madre, dove nulla si poteva interporre tra noi. Il mio essere era più esteso là dentro.

Mi manca quella parte vibrante, mobile, simile a un serpente, galleggiante, che accanto e attorno a me fluttuava rassicurante.
Mi manca quel cuscinetto morbido e pulsante, le mie radici, il mio albero, con il quale mi ancoravo alla terra di mia madre, che contemporaneamente mi lasciava ancora aperto il varco verso la luna.

Si è avvizzito rapidamente nel lasciarlo e sta chiudendo le porte dietro di me. Per un lungo tempo non si riapriranno più.

Sono tagliato fuori. Me ne sono dovuto andare. Ho scelto. Ho scelto questo mondo. Per poterlo scegliere ho dovuto lasciare l'altro. Ho dovuto separarmi.

Mi piace stare qui, sono beato. Ma in certi momenti mi assale il dolore della perdita, il dolore della separazione, il dolore per quello e quelli che mi sono lasciato dietro, la consapevolezza del non ritorno.

Nei primi tempi... Poi tutto si assopisce, si allontana, e la vita mi assorbe sempre di più.

Quando la mia mamma mi trasmette un po' di sostanza delle mie radici seccate[1], provo una profonda consolazione. Mi riconnette con le mie origini e mi aiuta nel passaggio.

Ma anche quando mi chiama, mi spiega le cose del mondo, mi accarezza, mi risponde e mi tiene stretto a sé, mi sento al sicuro e gioioso di poterci essere. Un nuovo viaggio è iniziato.

---

1. La placenta (*vedi anche* il capitolo "La placenta", nella *Parte quarta. Schede per approfondire*).

Parte seconda
Dare alla luce

Il corpo chiama. Vuole farsi terra, portare frutti. E il cuore s'infiamma di desiderio.
L'antica potenza generativa erompe e ti fa tremare di orgoglio, di paura nella profondità segreta di te. L'anima vola alta per incontrarti bambino mio e portarti giù, vestirti di carne.
Tu donna ti fai canale per portare la vita, per portare l'amore. Ti espandi, ti contrai con gioia e dolore, fiducia e paura, forza e debolezza, potenza e vulnerabilità, che danzano in te, ti attraversano, dirette dall'amore che ti spalanca. Fino ad accogliere, stringere tra le braccia il bene più prezioso della vita e richiuderti attorno a lui, nuova.

Il filo di Arianna che ti guida attraverso il labirinto del cambiamento è il tuo bambino. Ascoltalo nella tua profondità e ti dirà dove sei e dove andrai.
V. Schmid

L'incontro con il bambino non nato è l'inizio del cammino della vita umana verso l'autorealizzazione.
F. Freyberg

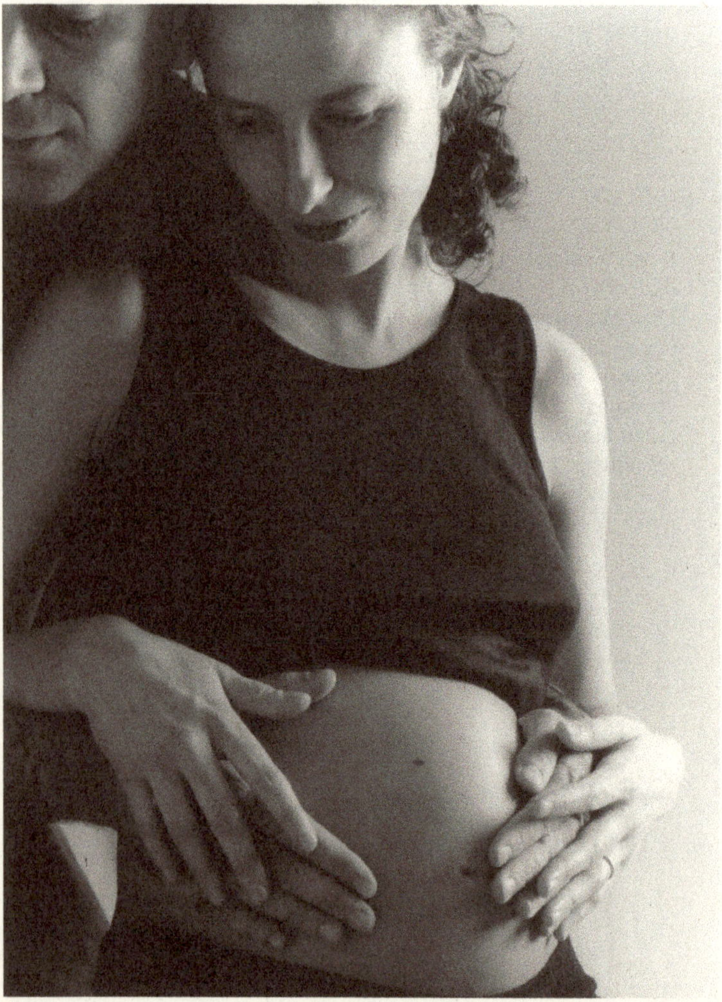

CAPITOLO 4

La gravidanza

A volte il desiderio di un figlio ti abita da tanto tempo e aspetti solo le condizioni giuste per prepararti a una gravidanza e al suo arrivo. Forse, quando sei pronta, l'arrivo è immediato, forse si lascia desiderare per molto tempo.

A volte il figlio ti gira intorno, lo puoi percepire ed è lui ad aspettare te, il momento giusto, o a creare le condizioni giuste per intrufolarsi.

A volte non ci pensi proprio al figlio, e invece eccolo qua. A volte arriva quando le condizioni sembrano del tutto inopportune.

Eppure spesso si annuncia:
nei tuoi sogni o in quelli del tuo partner,
in una visualizzazione o durante una meditazione,
nelle tue attenzioni che all'improvviso cambiano,
in un innamoramento non previsto, che accende il desiderio,
nelle paure che hai di lui, il bambino, che senti vicino, ma non ti senti di poterlo ospitare.

L'annunciazione

Attorno a ogni donna girano molti "bambini della luna", che aspettano un "passaggio" per entrare in questo mondo. L'unico passaggio possibile sei tu, donna. Sei tu l'unica porta di entrata nel mondo.

Antichi dipinti della Madonna, archetipo della maternità e della sua sacralità, la raffigurano spesso con una serie di angioletti attorno alla testa, le anime in attesa di incarnazione, e il bambino nato in grembo, quel bimbo che ha compiuto il viaggio e si è incarnato. Gli animali della stalla di Betlemme rappresentano la natura istintiva, mentre gli angeli rappresentano la natura celeste. Ambedue sono appannaggio umano; disegnano tutto il cammino del bambino, dell'anima nel suo percorso di incarnazione.

Puoi metterti in sintonia con quello che sarà il tuo bambino ancora prima di concepirlo. Se presti attenzione ai "bambini della luna", li puoi sentire o sognare.
Puoi comunicare con il tuo bambino, preparargli uno spazio dentro di te, cambiando i tuoi ritmi di vita, dedicandoti del tempo e prestando attenzione alla tua salute.
Puoi preparare la tua anima all'incontro con il tuo bambino attraverso la riflessione, la respirazione profonda, il contatto con gli elementi della natura.
Puoi coltivare la tua relazione d'amore.
Puoi preparare il tuo corpo, il terreno nel quale il bambino metterà le radici e che gli darà un corpo con il quale vivere tutta la vita, attraverso una depurazione dagli inquinanti e una cura maggiore.

Ma spesso l'annunciazione si svolge a livello inconscio e sembra sorprenderti come l'arcangelo Gabriele, che si presentò all'improvviso a Maria, dicendole che era incinta. Dentro di te tutto si era già predisposto.

Il primo trimestre

Aspetti un bambino! La verità ti si è rivelata prima con un vago sospetto, o forse ne avevi la certezza fin dal momento del concepimento, forse l'hai cercato, tanto, poco, per niente, ma a un certo punto questa realtà ti si è manifestata con certezza. Può essere il test di gravidanza, ma ancora di più sono gli strani segnali che ti manda il corpo. Non sei più la solita. Qualcosa si è insinuato nella tua vita vegetativa, viscerale, e tocca le tue abitudini basilari: il sonno, il mangiare, il modo di percepire la sessualità, i sensi, l'attenzione emozionale. Quasi vedi il mondo "con altri occhi". E sai: "la mia vita non sarà più la stessa". Onde di gioia, onde di paura ti investono, e per un periodo si alternano in un carosello caotico che ti fa girare la testa e perdere l'orientamento. Tante domande, tanti dubbi emergono.

Chi sono?
Chi è lui?
Che cosa vuole da me?
Come cambierà la mia vita, la nostra relazione di coppia?

Al momento della tua scoperta della gravidanza il tuo bambino ha già percorso un viaggio difficile e rischioso. Si è felicemente annidato dentro la tua matrice, superando ostacoli, sfidando la morte: aspetta ora il tuo benvenuto.

Per vivere non gli è sufficiente formare un corpo, ha bisogno che tu lo guidi e gli offra, oltre al grembo fisico, anche un grembo psichico e affettivo per sviluppare la sua personalità. Ma l'accettazione del bambino è un processo che prenderà del tempo. Parte di questo processo avviene al di là della tua volontà o consapevolezza. La tua parte materna profonda agisce in modo istintivo e inconscio e può accogliere il bambino molto prima che tu lo faccia con la tua parte cosciente.

Contrasti e conflitti

Spesso il tuo materno interiore entra in contrasto con la tua vita sociale. Ti senti in conflitto. Sarà questo conflitto a permettere di aprire uno spazio reale al tuo bambino dentro di te.

I segnali che il bambino manda al tuo corpo ne scombinano tutte le funzioni.

Non solo la tua matrice, il tuo seno cambiano in funzione del nutrimento del bambino, ma tutti i tuoi organi e sistemi vengono coinvolti nel lavoro intenso di creare una vita.

Ti invitano a rallentare i tuoi ritmi, a diventare più passiva e quindi più ricettiva, affinché il bambino possa mettere solide radici dentro di te.

Radici che gli garantiscono uno sviluppo ottimale per tutti i nove mesi. Questo primo periodo è il periodo del ricevimento. Ricevi un bambino. Lo accogli e lo ospiti dentro di te. È un processo che chiede tutta la tua attenzione.

Rallentamenti

Anche alcuni sistemi del tuo corpo rallentano la loro funzione: per esempio, il sistema immunitario è meno attivo, per non rischiare di espellere l'organismo estraneo che si è impiantato in te, la matrice ferma la sua attività contrattile per potersi espandere, l'intestino va più piano per assorbire un maggior numero di sostanze preziose per il bambino, il sonno aumenta, mentre il cuore, i polmoni, i reni, il fegato lavorano di più.

Forse ti puoi sentire depressa in questo periodo, invasa, occupata, in balìa di un processo sul quale non hai nessun controllo, che è senza ritorno e senza esito certo.

Tutto ti porta dentro di te, per aiutarti ad adattarti interiormente alla nuova situazione.

Il bambino è presente a tratti, ancora in forma immaginaria. Non si manifesta direttamente. A volte lo incontri nei sogni. Possono essere sogni sul futuro, ma anche sogni di sangue, di perdita, di mostri. Forse nel sogno condividi le paure del tuo bambino, che confluiscono nelle tue.

Stando nascosto, il bambino ti permette di abituarti a lui gradualmente, con i tuoi tempi.

Si manifesterà realmente quando avrai raggiunto un punto d'equilibrio dentro di te e sarai pronta a incontrarlo.

Demetra e Persefone

Una storia archetipica che può illustrare questa fase è quella di Demetra e Persefone nella sua versione patriarcale (N. Hall, *The Moon and the Virgin,* Harper&Row, New York 1980).

> Demetra, dea della terra, ha una bellissima figlia, Persefone. In età adolescenziale, Persefone scopre i fiori dell'oppio, si agghinda il capo[1] e sente dal mondo di sotto il lamento delle anime trapassate. Sente compassione per loro e chiede alla madre il permesso di aiutarle. Riluttante, la madre concede il permesso e accetta la separazione. Lascia andare la figlia. La terra si apre per portare Persefone nel mondo di sotto[2]. Là non mangia che semi di melograno[3] e guida le anime appena trapassate. E forse chiama quelle che vogliono venire da questa parte.
> La madre è in lutto. Per nove giorni non mangia, la terra inaridisce. Esce dalla depressione grazie a Baubo, divinità oscena, che la fa ridere. Compiuto il suo compito, Persefone torna sulla terra con la madre e il mondo rifiorisce nella primavera esplodendo in fertilità.
> Ogni volta che una figlia si distacca dalla madre, ogni volta che una donna concepisce, partorisce, si trasforma, va nel mondo di sotto ed entra in comunione con le anime.

1. In trance.
2. Probabilmente un riferimento all'inconscio, a un'altra dimensione.
3. Simbolo della sessualità e della riproduzione.

Il secondo trimestre

Dopo il terzo mese, all'improvviso, senti cambiare il ritmo. Tutto si attiva in modo fluido e rotondo. Hai più energia, l'umore migliora, hai bisogno di meno sonno, stai meglio, è come se riemergessi alla luce da un'immersione nel mondo sotterraneo.

Il radicamento si è compiuto: il tuo bambino è parte di te, la sua anima ti abita, siete in simbiosi totale.

Nella tua pancia c'è il mare, adesso. È alimentato da una sorgente di acque limpidissime, che lo rinnova costantemente, che avvolge e nutre il tuo bambino. Ti fa presagire il fiume di latte che sgorgherà da te. Fluttui con i ritmi della vita quotidiana e con i sogni della notte. Giochi con le fantasie. Ti apri e ti espandi, diventando più liquida in tutte le tue parti. Presto cominci a sentire le prime *bolle*, ali di farfalla nella tua pancia che ti dicono: "Ci sono, qui con te, voglio parlarti, ti voglio bene". Vampate d'amore, una tenerezza infinta, emozioni nuove ti invadono.

Ascoltare profondamente il tuo bambino risveglia parti nuove di te, che non avevi ancora toccate, conosciute. Mentre ti apri al tuo bambino, ti apri a te stessa. La tua anima fiorisce e lascia emergere una ricchezza infinita di sensazioni e sentimenti. Diventi più bella, con uno sguardo particolare, intenso. Cerchi delle "sorelle di viaggio".

La comunicazione con il bambino

La comunicazione profonda tra te e il tuo bambino adesso scorre come un fiume, quindi puoi rivolgere di nuovo una parte della tua attenzione al mondo sociale. Può essere entusiasmante agire nel mondo insieme con il tuo bambino, sapendoti sempre in compagnia, portandolo sempre con te.

Adesso puoi comunicare anche attivamente con lui, lo puoi "educare", o, meglio, gli puoi insegnare tante cose, attraverso tutti i canali sensoriali e percettivi.

Puoi fargli conoscere sapori diversi e capire che cosa gli piace. A volte ti chiede odori precisi da annusare, sapori da gustare.
Puoi inviargli suoni, cantandogli o facendogli sentire musica.
Puoi accarezzarlo attraverso la tua pancia.
Puoi inviargli immagini belle e positive della vita.
Puoi trasmettergli, quando lavori intellettualmente o fisicamente, il ritmo della vita attiva e insegnargli forme mentali di pensiero.

Il tuo bambino gioisce di tutti questi stimoli, cresce meglio e diventa più forte, più capace di orientarsi e di reagire. Ti risponderà con movimenti sempre più espressivi.

Senti istintivamente di doverlo proteggere da messaggi e immagini negative, da invasioni e interferenze che lo possono disturbare. Quando non ti riesce, ti senti a disagio.

A volte ti fa sentire nuovamente piccola come lui. Pensi spesso a tua madre, forse alle tue nonne.

Ripensi a te stessa, a come sei nata, a quali sensazioni puoi aver provato. Forse ne riparli con la tua mamma.

È come se volessi tornare alle tue radici, alla tua terra e trarne nuovo nutrimento, mentre il tuo bambino si radica in te.

Tu e il tuo mondo sociale

Più ti immergi in questa relazione attiva con il bambino e più si può creare un conflitto tra te e il tuo mondo sociale, due dimensioni per te fondamentali.

In te, come in tutti, agiscono due istinti innati: uno di autorealizzazione (*affermazione individuale*) e un altro di appartenenza a un gruppo (*affermazione sociale*).

L'essere umano nasce per trascendere la propria condizione ed evolvere sul piano personale, ma è contemporaneamente un animale gregario, sociale, che necessita di relazioni. È predisposto per vivere in gruppo.

Quando puoi soddisfare ambedue questi istinti, ti senti in equilibrio; quando uno dei due è insoddisfatto, si crea un conflitto e una condizione di stress.

Istinto di autorealizzazione

Il tuo istinto di autorealizzazione ti porta verso il sapere arcaico della riproduzione, tuo dall'alba delle ere umane e vivente nei tuoi geni. Sai come fare e crescere un bambino.

Fa parte del tuo patrimonio biologico. Dentro di te conosci i tuoi bisogni.

Cerchi istintivamente tempi per l'ascolto interiore, senti il bisogno di rallentare o intervallare il ritmo attivo delle tue giornate, di seguire il tuo istinto e ritmo personale, il tuo corpo che ti è guida. Cerchi protezione e rispetto, un posto sicuro per te. Cerchi il bello e il piacere per il tuo bambino.

Lo proteggi istintivamente dalle interferenze, dalle invasioni, dalle contaminazioni.

Istinto sociale

Il tuo istinto sociale, sollecitata come sei da un ambiente esterno molto più razionale, *ti porta a dimostrare* invece di essere sempre socialmente valida e di stare nei tempi veloci della vita di lavoro, di essere quella di sempre. Il tuo cambiamento interiore viene negato socialmente. Più che una persona in trasformazione, sei vista come portatrice di un bambino. La maternità è vista come un'interruzione fastidiosa del ritmo di lavoro e come una parentesi inevitabile di passaggio, da chiudere prima possibile. È considerata rischiosa e di pertinenza medica. La medicalizzazione è obbligata. La paura fomentata. L'invasione autorizzata. Subisci pressioni sociali di vario tipo: esami, controlli, paure indotte sulla presunta normalità o adeguatezza sociale del tuo bambino. Insinuazioni sulle tue capacità di donna e madre possono prendere il sopravvento sul tuo sapere interiore e ti possono indebolire. Dubbi s'insinuano in te a scapito del tuo sapere interiore; non trovi pace. Sarò capace di portare avanti la gravidanza? Di partorire? Di accudire un bambino? Avrò latte? Tornerò quella di prima? Ritroverò il mio lavoro? Manterrò la mia indipendenza economica?

L'importanza di essere in armonia

Sei in una forbice: una parte di te vuole seguire il tuo istinto profondo, la tua autorealizzazione, il tuo sapere interiore; l'altra parte di te vuole seguire ciò che il tuo gruppo sociale approva e ritiene giusto, che però ti porta al rischio di perdere il contatto con te stessa e con il tuo bambino, di diventare insicura.

Una delle pressioni più forti che puoi subire è l'opinione del tuo gruppo di appartenenza. Anche quando la tua intelligenza ti convince di certe ragioni, esse non reggono se il tuo contesto sociale non le condivide.

Quando sei sola, isolata con una tua "ragione", ti senti "stupida" anche quando il tuo istinto ti conferma. L'istinto di appartenenza al gruppo prevale sulla ragione.

Così, quello che spesso senti istintivamente essere giusto per il tuo bambino viene affossato dalla ragione sociale e dai suoi rappresentanti. Quando i valori sociali sulla maternità non sono in armonia con i tuoi valori profondi, femminili, con le tue scelte personali, quando i tuoi percorsi di autorealizzazione sono distanti dai percorsi socialmente previsti e accettati, nasce un conflitto interiore di difficile risoluzione: hai bisogno di protezione per poterti aprire all'atto creativo del dare la vita.

Se la società ti protegge, ne devi seguire le regole, ma ciò andrà a scapito del tuo sentire profondo e della relazione interiore con il tuo bambino e con te stessa.
Se segui le tue regole, manchi della protezione necessaria.

Un modo per pacificare il conflitto è quello di trovare un gruppo di simili, che può dare forza ai tuoi valori, creando un nuovo spazio sociale di approvazione. Così potrai maggiormente salvaguardare la tua integrità e quella del tuo bambino.

La storia di Sirenetta

Una storia archetipica che può illustrare questa fase della tua gravidanza è quella di Sirenetta.

> Le sirene vivono, in genere, in palazzi sottomarini di gran lusso e allegria[4]. Sono prolifiche, imprevedibili, tendono a salvare e guarire, si possono trasformare in altri esseri e altri elementi con facilità. Incantano e creano legami d'amore che portano l'altro alla perdizione[5]. Il loro canto è irresistibile. Quello che per loro è letale è il tradimento.
> Sirenetta ha il desiderio di trasformarsi in un essere della terra. Ma suo padre la tiene protetta nel mare, nella dimensione acquatica, fino a quindici anni. Quando viene il momento, Sirenetta emerge e vede e salva il suo principe[6]. Il prezzo che deve pagare per stare con lui è una doppia " perdita": quella della comunità, alla quale non può più ritornare, e quella della voce. È costretta quindi a rinunciare al suo principale mezzo di seduzione e alla comunicazione verbale, razionale. Il principe, incapace di entrare in comunicazione profonda, non scopre il suo segreto e la tradisce. Sirenetta si trasforma in un essere dell'aria e si salva, andando a trovare i bambini e facendoli sorridere.

Il terzo trimestre

Al settimo mese il ritmo tranquillo e armonioso muta di nuovo all'improvviso. Le tue acque cominciano a muoversi, a tirare sotto la superficie. Entra in gioco il messaggero del parto, l'ossitocina, che ti invade ciclicamente in modo pulsatile.

---

4. Vita intrauterina.
5. Irrazionalità.
6. Entra nella polarità.

Quando arrivano le sue ondate, per la prima volta, hai la sensazione che il bambino voglia uscire ora, subito. Senti delle contrazioni nuove, senti lui premere con la testina in basso, senti l'intestino che si attiva, senti un dolorino di tipo premestruale.

Ma si tratta semplicemente di un messaggio. Il tuo corpo ti dice: "La simbiosi sta per finire, il bambino sta diventando reale, un giorno ti lascerà per venire al mondo". Cominci a pensare al parto in modo concreto. Dopo alcuni giorni tutto torna alla quiete precedente.

In seguito le ondate ritornano, prima piano, poi sempre più spesso e sempre più intense. Per alcuni giorni ti riempiono di energia, ti rendono euforica, leggera, o forse più irritabile.

Poi ancora la calma. Il tuo corpo si fa sempre più pesante e rallenta i tuoi ritmi per lunghi giorni.

Avrò la forza per affrontare il parto? Ancora le ondate: tornano e ti danno nuova energia e forza. Fanno nascere in te delle urgenze preparatorie. Ti rendi conto che il tempo scadrà, che il bambino nascerà.

Te lo ricorda anche lui, con nuovi movimenti. Si gira a testa in giù, comincia a premere, a scavare. Assume un ritmo individuale, indipendente da te.

La sua posizione è quella del parto e i suoi movimenti preparatori, di flessione-estensione della schiena e di rotazione della testa, ti parlano della necessità di separarvi, dividervi in due, e della sua intenzione di nascere.

Riposo e rilassamento

Hai bisogno di riposare di più e rilassarti profondamente negli intervalli tra le ondate. Ti prepari al lavoro del parto non soltanto fisicamente, attraverso le crescenti contrazioni, attraverso il ritmo attivo-passivo, contrazione-pausa, ma anche psichicamente a un viaggio che ti porterà al centro di te. Forse hai da poco smesso con il lavoro e puoi veramente dedicarti tempo soltanto ora.

Il rilassamento profondo, con il suo estremo rallentamento, ti aiuta a prendere contatto con la parte più profonda, ti mette sulla stessa onda di percezione del tuo bambino, e quindi ti permette di ascoltarlo, di porti in sintonia con lui.

Stimolato dall'ossitocina, chiamato anche "l'ormone dell'amore", perché è presente in tutte le situazioni affettive, cresce un altro messaggero dentro di te, la prolattina. Ti prepara a essere mamma, ad accudire e nutrire il tuo bambino, ad amarlo quanto ti amerà lui. Questi ormoni sono i tuoi alleati interiori.

Un altro alleato preparatorio, esterno a te, è un messaggero che viene dal tuo partner.

Nel suo liquido seminale sono contenute le prostaglandine, ormoni che ammorbidiscono la tua bocca uterina e favoriscono le contrazioni della matrice; nello stesso tempo, mentre vi amate, lui ti accompagna in un abbandono e in un'apertura sempre più intensa e morbida, facendoti sentire al sicuro. Vi avvicinate alla dimensione del travaglio in tre, ognuno con le proprie competenze, ponendovi in sintonia. Insieme state aprendo la porta verso il mondo.

Energia e stanchezza

Il ritmo tra stati pieni di energia e stati di stanchezza si serra e si approfondisce con l'andare del tempo.

La tua eccitazione cresce, la "nidificazione" s'intensifica, energia e tensione aumentano.

Ti prepari al ritmo delle doglie; il tuo sistema istintivo, adrenalinico, di sopravvivenza "attacco (andare incontro a...) o fuga (ritirarsi o chiudersi)" viene attivato.

Ti senti sempre più spinta verso l'abisso del parto. Una parte di te gioisce, perché ciò significa finalmente vedere e incontrare il tuo bambino, un'altra teme questo appuntamento come estrema verifica di te e del lavoro svolto fin qui. Iniziali paure della gravidanza possono riemergere: paure del viaggio nell'incognito, paura del dolore, paura del bambino reale, paura del cambiamento della tua vita... Tutto è in movimento. Anche se in superficie lo specchio delle acque è ancora levigato.

Il parto certamente è un'esperienza unica per ogni donna, nessuno ti potrà dire come sarà il tuo.

Tuttavia ci sono cose che ti possono far presagire alcune pietre miliari della tua futura esperienza.

Il ritmo della tua gravidanza ti parla del ritmo del tuo parto. I tempi del tuo adattamento, le modalità di apertura verso il tuo bambino, le paure che hai incontrato, le risorse che hai impiegato, i bisogni che hai sentito in gravidanza ti diranno come attrezzarti per il travaglio.

Le tue modalità personalissime di affrontare le situazioni difficili nella vita ti parleranno dei tuoi tempi, dei tuoi bisogni, degli strumenti di cui ti devi dotare, delle tue risorse specifiche.

Le tue esperienze con la tua sessualità ti parleranno della tua modalità di scaricare le tensioni, di aprirti, di lasciarti andare all'abbandono e di quello di cui hai bisogno per poterlo fare.

Hai molti strumenti per costruire tu stessa le basi per un parto fisiologico. Puoi preparare il tuo corpo al lavoro fisico del parto, sciogliendo il tuo bacino, la tua colonna, allenando il perineo al suo lavoro attivo, ma anche prendendo confidenza con il respiro e imparando a indirizzarlo verso le zone di tensione, sperimentando le possibili posizioni fisiologiche per il travaglio e il parto, preparandoti con il tuo partner a una comunicazione non verbale, sensibile, che vi faciliti la sintonia.

Il contatto con gli elementi

Puoi prendere contatto e confidenza con tutti gli elementi che hai già incontrato in gravidanza e che ti possono essere risorsa preziosa, sia in natura, sia simbolicamente: terra, acqua, fuoco, aria.

Sono i tuoi alleati e ti aiuteranno.

La terra ti sostiene, ti nutre, spinge con forza il bambino verso il mondo, ti mette in contatto con il tuo sapere arcaico che condividi con tutte le donne del mondo, ti porta al tuo centro, alle tue radici, ti dà fiducia e sicurezza, ti dà argini; abita nel tuo corpo fisico e si attiva attraverso il perineo, il collo e le ginocchia.

L'acqua, sorgente perenne nella tua pancia, *ti rende morbida* e fluida, ti apre, ti culla, ti espande, lascia che tutto succeda, ti invita a fluire con lei, a lasciare andare, cedere, scorrere, ti apre all'altro, ti apre al tuo inconscio, ti dà l'intuizione e le emozioni; abita in tutti i liquidi del tuo corpo, nel tuo bacino, nel seno e nelle scapole, nelle caviglie.

Il fuoco, il fuoco dell'amore, il motore del parto, *ti motiva*, ti spinge a scegliere il luogo e le modalità adatte per te, ti muove, ti cambia, ti dà la direzione, la forza, la volontà, la passione, la reattività; abita nel tuo plesso solare, negli occhi e nelle cosce, nel tuo cuore.

L'aria del tuo respiro, che scioglie, alleggerisce, *ti rende flessibile*, adattabile, ti riempie di gioia, di piacere, a volte ti innervosisce, ti vorrebbe far correre, ti fa immaginare il tuo bambino, ti riempie di curiosità; abita nei tuoi polmoni, nelle tue cellule; si attiva con il respiro, con il movimento nella tua fascia renale, delle clavicole, delle braccia, dei polpacci.

Il vulcano prima del risveglio

L'archetipo che può rappresentare questa fase della tua gravidanza è il vulcano poco prima di un risveglio.

> Il magma si accumula alla base, la tensione cresce, un sordo brontolio erutta di tanto in tanto, piccole scosse fanno tremare la terra, un pennacchio di fumo annuncia l'attività in risveglio, l'irrequietudine s'impossessa di chi sta vicino, si crea un clima di attesa tra fascino e paura. Ma poi sembra di nuovo restare calmo, tutti si rassicurano e pensano: "Tanto c'è tempo, forse era solo un piccolo movimento passeggero". Fino alle prossime scosse.

Il temperamento del bambino nelle prime dinamiche relazionali

Quando aspetti un bambino, non sai che cosa porterà nella tua vita, non sai che tipo di persona verrà da te, da voi, e vivrà per sempre nel vostro nucleo familiare. Ma, durante la gravidanza, lo puoi già conoscere per quella sua parte personale, individuale che gli appartiene e che porta con sé.

A volte fin dai primi momenti della tua gravidanza, a volte nei mesi successivi, il tuo bambino si manifesta con il suo temperamento. Così come il tuo corpo reagisce ai suoi ormoni, la tua psiche reagisce ai segni della presenza della sua.

Il bambino di temperamento simile al tuo

È possibile che il tuo bambino sia simile a te. In questo caso lo sentirai in modo armonioso e come espansione di te stessa. La comunicazione interiore con lui fluirà in modo morbido e piacevole. *Ti troverai a immaginare momenti* della vostra vita futura insieme. *Ti sembrerà di conoscerlo da sempre.*

Il bambino di temperamento opposto al tuo

È possibile che il tuo bambino sia di temperamento opposto o complementare al tuo. Forse assomiglia più a suo padre.

In questo caso lo sentirai più come altro dentro di te.
È possibile che risvegli in te bisogni che abitualmente non ti appartengono nella forma di desiderio di certi gusti, odori, suoni.
Forse ti impone un'attività maggiore rispetto ai tuoi ritmi oppure ti costringe a ritmi molto più calmi dei tuoi soliti movimenti.

Forse ti spinge spesso ad assumere delle posizioni a lui più confortevoli, forse ti sveglia a orari inconsueti e ti fa dormire in momenti per te attivi.
Forse non si comporta secondo le tue aspettative e crea qualche problema per attirare la tua attenzione.
Forse addirittura si mette al contrario e non è in armonia con i tuoi progetti del parto.

Le tue reazioni fanno parte delle dinamiche relazionali che caratterizzeranno anche il vostro rapporto futuro.

È possibile che nasca già ora un conflitto tra te e lui.

È possibile che provi rabbia contro di lui, che ti sembra di non capirlo, che ti trovi a confronto con una sua volontà che non trova ancora espressione verbale e quindi è difficile da collocare.

Se il tuo partner è complementare a te e il vostro bambino gli somiglia, quando nella vostra coppia ci sono momenti di conflitto, anche il vostro conflitto interno si può accentuare.

Puoi armonizzare la relazione con il tuo bambino già in gravidanza; questo aiuterà anche la nascita durante la quale la vostra collaborazione e sintonia sono importanti.

Le vie di armonizzazione

Ci sono due vie di armonizzazione: una esterna e una interna.

Quella esterna passa attraverso il vostro dialogo di coppia. Il confronto attivo con il tuo partner, ma anche momenti di comunicazione più profonda, non verbale tra di voi, momenti di ascolto e contatto insieme con il vostro bambino possono attenuare le eventuali asperità e far fluire meglio anche il tuo dialogo interno con il bambino.

La via interna si snoda attraverso la vostra comunicazione interiore. Occorre molto ascolto, durante il quale puoi discorrere anche attivamente con il tuo bambino, porgli delle questioni per poi ascoltare i segnali che ti dà.

Gli puoi anche spiegare le tue difficoltà (non pensare che il bambino non possa capire; la sua anima abita dentro di te, è completa, vigile e attenta).

Le tue parole l'aiutano a orientarsi, a capire e, ricorda, il bambino apprende molto rapidamente.

Forse il tuo bambino non assomiglia a te, e neppure al tuo partner, viene da voi con una sua personalità ben distinta, il suo bagaglio personale.

Forse è forte, più forte di te e si impone con i suoi ritmi e bisogni. Allora è più facile conoscerlo.
Forse la sua personalità è più sottile e si manifesta in modo delicato. Allora è più difficile conoscerlo e necessita un ascolto più intenso.

Quando hai più di un bambino potrai assaporare queste differenze e avrai modo di riconoscere nel bambino già nato le caratteristiche che ne percepivi nella pancia. Ricorda, il bambino in te è completo di tutta la sua personalità mentre il suo corpo si sta formando.

Rivolgiti a lui come a una persona senziente.

Il corpo come risorsa

Sei una donna. Sei dotata della capacità di concepire, di crescere, partorire e allattare un bambino e di crescere e rinforzarti attraverso questo processo profondamente creativo. Il tuo corpo e la tua psiche sono costruiti per espandersi al punto da far emergere una nuova creatura da te e accoglierla.

Sanno svolgere il loro compito alla perfezione, se lasciati fare. Niente può essere fatto dall'esterno per migliorare un processo già perfetto nella sua natura come la gravidanza e il parto.

Questo processo può però essere disturbato. L'ambiente fisico, umano, sociale interferisce da sempre e in tutti i popoli con il lavoro del tuo corpo, disturbandolo e mettendolo spesso a rischio.

Nella nostra società il parto è medicalizzato e tecnologico. La tecnologia ostetrica è rischiosa per una donna e un bambino sani, mentre può aiutare qualche volta le (poche) donne e i (pochi) bambini malati[7].

Ma il corpo è sovrano, il corpo è maestro, il tuo corpo è alleato potente e difende con molti appelli e compensazioni anche paradossali la riproduzione sana, quando lo rispetti e lo ascolti. Cerca di capirlo e di seguirlo; entra in sintonia con il tuo corpo e questo sarà un importante elemento di sicurezza per te!

Già all'inizio della gravidanza il corpo ti segnala i suoi bisogni attraverso i sensi: ti impone dei ritmi, attivi oppure passivi, in ri-

---

7. Per quanto riguarda le cure utili o meno per le donne e i bambini sani, *vedi* "I controlli appropriati per una nascita normale" nella *Parte quarta. Schede per approfondire*.

sposta alle necessità del bambino, ti impone un cambiamento nell'alimentazione in base alle nuove necessità metaboliche, ti impone un cambiamento emozionale, una maggiore attenzione al bisogno del bambino di essere accolto.

La tua attenzione si dirige via dal mondo, dentro di te. Formando le acque dentro di te, il tuo corpo ti invita ad aprirti e a tuffarti nel mondo emozionale nuovo, a dare spazio al bambino.

Dotando il bambino di una placenta, lo rende autonomo fino a un certo grado da quello che succede in te, proteggendolo dagli sbalzi della vita.

Conta sull'aiuto del bambino

Il bambino stesso porta con sé un suo bagaglio, delle forze che possono esserti risorsa e aiutarti.

Quando la gravidanza cade in un momento difficile per te, conta su lui: ti può aiutare.

I segnali del cambiamento

Il tuo gusto ti comunica di che cos'ha bisogno il tuo corpo.

Il tuo sistema digestivo cambia enzimi e succhi, aumenta l'attività pancreatica, assorbe più proteine, ferro, calcio e altre sostanze dall'intestino.

Gli zuccheri nel sangue aumentano per renderli disponibili al bambino e, quando ne ha bisogno di più, la placenta blocca l'insulina e tiene alti i livelli nel sangue.

I tuoi polmoni aumentano il volume respiratorio, respiri anche per il tuo bambino.

I liquidi nel corpo e nel sangue aumentano fino a un litro e mezzo, quindi il tuo cuore lavora di più e i tuoi vasi sanguigni resistono meno alla pressione del sangue per contenerlo tutto. La tua pressione minima cala.

I tuoi ritmi del sonno diventano simili a quelli del bambino in te, aumentano le fasi del sonno attivo in cui sogni e hai tutte le antenne attivate. Questo ti aiuta nel cambiamento, ma è anche risorsa per incontrare il tuo bambino.

Le tue onde cerebrali rallentano e l'intuizione cresce; sei in grado a questo punto di captare i segnali del bambino e anche eventuali segnali di pericolo.

I messaggeri che scorrono nel tuo sangue aumentano all'infinito e intensificano la loro attività di informazione, di preparazione

emozionale, e ti spianano la strada nel divenire madre. Ti forniscono tutto quello di cui puoi avere bisogno; non solo, ti rendono il lavoro piacevole e gratificante. Ammorbidiscono il tuo corpo, le tue articolazioni, e lo preparano alla possibilità di aprirsi.
Il tuo bacino diventa mobile e si può allargare tanto, potrà facilmente cedere alla pressione della testa del tuo bambino, quando lo attraverserà, soprattutto se lo mantieni in movimento.
Anche *la tua bocca uterina e la vagina*, tutte le mucose diventano soffici e capaci di aprirsi e distendersi all'infinito. *Le pliche vaginali* aumentano e si preparano alla grande distensione, quando emergerà il tuo bambino.
I tuoi organi interni concorrono tutti al nutrimento e al metabolismo del tuo bambino. Riescono ad analizzare la situazione biochimica del bambino con un'accuratezza impensabile per qualsiasi macchina e correggono costantemente eventuali squilibri.
Le difese immunitarie dopo il primo trimestre aumentano e vi proteggono entrambi da malattie e infezioni. Il tappo mucoso che chiude la bocca uterina fino al parto possiede specifiche capacità antibatteriche e non lascia passare nessun microbo. La placenta e il liquido amniotico, tra tante altre cose, possiedono addirittura delle difese attive contro i tumori.
Il tuo sistema nervoso autonomo sposta l'equilibrio verso una maggiore attività parasimpatica. Il parasimpatico è il sistema in genere più attivo la notte, legato all'attività viscerale e del cervello primario, quindi ai sogni, agli istinti, alla sessualità. Il suo movimento è verso la distensione, l'espansione, la gioia, verso la vita. È chiamato anche "il guaritore interiore". In gravidanza ti rende più lenta, più sognante, più distratta, più istintiva.

L'istinto di sopravvivenza

La riproduzione della specie è un processo che scatena profondi istinti di sopravvivenza e di autoconservazione dentro di te e il tuo sistema neurovegetativo ti protegge attraverso reazioni istintive di apertura o di ritrazione, in base alle condizioni di sicurezza ambientali e interne.

Un grande lavoro! E spesso avviene quasi senza che tu te ne accorga. Altre volte ti coinvolge di più e ti chiede maggiore attenzione e sostegno.

Puoi sostenere attivamente questo lavoro adattando il tuo comportamento, i ritmi della tua vita quotidiana, alle richieste del tuo corpo. Muoverlo in armonia, rilassarlo periodicamente profondamente, esprimerti attraverso la tua creatività, cercare di evitare sovraccarichi e situazioni per te stressanti, e cercare invece il più possibile situazioni per te piacevoli, condividere le tue esperienze con persone simili e positive, trovare dei momenti intimi con il tuo bambino sono modi di facilitare al tuo organismo il lavoro e la salute.

Il linguaggio degli ormoni

La tua vita di donna è caratterizzata da cosiddette "crisi ormonali" (menarca, mestruazioni, sessualità, maternità, climaterio). Crisi significa "opportunità".

Gli ormoni sono emozioni, le emozioni sono ormoni, sono specchio gli uni degli altri.

Le fasi di labilità ormonale ed emozionale portano a cambiamenti nella tua vita, a trasformazioni, all'ampliamento della tua personalità. Allenano spontaneamente i tuoi sistemi di adattamento in un processo derivante dalla tua biologia femminile, che rende le donne più longeve.

Oggi si tende a svalutare queste caratteristiche, a viverle più come limite che come potenzialità, più come disturbo che come risorsa. In un modello sociale a valenze maschili come il nostro, non c'è molta comprensione o accoglienza per la dimensione femminile ritmica, ciclica.

Ma è proprio attraverso il corpo che trovi la forza per riscattare la tua vera libertà.

Con la consapevolezza e la conoscenza puoi *scegliere* di assecondare e potenziare la tua biologia per il tuo benessere e la tua soddisfazione.

Anziché subirla, sei in grado di viverla attivamente. Ciò ti permette di uscire dalla secolare depressione femminile, data dall'impossibilità di vivere ed esprimere i comportamenti istintuali e regolare così la tua vita, il tuo ambiente e i tuoi stessi ormoni.

Gli eventi della tua vita caratterizzati dalle "crisi ormonali" rimangono impressi nella tua memoria per sempre e danno un *imprinting* ai tuoi comportamenti inconsci, compresa la sessualità.

Gli stessi eventi possono essere sia fonte di grande forza, gioia ed espressione della tua parte più autentica, sia fonte di grande stress e ansia, con sofferenza, ferite, cicatrici, traumi e blocchi.

Potenza o impotenza?

Potenza o impotenza? La chiave è nel tuo pensiero, nella tua consapevolezza, nell'ambiente in cui vivi, nel rapporto tra il carico che porti e la tua capacità reattiva.

In ultima analisi sono il tuo pensiero e il tuo sentire che guidano i sistemi fisiologici, gli ormoni. È la tua intelligenza che si pone al di sopra della biochimica.

Corpo e mente sono una cosa sola, sono te. Corpo e mente si sono specchi: quello che puoi leggere nell'uno, lo ritrovi nell'altro. Puoi vedere gli ormoni come i messaggeri tra queste tue due parti.

Puoi imparare il loro linguaggio per orientarli meglio e potenziare così le tue risorse biologiche.

Immagina gli ormoni come fiumi di linfa, che scorrono attraverso il tuo corpo e bagnano ogni cellula, ogni organo.
Immaginali come codici cifrati, che portano messaggi da una parte all'altra del corpo, modificando i codici costantemente in base alle risposte ottenute.
Immaginali come il sistema intelligente, capace di evolvere, che coordina le mille attività del tuo corpo.
Immaginali come i facilitatori dei processi che vivi, diventando madre, quelli che ti rendono le cose più semplici.

Gli ormoni sono parte delle tue competenze e risorse biologiche. Conoscerli ti può aiutare a guidarli e facilitarli a tua volta.

L'ossitocina

L'*ossitocina* è il tuo primo e ultimo ormone nel percorso della maternità. È attivo nel concepimento del tuo bambino, risucchiando gli spermatozoi in alto verso le tue tube. S'insedia nel corpo luteo e ne attiva la funzione di mantenimento della gravidanza.

Ti prepara anima e corpo al partorire, scatena la tempesta del parto, ti protegge dall'emorragia, ti aiuta a produrre e far scorrere il latte. È il grande ormone dell'amore e dell'altruismo. Cerca i legami per potersi espandere, unire, separare e unire ancora.

È l'ormone del fuoco, della passione, del movimento, rapido e impulsivo, della sessualità. È molto sensibile all'intimità.

Quando manca, tutto questo si blocca.

Il progesterone

Il *progesterone* è il tuo secondo ormone. Ferma le contrazioni della matrice, affinché ospiti il bambino. Forma la placenta e provvede al nutrimento del bambino.

Crea i depositi tissutali, le provviste per far fronte al cambiamento in atto.

Allarga il letto vasale per accogliere il fiume accresciuto del plasma nel circolo.

Rallenta la digestione per assorbire più sostanze nutrienti.

Rallenta il tuo comportamento, l'andatura, la parola. Ti ferma, se necessario. Ti radica. È l'ormone della terra, della costruzione, lento e profondo.

La velocità lo inibisce.

Gli estrogeni

Il progesterone è sempre accompagnato dagli *estrogeni*, gli ormoni governanti le acque. Rendono la terra fertile.

Formano il liquido amniotico, diluiscono il tuo sangue, portano acqua in tutte le tue mucose e nei tessuti, fanno crescere e lavorare tutte le ghiandole, rendono il terreno della tua matrice soffice e accogliente per il tuo bambino, la preparano all'apertura e, rendendola sensibile all'azione dell'ossitocina, permettono il parto.

Fanno crescere il tuo bambino, anzi, ne è lui il principale produttore. Ti rendono flessibile, adattabile ed emotiva.

Muovono le acque dei tuoi umori e del tuo umore.

Ti rendono più ricca interiormente e più aperta nel sentire e nell'espressione. Stimolano la tua creatività.

Ti rendono desiderabile, bella e desiderante.

Vogliono l'apertura emozionale, l'espressione, l'immersione nel mondo interiore, nell'acqua.

La prolattina

La *prolattina* viene prodotta su stimolo di ossitocina ed endorfine, ma anche mediante il contatto pelle a pelle, per esempio nella sessualità, negli scambi affettivi o attraverso i massaggi.

Nel travaglio aumenta in modo massiccio. Dopo il parto ti fa venire il latte, ma ha anche tante altre funzioni.

Aiuta il tuo metabolismo nel superlavoro, sia durante la gravidanza, sia nel parto, sia durante tutto il periodo dell'allattamento, ha un importante ruolo nello smaltimento dello stress.

Aiuta il metabolismo del bambino durante il parto e quindi lo protegge. Induce dei comportamenti di nidificazione (farsi la casa, l'angolino), di accudimento; senti fortemente il bisogno di prenderti cura di qualcuno o di qualcosa.

Stimola la tua aggressività nella direzione della difesa del cucciolo e la inibisce nella direzione sociale. Ti fa sentire mamma, è il vero ormone dell'istinto materno. Se hai dei dubbi sull'averlo o no, se non te lo senti, ricorda che durante il parto e l'allattamento questo ormone è presentissimo e ti aiuterà.

È amico della notte.

Le endorfine

Le *endorfine* sono i magici ormoni del piacere, della felicità, la nostra "droga" endogena, naturale! Vengono prodotte in tutto il tuo sistema nervoso centrale, nel midollo, nell'intestino, nella placenta e probabilmente in tanti altri organi ancora.

Fanno parte di quelle sostanze che sono indispensabili per la nostra sopravvivenza.

Infatti accompagnano sempre gli ormoni dello stress, affinché ogni situazione difficile risulti gratificante.

Nutrono il desiderio di vivere. Oltre a gratificarti, stimolano le tue difese immunitarie, ti proteggono da infezioni e malattie, regolano la digestione, abbassano la pressione, stimolano il sistema nervoso parasimpatico (il tuo "guaritore interiore"), stimolano la fertilità. Già in gravidanza ne sei inondata. Il bambino letteralmente ci naviga e si sente in paradiso.

Durante il parto, attraverso lo stimolo di un dolore fisiologico, che alterna doglia e pausa di benessere, il loro livello aumenta fino all'inverosimile e, quando nasce il bambino, ti trovi in una condizione di euforia mai conosciuta prima. Ti rimarrà una tale nostalgia di questo momento così intensamente gratificante e speciale, che desidererai riviverlo e quindi avere ancora figli. In questo modo la riproduzione della specie assicura la continuità del processo, malgrado la difficoltà.

Il tuo alto livello di endorfine protegge il tuo bambino dalla sofferenza e dal trauma del parto e gli infonde la voglia di vivere.

Però, attenzione al dosaggio: quando lo stress non è ritmico, ma cronico e costante, quando la tensione aumenta troppo e non viene scaricata, quando vengono somministrati analgesici oppure ossitocina sintetica durante il parto, le endorfine possono aumentare troppo e paralizzarti, oppure essere inibite e lasciare te e il tuo bambino soli nella sofferenza, senza alcuna compensazione e con minore gratificazione. Sono gli ormoni dell'aria, ti danno leggerezza, gioia, ti fanno fantasticare e sognare, ti colorano la vita ma, se non sono in equilibrio, possono creare anche ansia, angoscia, immobilità o dispersione.

Le catecolamine

Le *catecolamine* sono gli ormoni dello stress e sono fondamentali per tutte le situazioni vitali e di sopravvivenza. Governano la reazione istintiva di "attacco o fuga", ti rendono reattiva, forte, capace di affrontare le situazioni difficili, attivano tutti i tuoi sistemi fisiologici, stimolano il sistema nervoso simpatico all'azione.

La gravidanza è per sua natura un processo stressante per il tuo organismo. Le catecolamine ti danno la forza per affrontarlo.

Non sempre lo stress è negativo. Stress acuti d'intensità media, ritmici, intervallati da rilassamento e riposo, possono avere funzione stimolante e attivante per il bambino e per te.

Soltanto quando lo stress è costante, quando sei sempre in apprensione, sempre piena di paure, le catecolamine fanno produrre livelli alti di cortisolo con azione inibitoria su tutti gli ormoni e tutti i sistemi fisiologici.

Il cortisolo

Il *cortisolo* è un ormone con azioni opposte in base al suo dosaggio. In piccole dosi è utile, vitalizzante, in dosi più alte è nocivo e paralizzante.

Nel suo ciclo fisiologico, ritmico, la sua azione è antinfiammatoria, analgesica e stimolante. A dosi più alte, provocate da stress, con emissione cronica, la sua azione è inibitoria.

Inibisce prima di tutto il sistema immunitario, quindi espone sia te sia il tuo bambino a maggiori malattie, aumentando le possibilità di contagi. Riduce la circolazione del sangue nella placenta.

Inibisce la produzione degli altri ormoni. All'inizio della gravidanza un suo eccesso può inibire un buon annidamento del tuo bambino dentro di te, e addirittura può inibire il corretto formarsi degli organi del bambino.

Inibisce l'insulina e tiene alti gli zuccheri nel sangue. Alla lunga inibisce la crescita del bambino.[8]

---

8. J.P. Relier, 1997.

Inibisce il sonno REM, tuo e del bambino. Il sonno REM è quella fase del sonno dove sogni, ti muovi, emetti dei suoni, sei vicina al risveglio. Si alterna ciclicamente con il sonno profondo, dove sei immobile. Il bambino inizialmente ha solo fasi di sonno REM, mentre in un adulto la fase REM compone circa il 25% di tutto il sonno. Verso la fine della gravidanza tu e il tuo bambino vi incontrate a metà; lui impara il sonno profondo e tu aumenti il tuo sonno REM. Il sonno REM è fondamentale per lo sviluppo del cervello e per l'adattamento a nuove situazioni.

Il cortisolo viene anche aumentato da un tuo comportamento passivo, di sottomissione o di delega, e induce a sua volta tale comportamento. Anche un ambiente che non ti fa sentire a tuo agio, o al sicuro, ne aumenta le dosi.

Nel suo ciclo fisiologico il cortisolo è più alto la mattina, quando sei attiva, si abbassa dopo le ore 17.00, e raggiunge il livello più basso la notte.

Ecco perché la notte è amica di concepimento, sessualità, parto, allattamento, quando i suoi livelli sono più bassi in assoluto.

E gli ormoni sintetici?

Tutti gli ormoni non amano lavorare da soli, si accoppiano con altri, spesso ad azione complementare, e lavorano in famiglie intere, regolandosi tra di loro.

In base al dosaggio possono stimolarsi o inibirsi reciprocamente, inviare risposte di un certo tipo piuttosto che di un altro agli altri componenti della famiglia. Sono in costante dialogo, che varia sempre secondo gli stimoli provenienti dall'esterno o dal tuo interno.

Quindi è difficile fare dosaggi ormonali, o intervenire in questa orchestra con un solo ormone sintetico.

L'ormone sintetico non sa suonare con gli altri, non crea le stesse risposte di quello naturale.

Ancora una volta sei tu il direttore d'orchestra e, a meno che non sia presente una malattia, puoi regolare, equilibrare la tua musica interna attraverso i tuoi comportamenti, emozioni e pensieri.

Paure naturali e sociali

La paura ti è fedele compagna nella tua avventura della maternità. Ciclicamente emergerà e ti porrà delle questioni. E se...?

Quando non senti paura, ci penserà sicuramente qualcun altro a indurtela, con coloriti racconti dell'orrore, con esperienze negative, con le proprie paure.

La paura è contagiosa. Ci sono paure che accompagnano tutte le donne del mondo, di tutte le culture, nella gravidanza e nel parto. Sono insite nell'esperienza di trasformazione della nascita, nell'aprire la porta tra i mondi.

Ne fanno parte:
la paura dell'incognita;
la paura di dover affrontare una parte di te ancora sconosciuta, da risvegliare;
la paura del nuovo;
la paura di quello che il bambino ti porta nella vita;
la paura di morire, sia come identità sia fisicamente;
la paura della separazione.

Questo tipo di paure sono da considerarsi fisiologiche, naturali. Sono la risposta al cambiamento e favoriscono l'adattamento. Hanno un ruolo protettivo nei tuoi confronti, simile al ruolo del dolore durante il parto. Emergono e scompaiono ritmicamente.

Il loro compito è quello di spostare la tua attenzione sul processo in atto e di spingerti verso un adattamento produttivo, attivo. Ti fanno misurare bene i passi da fare, le decisioni da prendere, ti spingono a prepararti, ad armarti di strumenti forti che ti potranno essere d'aiuto.

Ti indicano quando è il momento di "attaccare", aprirti, andare avanti, e quando è il momento di "fuggire", fermarti, metterti al sicuro. La paura ti segnala quando il tuo bambino è veramente in pericolo, diversamente dall'ansia diffusa di un rischio vago che non è il tuo. Ti parla di quello che c'è.

È un alleato che ti accompagna. Lo puoi guardare in faccia. Ti permette di individuare il problema e di dirigere un'azione adeguata, trovare gli strumenti giusti per affrontarlo.

Non è sempre presente, solo ogni tanto fa capolino. È compensata dalle endorfine.

Quando sei in stress costante, le endorfine diminuiscono e le paure crescono. Quando riesci a creare una buona alternanza tra attività e rilassamento, le paure sono compagne occasionali e concorrono alla tua apertura.

Fantasmi, pensieri, fantasie...

Nelle tue profondità si agitano anche altri fantasmi appartenenti alla tua stessa natura umana. A volte li incontri nei sogni, a volte in forma di pensieri o fantasie.

In base alle leggi della polarità nella vita, la forza dell'atto procreativo iniziato in te accende anche il potenziale opposto.

La tua potenza di creare la vita ti fa intuire la potenza insita di poterla distruggere.
La tua capacità di tenere il bambino dentro di te ti fa temere l'atteggiamento opposto, quello di lasciarlo andare, di non saperlo trattenere.
Il tuo desiderio di lui ti rimanda alla perdita della tua identità.
La forza dell'amore che si sveglia dentro di te ti rimanda alla forza dell'aggressività.
La vita che si afferma con prepotenza nel tuo grembo ti evoca il pensiero della morte.

Sai che ogni cosa contiene in sé il suo opposto. Lascia che danzino insieme. Il tuo corpo nutre la vita.

Le paure indotte

Un'altra serie di paure, meno produttive, sono indotte dalla società in cui vivi. Sono paure specifiche di quella società, non condivise da donne di altre culture. Si tramutano spesso in ansia.

Nella nostra società, dove la donna non è ancora valorizzata pienamente, e suo figlio è innanzi tutto considerato un prodotto sociale, puoi temere di non essere all'altezza, di non saper produrre un bambino sano, completo.

Puoi temere il dolore, l'ospedale, gli interventi, i punti. Può emergere la paura di perdere il tuo valore sociale, di perdere il partner, la paura del dopo: "Come farò?". E ancora: "Sarò in grado di...?".

Possono emergere:
la paura di non tornare come prima dopo il parto;
la paura di non essere più attraente, efficiente;
la paura della dipendenza;
la paura del legame;
e altre ancora...

La nostra è una società del rischio. Fare un bambino è considerato un atto molto rischioso.

Rischi teorici aleggiano ovunque attorno a te. Ti disorientano, ti fanno stare in tensione. Hai l'impressione di essere circondata da pericoli, ma siccome non sono pericoli reali, concreti per te, non ti permettono di dirigere nessuna azione specifica, quindi non li puoi affrontare, risolvere e tornare in uno stato di distensione. La paura si trasforma in ansia diffusa.

Questi tipi di paure hanno effetto inibitorio su di te, sulla tua gravidanza, sul parto, sull'allattamento, ti disorientano, ti fanno perdere il contatto, tendono a cronicizzarsi o a peggiorare e creano facilmente stress che, a sua volta, inibisce l'attività biologica, tua e del tuo bambino, e ti chiude.

Ancora ti senti tirata in due direzioni opposte, una più istintiva e personale, basata sulle tue percezioni interiori, che ti rassicura sul tuo stato di salute, l'altra più razionale, astratta, basata sulle nozioni, che invece ti agita.

Puoi sentirti in conflitto:
tra il dover essere e l'essere;
tra il senso di debolezza e di inadeguatezza, che ti viene suggerito costantemente dal tuo ambiente *e la competenza istintiva* che percepisci;
tra la paura di un dolore considerato inutile e superfluo *e il desiderio di vivere* l'esperienza profonda della nascita integralmente;
tra la paura del bambino *e l'istinto di protezione* del bambino;
tra il bisogno di mantenere il controllo *e quello di lasciarti andare*, affidarti alle forze che ti attraversano;
tra pensiero e istinto;
tra sacrificio e autorealizzazione;
tra subire la maternità e viverla creativamente.

Vorresti che qualcuno decidesse per te, ti indicasse la direzione e ti liberasse dal conflitto.

Il messaggio culturale ti invita a delegare la tua maternità, ad affidarla ai tecnici, a metterti sotto tutore, a mantenere il controllo razionale. Ricevi l'offerta di infinite scorciatoie apparentemente facili che ti sollevano dalle paure del momento, salvo poi lasciarti impreparata e senza strumenti in balìa delle paure fisiologiche, e consegnarti alla fine del percorso un bambino quasi estraneo con il quale starai tu, dividerai la tua vita e che devi ancora imparare a conoscere.

La tecnologia domina le nostre vite, ne fa parte integrante fin dalla nascita, è un credo specifico delle nostre società occidentali. Ma la tecnologia crea e alimenta la paura. Con le sue macchine dice: "Tu non sei in grado di partorire da te, la macchina è superiore al tuo corpo e soprattutto ai tuoi istinti". E con gli istinti non si sa mai, sono imprevedibili.

La natura è insidiosa, può tradire in qualsiasi momento. Può succedere di tutto. La macchina invece è certa.

Il carisma della tecnologia crea sottomissione, delega; aumenta il cortisolo, l'ormone dello stress; provoca inibizione, malattia. Ti rende sempre più insicura.

A meno che tu non impari a conoscerla e la renda strumento specifico e appropriato al tuo uso. C'è un'altra modalità? Dove attingere alla fiducia?

La fiducia

> La saggezza dell'evoluzione biologica ha garantito nei lunghi millenni della filogenesi che la madre fosse preparata a partorire, il bambino ben preparato a nascere ed entrambi solidi e adatti a costruire insieme una salda relazione, cui è affidata la sopravvivenza della specie. Non dovremmo sforzarci di porre correttivi alle forze naturali, già insite in loro (pretesa assurda in un percorso essenzialmente fisiologico come la gravidanza e il parto), ma dovremmo invece lasciare a esse la possibilità di esplicare la loro potenza e, se si vuole, il loro mistero, accompagnandole con discrezione.
>
> L. Braibanti (*Parto e nascita senza violenza*, red edizioni, Como 1993)

La natura è amica o nemica? Secondo J. Parvati Baker, ostetrica, sciamana e psicanalista, ogni popolo percepisce la natura secondo lo stesso valore che attribuisce alle donne. Donna e Natura, donna e pianeta Terra sono archetipi equivalenti.

Un popolo, quindi, che teme le donne, il femminile, vive la natura come nemica, traditrice. Un popolo che ama le donne, il femminile, percepisce la natura come amica, alleata.

La tua parte sociale è indotta a non fidarsi, a temere la natura, la tua stessa natura profonda. Più è marcata in te la parte sociale, e meno è integrata con la tua parte istintiva, maggiore forza prende questo timore.

La tua parte femminile, istintiva, biologica, percepisce la natura come alleata, come risorsa, e il corpo come fonte di messaggi.

La gravidanza ti avvicina al tuo centro femminile, alla tua natura biologica e quindi al tuo corpo.

Quando lo ascolti, ne puoi sentire il linguaggio e ne puoi seguire il meraviglioso lavoro che sta compiendo. Quando lo assecondi nei suoi ritmi, puoi renderti la natura complice.

La gravidanza ti offre l'opportunità di riprendere contatto con aspetti poco coltivati sinora, ma profondamente tuoi, e di restituire loro valore e visibilità. Questo percorso non avviene sempre in modo spontaneo. A volte questi tuoi saperi sono sepolti sotto strati di condizionamenti educativi e culturali.

Devi lavorare per disseppellirli, devi scavare sotto la superficie.
Devi liberare le tue radici e farle respirare.
Devi bagnare il terreno e portarvi nutrimento.
Devi aprire dighe chiuse da tempo e lasciare che le acque si liberino scroscianti e ti inondino di emozioni nuove, di memorie, di sogni, di vitalità, di desiderio.
Devi portare alla luce desideri, bisogni tuoi profondi, valori, e condividerli con altre donne, per dare loro forza e visibilità.
Devi respirare profondamente, arieggiare angoli bui, far entrare correnti nuove, soffiare via tensioni vecchie e antiche, rinnovarti completamente.
Devi allenarti nell'ascolto di te stessa.

E allora sentirai una fiducia profonda abitarti, una fiducia che nasce dalle tue radici corporee, personali, storiche e sociali e che nulla può scalfire. È un lavoro che si fa meglio in un gruppo di donne come te. Nelle tradizioni femminili antiche le donne si sono sempre riunite in cerchio durante le loro "crisi ormonali" per darsi forza e trarne saggezza.

Il bagaglio millenario

> Lo sviluppo sociale e critico è importante, indispensabile perché una donna si faccia strada nel mondo. Ma l'eccesso di addomesticamento è come un divieto di danzare, imposto all'essenza vitale. Se è sano, l'Io selvaggio non è docile né vacuo, ma vigile e pronto a reagire a qualsiasi movimento o momento. Non è rinchiuso in un modello assoluto e ripetitivo, buono per qualsiasi circostanza. Sceglie in modo creativo, mentre la donna dall'istinto ferito non ha scelta. Resta immobile. È il gioco, non l'ordine, l'arteria centrale, il nucleo, la radice creativa. I gruppi, le società, le istituzioni e le organizzazioni che invitano le donne a svalutare l'eccentrico, a sospettare del nuovo, dell'insolito, a evitare tutto ciò che è vitale e innovativo, vogliono una cultura di donne morte.
> Clarissa Pinkola Estés, 1993

Vale la pena di gettare uno sguardo nello zainetto generazionale che ti porti dietro e condividi con tutte le donne della tua generazione e della tua società.

È pieno di aspetti di te che non sempre conosci, che periodicamente emergono sotto forma di paure, rabbia, tabù, aggressività, paralisi e altre pulsioni, ma che possono racchiudere anche dei potenziali da mettere in campo.

Conoscendo, non negando questi aspetti, puoi scegliere più liberamente che tipo di donna vorresti essere e puoi decidere di togliere alcuni sassi dal tuo zaino, rendendolo più leggero.

La donna vergine o dea madre

L'archetipo femminile dell'origine è la *donna vergine* o *dea madre*. Personifica la potenza creativa in sé. Il significato originario di "vergine" è *donna che basta a se stessa.* È realizzata in sé, non nell'uomo, nel matrimonio, nel figlio. È impenetrabile nella sua essenza, mentre vive maternità e sessualità come aspetti della sua autorealizzazione.

L'istinto di autorealizzazione prevale in lei sull'istinto di appartenenza, è più forte e più importante.

Per questo motivo è temuta oppure venerata dal suo gruppo sociale. Possiede il potere della trasformazione, il potere sulla vita e sulla morte, il potere creativo e distruttivo, il potere intuitivo. Spesso l'immagine della dea è accompagnata da serpenti. Il serpente è simbolo della trasformazione, della sessualità e dell'istintualità. Sapersi relazionare con esso, senza esserne morso, richiede la messa in campo delle arti femminili.

Puoi ritrovare in te aspetti di questo archetipo:
nel senso di onnipotenza che ti può invadere, quando sei incinta e ti senti piena, appagata, non bisognosa di nessuno;
nell'orgoglio della tua potenza generativa;
nella percezione della sacralità dell'atto riproduttivo;
nel desiderio di vivere la maternità come una tua esperienza di autorealizzazione;
nella forza di fare scelte controcorrente, per trasgredire;
nella tua autostima;
nella forte istintualità che emerge e che vuoi seguire;
ma anche nella pulsione a vivere il figlio soltanto come realizzazione di te;
nell'escludere il tuo partner da quello che vivi e nel chiudergli la porta d'accesso al bambino;

nella paura della tua forza distruttiva, polarità opposta a quella creativa.

La donna smembrata

Con il patriarcato inizia un'era lunga, e non ancora finita, di controllo maschile sulla donna.

La proprietà di terre porta al bisogno dell'uomo di esistere oltre la propria morte, attraverso il figlio. Il figlio deve essere dell'uomo, quindi l'uomo ha bisogno di mettere sotto il suo controllo diretto la fecondità della donna. Così la vincola a sé, attraverso rituali sociali e morali, per la nascita e la crescita dei figli. La possiede. Ne cancella l'aspetto sociale e la riduce progressivamente a una "macchina da riproduzione". Ne controlla la sessualità, finalizzandola solo alla riproduzione.

Così si crea la scissione tra donna sacra, dentro al matrimonio, destinata a fare figli, e donna impura, fuori dal matrimonio, destinata al piacere e all'uso sessuale: quindi la scissione tra maternità e sessualità.

La maternità legittima e i suoi figli hanno valore, la maternità illegittima e i suoi figli non ne hanno. La donna-madre è considerata contenitore del figlio dell'uomo. Il numero e il sesso desiderato dei figli è determinato dai bisogni della società.

L'archetipo che rappresenta questo periodo è la *donna smembrata*, simbolo dello smembramento della donna in parti separate, tagliate. È un archetipo esistente in tutte le culture. La più recente delle sue immagini, ritrovata a Città del Messico nel 1976, all'apice dell'era tecnologica dell'ostetricia, rappresenta una donna dentro un cerchio, con un tronco forte e le membra tagliate atteggiate a svastica, che è il simbolo del movimento. Il centro forte e il movimento delle membra tagliate ne indicano sia le ferite sia il potenziale della rinascita.

Puoi ritrovare in te aspetti dello smembramento:
nella paura di perdere la tua indipendenza, quando diventi madre;
nella paura che venga cancellato il tuo ruolo sociale;
nel percepire la maternità in maniera negativa, come un disvalore, una prigione, un limite;
nella paura di essere "tagliata", manipolata al momento del parto;
nel subire pressioni sociali per diventare madre, quando magari per te non è ancora il momento;
nel sentirti "inferiore" se non scegli la maternità;
nel sentire il bisogno di un'autorizzazione maschile per quello che

fai e scegli (del tuo partner, del tuo medico...);
ma anche *nella tua ricerca* di una nuova via;
nella tua volontà di proteggerti;
nella tua ricerca di parti di te;

nella tua discesa nel mondo di sotto[9];
nell'esperienza di partorire e rinascere;
nelle esperienze traumatiche che, elaborate, ti possono aiutare a ritrovare qualcosa di te.

La strega bruciata sul rogo

L'Inquisizione, durante il Medioevo e il Rinascimento, ha dato il colpo di grazia alla potenza creativa della Dea Madre, e ha compiuto lo smembramento della donna, stuprando e uccidendo, soprattutto levatrici e guaritrici, ma anche semplicemente donne che non abbassavano lo sguardo, donne con un proprio orgoglio, donne che manifestavano una scintilla di consapevolezza di sé, o la propria intelligenza.

L'istinto di autorealizzazione della donna è stato sacrificato totalmente a favore dell'istinto di appartenenza. È dovuto entrare in clandestinità, ha dovuto nascondersi.

L'Inquisizione è stata la guerra più lunga della storia: 500 anni, con 9 milioni di vittime, di cui l'80% donne. Eppure non viene menzionata tra le guerre nelle lezioni di storia. L'Inquisizione ha esaltato le polarità opposte delle forze creative femminili, che da sempre hanno turbato la fantasia dell'uomo, focalizzando sul potere polare di distruggere la vita, oltre che di crearla. Il legame femminile con l'inconscio, le sue parti oscure, istintive e intuitive incontrollabili, inafferrabili per l'uomo, più razionale e chiaro, lo mettevano in crisi rispetto al bisogno di controllo assoluto. Ma anche le forze guaritrici empiriche delle donne erano interpretate come minaccia alla dottrina unica, maschile, e per l'uomo, in una sua proiezione negativa, una minaccia per la sua lucidità e la sua stessa esistenza. La donna è infatti additata come la grande tentatrice, colei che attira l'uomo verso i piaceri della carne e verso la perdizione[10]. In quasi tutto il periodo dell'Inquisizione sono state comunque le levatrici ad assistere le donne partorienti insieme con altre

---

9. *Vedi* la storia di Demetra e Persefone (N. Hall, *The Moon and the Virgin*, Harper&Row, New York 1980).
10. Verso la perdita del controllo.

donne della comunità. Esisteva una forte rete di solidarietà femminile attorno alla nascita. Le condizioni avverse non spegnevano la luce della gioia della nascita. Spesso è stata la ritualità a proteggere le donne per un breve periodo dopo il parto, perché potessero riprendersi e godere del neonato. Il sapere della nascita, dell'amore, della contraccezione, della cura delle malattie femminili era custodito dalle donne. L'archetipo per questo periodo è rappresentato dalla *strega bruciata sul rogo*.

Di questo periodo storico puoi ritrovare aspetti dentro di te:
nella paura profonda e istintiva di trasgredire le regole imposte da un sistema sanitario autoritario, declinato al maschile;
nella paura del tutto irrazionale di essere punita, se non segui le regole, anche con la morte;
nel bisogno di proteggerti;
nella paura di te stessa, delle forze che senti muovere dentro di te;
nel tenere dentro di te, segreto, il tuo sapere, e sentire i tuoi valori autentici di donna, portandoli in clandestinità;
nella solidarietà femminile come forma di difesa da entità di tipo autoritario e quindi nella ricerca di una ritualità esclusivamente femminile attorno alla nascita;
nella ricerca di donne guaritrici per i tuoi problemi fisici e psichici;
nell'attrazione verso le piante curative.

Puoi ritrovarne aspetti sociali:
nell'idea comune che, se le donne si svincolassero dal controllo maschile[11], abortirebbero tutti i bambini concepiti, non considerando il fatto che la natura della donna istintivamente protegge la vita, a meno che non manchi totalmente di sostegno;
nell'ostinato rifiuto istituzionale di riconoscere le medicine naturali o energetiche;
nella moderna tecnologia del parto.

L'odierna tecnologia del parto vuole infatti, simbolicamente:
esorcizzare gli aspetti irrazionali della gravidanza e del parto, che sono percepiti dalla mentalità maschile come del tutto incontrollabili e pericolosi;
mettere sotto controllo la potenza creativa femminile inibendola, demonizzando le modalità "naturali" di nascita;

11. Il controllo maschile qui è inteso come "controllo istituzionale".

poter controllare un evento involontario, e dunque incontrollabile come il parto, promettendo certezze;
proporre come regola del parto il taglio cesareo, un'operazione chirurgica pulita, asettica, che ti mette fuori gioco;
non accettare le tue scelte diverse dai dettami protocollari, né durante il percorso della maternità, né nella riproduzione in genere.

Il sistema ti punisce con disprezzo o atti violenti, se le perpetui. Ti ridicolizza. Si aspetta da te che ti comporti in modo allettante e rassicurante verso l'uomo, il sistema stesso.

Per non farlo sentire minacciato.

La donna adorante il bambino

L'Inquisizione lascia la sua ombra anche nel Rinascimento, che apre gli orizzonti, ma vede l'intrusione del medico, dello studioso universitario nel campo della medicina delle donne. Per affermarsi meglio, l'accademico incrimina e discrimina le levatrici e idealizza la maternità. Una nuova forma di controllo.

L'archetipo di questo periodo è la *donna adorante il bambino*. Il bambino è al centro, la donna è vista in sua funzione. Ma contemporaneamente rappresenta anche il miracolo intramontabile della nascita.

Puoi ritrovarne aspetti dentro di te:
nel talento altruistico della maternità;
nella tua adorazione e dedizione al figlio;
nel dono che fai al mondo, donando la vita;
nell'aspirazione all'aiuto "moderno" per il parto offerto dalla nuova ostetricia, che opera nel cercare certezze esterne alle tue risorse interiori, nuove vie al di fuori di quelle tradizionali, nel cercare la "modernità";
nel senso di fallimento, di colpa, quando non puoi avere un bambino o lo perdi, quando il tuo femminile non si può esprimere attraverso la maternità.

La donna oggetto sessuale

L'età dell'Illuminismo celebra la ragione. Gli affetti non contano, la maternità come valore umano è negata. Il medico entra nella scena del parto con il primo strumento tecnologico, il forcipe, e da allora la donna si sdraia per partorire, cede il controllo del proprio corpo al medico.

Il forcipe, creato per assistere i parti difficili, fin dall'inizio è diventato strumento di prestigio e di guadagno (era tenuto infatti segreto all'interno di una sola famiglia). Essendo d'aiuto in alcuni casi critici, è stato impiegato anche in molti parti normali, senza necessità, a solo scopo di lucro.

La donna è considerata malata ("per sua natura invalida", come disse E. von Siebold, 1801-1861), diventa "materia di sperimentazione", e la mortalità materna sale alle stelle. Ora le donne muoiono per la causa della "scienza", di febbre puerperale. In alcuni ospedali parigini la mortalità materna sale fino all'80 %. Quando il medico Semmelweiss ne intuì il motivo nella mancanza d'igiene (poiché gli studenti passavano dalle autopsie dei cadaveri direttamente a visitare le puerpere, senza lavarsi le mani) fece un semplice esperimento: mise in reparto maternità una bacinella di acqua pulita e invitò gli studenti medici a lavarsi le mani prima di visitare le donne, come aveva visto fare ai pastori con le pecore. La mortalità materna crollò immediatamente ma, nonostante ciò, l'applicazione del semplice metodo igienico venne ostacolata dai medici e dovette passare ancora quasi un secolo prima che ne fosse riconosciuta l'utilità e si ponesse rimedio alla moria delle puerpere.

I bambini vengono separati dalla madre subito dopo la nascita e affidati a una balia, che spesso vive in un altro luogo. Il baliatico vige per più di due secoli. La donna è totalmente espropriata dell'esperienza di maternità. È innanzi tutto un oggetto sessuale. Quindi non allatta. Nasce la "sindrome dell'isteria", che più tardi verrà analizzata da Wilhelm Reich ne *La funzione dell'orgasmo* come la conseguenza dell'energia sessuale non scaricata[12]. L'allattamento fa parte della sfera sessuale di una donna.

L'archetipo per questo periodo è la *donna oggetto sessuale*, una donna fragile, di salute cagionevole, che sviene spesso.

La vita del bambino non ha molto valore, lontano da sua madre. È solo una fonte di reddito per le balie, donne povere. Si parla anche delle *tessitrici di angeli*, donne che fanno morire i bambini e continuano a percepire i soldi del baliatico per mesi, anni, fino a quando i genitori non se ne accorgono. Il bambino, quando sopravvive, comincia a esistere verso i sette anni di età, inteso come piccolo adulto e forza lavoro. Anche se il baliatico riguarda le donne più agiate, anche le balie, donne povere, dovevano separarsi dai loro bambini per allattare quelli di altre donne.

---

12. W. Reich, *La funzione dell'orgasmo*, Il Saggiatore, Milano 2005.

Oggi, come riflesso di quel periodo, accade che *l'attenzione*, di cui puoi avere goduto fino alla nascita del tuo bambino, *cessi immediatamente dopo*.
Ci si aspetta da te che non tu non abbia la forza per partorire, per allattare: ti si considera debole, fragile.
Ci si aspetta da te che tutto torni come prima, appena partorito, che ti occupi del bambino, lavori, riprendi al più presto la tua linea esile, la relazione sessuale con tuo marito, che allatti poco.
Il legame dell'allattamento è visto come dipendenza, motivo di esaurimento, vizio.
Il biberon sostituisce la balia, ma ha finalità analoghe, come quella di tenere il bambino lontano dalla simbiosi con te.
Ti puoi sentire in dovere di rispondere a tutte queste aspettative (istinto di appartenenza) a spese del tuo sapere, dei tuoi bisogni personali (istinto di autorealizzazione).
La depressione post partum e attacchi di disperazione o esasperazione, che a volte puoi vivere nei mesi successivi alla nascita, possono avvicinarsi al fenomeno dell'isteria come frutto di una mancata espressione completa della maternità.

Sul piano sociale, specchio del retaggio di questo periodo è la medicalizzazione della maternità. La tecnologia ostetrica, preziosa in alcuni rari casi, quando viene estesa a tutte le donne sane produce danni. Il taglio cesareo, emblema del parto tecnologico e intervento che può salvare la vita, è diventato la modalità normale per avere un bambino.

Mentre le evidenze scientifiche definiscono il 7% come limite oltre il quale il taglio cesareo non produce più risultati utili, nel nostro Paese esso viene praticato mediamente per il 31% delle donne, con la media nell'Italia del sud del 54%, ma con punte in alcuni ospedali e cliniche private fino all'80%, esponendo donne e bambini sani a rischi considerevoli.

Come Semmelweiss, così la medicina istituzionale fatica ad abbandonare pratiche di assistenza obsolete e dimostratesi dannose, soprattutto quando il rimedio è semplice[13]. Gli aspetti affettivi ed emozionali della nascita trovano scarsa o nulla considerazione. Il partorire si è svuotato di ogni contenuto interiore.

13. *Vedi anche* "I controlli appropriati per una nascita normale" nella *Parte quarta. Schede per approfondire.*

La donna vigilatrice del focolare

Durante il Romanticismo il ritmo cambia, si esalta il ritorno alla natura e ai sentimenti. La maternità si tinge di rosa. La donna viene lodata nel ruolo di nutrice, di *vigilatrice del focolare*, anima della casa e della famiglia. Le sue parti profonde, di cui all'improvviso si percepisce il bisogno, sono proclamate come unico valore. La donna rimane sempre anche forza lavoro, ma priva di identità sociale. Molte donne però iniziano a cercarne una per sé e a crearsi uno spazio. Sono considerate donne *maschili*. È l'inizio dell'emancipazione femminile.

Puoi ritrovare delle risonanze di quel periodo:
nelle ideologie del parto dolce;
nell'ideologia dell'allattamento da sola, a tutti i costi;
nell'ideologia del parto in acqua;
nell'ideologia del portare il bambino sempre addosso e di altre mode che vanno e vengono, senza che ci siano le condizioni effettive o il contesto adatto per supportarle.
Ti puoi sentire in dovere di..., senza avere gli strumenti per...
Ma ritrovi queste risonanze anche:
nelle difficoltà di unire maternità e lavoro come ambiti paralleli di autorealizzazione;
nelle aspettative poste in te di essere l'anima della casa.

Industrializzazione e tecnologia

Con l'industrializzazione inizia l'era tecnologica. La donna conquista il mondo sociale e quello del lavoro gradualmente e di pari passo diminuisce il numero di figli. La maternità è organizzata secondo i ritmi di produzione industriale: conveniente, asettica, funzionale, economica.

I parti vengono assemblati in luoghi grandi, con regole di funzionalità per l'istituto.

Il dolore del parto, per le sue espressioni forti, disturba, e quindi si cercano modi per controllarlo. L'igiene è il valore dominante anche nell'educazione, che assume più i connotati dell'addestramento: addestrare il bambino a seguire i bisogni degli adulti e a non disturbare. La donna è espropriata della qualità propria della maternità, ormai definita completamente dall'uomo e sradicata dal suo essere femminile.

I risultati di questo sviluppo ti sono ancora molto vicini, le tue nonne e mamme probabilmente ti invitano a non viziare il bambino, ad allattarlo a orario e, quando ha mangiato ed è pulito, a lasciarlo piangere.

Una parte di te tende a dare loro ragione, mentre un'altra parte vuole qualcosa di diverso. È un conflitto attivo.

L'idea dell'efficientismo, della sicurezza attraverso una gestione tecnica, l'idea che solo in un ospedale si possa partorire, che il parto debba avere luogo in una data ben precisa, incanalare tutte le variabili di una gravidanza e di un parto in uno schema uguale per tutte fanno ancora parte della realtà attuale e rispondono al modello produttivo industriale. Puoi vivere una profonda scissione tra questo modello e le esperienze reali che fai attraverso il tuo corpo e spesso ne puoi rimanere frustrata.

Il femminismo

Infine il femminismo porta la donna alla conquista della vita sociale. Inizialmente il bisogno di liberarsi di una condizione della maternità ormai svalutata, trasmessa come limitante e vincolante, portava a negarla. Dopo essere state sottomesse per secoli e secoli al controllo maschile, il senso di impotenza che ne derivava spingeva le donne a riscattare la loro potenza in un mondo maschile con modalità maschili, valorizzate e riconosciute socialmente, fino a diventare loro stesse portatrici di valori maschili: un processo inevitabile.

Questo sviluppo ha allontanato le donne dalla loro natura biologica e ha portato molte di loro a temerla in prima persona.
Forse conosci dentro di te momenti di *paura di te stessa*?
Senti inquietudini dovute alla percezione di *forze che ti richiamano*, ma che non osi esprimere?

La contraccezione, la conseguente libertà sociale, il diritto all'aborto, al divorzio, ma anche un'intensa ricerca sul proprio corpo, sulla sessualità, erano le pietre miliari di un "farsi spazio" del movimento femminile.

Al momento le donne non si rendevano conto di "buttare via il bambino con l'acqua sporca"; non si rendevano conto che, negando una parte di sé, si smembravano ancora una volta.

L'evoluzione del movimento ha portato in seguito a una nuova ricerca, tuttora in corso, per una considerazione diversa della maternità che le restituisca il suo valore.

Identificare la forza specifica del femminile con la forza dell'abbandono, dell'apertura, ovvero con la propria forza biologica è forse ancora difficile e fa paura. Mentre in passato le donne subivano questa condizione ed erano spesso prive della reattività che nasce dalla loro parte "individualistica", oggi la donna può consapevolmente scegliere di viverla soltanto in certi momenti, cioè "alternarla", o meglio, "integrarla" con la sua componente "individuale-sociale". Il femminile (inteso come qualità, forma di energia) nel suo momento di maggiore potenza è completamente aperto, ricettivo, in unione totale con tutto l'esistente, ma questo stesso stato lo rende vulnerabile e bisognoso di protezione. In altre parole, il tuo femminile si può dispiegare completamente solo in condizioni di protezione e sicurezza assolute. La sua condizione di vulnerabilità è il tuo punto nevralgico, ma la tua capacità di aprirti ed essere canale per la vita rappresenta anche la tua massima potenza. Le offese al cuore del femminile nella storia le abbiamo appena raccontate e sono innumerevoli.

Il binomio "vulnerabilità-potenza", che si esprime in maniera così forte durante il parto, parla di tutto il dilemma della condizione femminile. Integrare la tua parte maschile in modo positivo, attraverso lo sviluppo della tua parte sociale, cosciente, responsabile, ti permetterà di aprirti al tuo femminile. La storia ti ha messo nello zaino vissuti negativi con il maschile in genere, quindi dovrai lavorare per trasformare il tuo maschile in modo creativo e affermativo, ma questo processo ti rinforzerà.

Ancora è l'integrazione delle due parti che ti rende potente. Ma il centro della potenza è nel tuo nucleo femminile, mentre la tua parte maschile è strumento per poterla manifestare.

Il parto, in un certo senso, rappresenta l'estrema frontiera dell'emancipazione femminile, il punto più vulnerabile e allo stesso tempo carico di un potenziale enorme per la tua esperienza di te, per la tua autostima e consapevolezza, dove sperimenti la forza del femminile nell'apertura totale e la forza del maschile nell'azione diretta verso questo fine. Da questo punto di vista il parto è:
il momento di maggiore ricattabilità;
il momento di maggiore trasformazione;
il momento critico in cui stabilire di chi è il controllo.

La tua libertà di scelta e comportamento, la libertà del tuo corpo, della tua intimità, la tua scelta di che tipo di madre vuoi essere sono in gioco ogni volta che nasce un bambino.

Il parto è un rituale di passaggio. Come tale è regolato dai valori sociali. I rituali sociali forniscono un *imprinting* preciso, ed esercitano il controllo sulla tua condizione e su quella dei bambini.

L'organizzazione attuale della nascita stabilisce che tipo di madre devi essere e quali caratteristiche prioritarie deve sviluppare tuo figlio: se deve essere aggressivo piuttosto che pacifico, adattabile o invece con una forte individualità.

Mentre il modello "medico-industriale" vede il corpo sempre più come una macchina e crea macchine nuove che dovrebbero sostituire il corpo, mentre vede la donna sempre più come oggetto, un contenitore un po' scomodo del figlio dell'uomo, ci sono donne che cercano di riconquistare responsabilità e decisione, che sono attive in prima persona nella maternità, e che desiderano rendere anche il figlio protagonista della sua nascita.

Puoi affrontare l'esperienza procreativa con varie parti di te.

Se hai una forte componente sociale nella tua personalità, se sei ben strutturata, può darsi che tu viva la maternità con consapevolezza, in modo programmatico, scegliendo dopo attente valutazioni, con il desiderio di esserne protagonista attiva. Il rischio è quello di allontanarti dal corpo e di non sentirti in grado di seguirlo durante il parto, di temerlo nelle sue manifestazioni più intense e di consegnarlo ai "tecnici".

Se hai una naturale relazione con il tuo corpo, e ti fai guidare dalle tue sensazioni, può darsi che tu scorra semplicemente con il flusso del fiume biologico e attraversi la maternità in modo spontaneo, istintivo e intuitivo, senza razionalizzazioni o esaltazioni. Finché rimani in contatto con il tuo corpo, puoi essere sempre soggetto attivo della tua esperienza; se perdi il contatto, rischi di essere manipolata.

Ti possono mancare strumenti attivi di contrattazione e puoi essere impreparata rispetto a una realtà diversa da quella che ti corrisponde interiormente.

Se integri la tua natura biologica, intuitiva, sensibile con quella sociale, cognitiva, decisiva, puoi vivere la maternità con consapevolezza e con le tue competenze istintive e disporre contemporaneamente di strumenti contrattuali, partecipando attivamente alle scelte assistenziali.

In seguito, alla fine del percorso nascita, potrai espandere la tua nuova forza creativa nella vita sociale.

Nel frattempo la medicalizzazione del parto, versione moderna del controllo patriarcale, è dilagata come un'epidemia in tutto il mondo, riaffermando un solido controllo sul corpo delle donne e perpetuando violenze indicibili su di loro e sui loro bambini.

L'umanizzazione del parto

L'*umanizzazione del parto* dei tempi attuali propone il superamento del concetto meccanicistico del parto, propone di riempire il contenitore corpo con valenze sentimentali e con potenziali umani, di restituire alla nascita la dimensione sociale ed esperienziale. È un passaggio importante, una transizione necessaria, anche se si fonda più sull'immagine che sulla realtà e ci riporta indietro agli idealismi del Romanticismo. Nella sostanza poco è cambiato. Il controllo resta in mani maschili. Non basta a renderti veramente libera. Della libertà crea soltanto l'illusione.

L'umanizzazione effettiva richiede il ritorno delle cure ostetriche in mani femminili e l'uscita del parto fisiologico dagli ospedali, perché sia ricondotto in ambito sociale.

La sessualizzazione del parto

Sarà con la *sessualizzazione del parto* che potrai rimettere insieme tutti i pezzi della donna smembrata dentro di te.

Vivere il parto come evento della tua sessualità, come frutto di una tua scelta o di un tuo cedimento al desiderio, secondo un ritmo sessuale dettato da un dolore affrontato attivamente, nella totale intimità e libertà del tuo corpo, indisturbata e inviolata, con le persone da te scelte, ti renderà veramente integra e chiuderà il cerchio con il ritorno all'*archetipo della dea madre*.

Ma questo è il futuro. Può essere anche il tuo.

Se hai riconosciuto aspetti di te nelle donne che ti hanno preceduta nei secoli, puoi scegliere da quali figure storiche ricevere risorse e sapere, puoi capire quali sono per te vincolanti e condizionanti, decidere quali lasciare andare e quali coltivare.

Forse questa riflessione ti aiuta a nominare qualcuna delle tue paure e così a collocarla e affrontarla meglio.
Forse ti aiuta ad attingere alla fonte del sapere antico del parto.
Forse ti aiuta a integrare il tuo aspetto sociale con il tuo aspetto materno, valorizzandoli ambedue e uscendo dal conflitto tra istinto personale e istinto di appartenenza, tra donna sociale e donna biologica.
Forse puoi alleggerire il tuo zaino e viaggiare più leggera.

Elementi di sicurezza

Nella nostra società il parto in ospedale è considerato sicuro anche per una donna sana, contrariamente a quello che la ricerca scientifica ci suggerisce ormai da diversi anni e la fisiologia ci dice da sempre.

La medicalizzazione o la sicurezza tecnologica

Questo *credo* nasce dal fatto che la nascita è diventata oggetto di medicina ormai da tre secoli e che, essendo stata trasferita in ospedale, luogo di malattia, è stata considerata e trattata come tale, curata da una figura, il medico, deputato a curare le malattie.

Donne sane in gravidanza (il 90%) e donne con problemi medici in gravidanza (10%) vengono trattate allo stesso modo, senza distinzioni, in base alla mentalità del rischio: "Non si sa mai..."

Si è affermata una conduzione aggressiva del parto, il tempo del travaglio è stato limitato e numerosi interventi di accelerazione sono diventati pratiche di *routine*, senza indicazione specifica. Tutto questo è stato giustificato con la riduzione della mortalità perinatale. Studiando attentamente i dati, puoi riscontrare che la mortalità perinatale è diminuita soprattutto grazie al miglioramento delle condizioni socio-economiche e all'incremento dell'assistenza prenatale. Tutta la tecnologia ostetrica usata negli ultimi venticinque-trent'anni non ha portato una riduzione effettiva della mortalità perinatale, mentre ha aumentato molto la morbilità, cioè le complicanze e gli interventi ostetrici con conseguenze negative sulla salute tua e del tuo bambino.[14]

Infatti, tutti gli interventi nel parto, siano essi farmacologici (dall'ossitocina, all'analgesia, all'epidurale), o meccanici (rottura delle acque, dilatazione manuale, spinta sulla pancia...), o chirurgici (taglio cesareo, episiotomia, forcipe) hanno delle potenziali complicanze con esiti a breve e lungo termine, che possono arrivare, in rari casi, fino alla morte materna o neonatale. Questi interventi non si giustificano mai su una donna sana, ma possono giustificarsi esclusivamente di fronte a un rischio, per madre o bambino, superiore a quello rappresentato dall'intervento stesso.

Usati indistintamente su donne sane e malate, creano una loro propria morbilità e mortalità[15], cioè creano delle complicanze che

14. M. Tew, 1990.
15. B. Beech, 2000.

in un parto rispettoso della fisiologia non ci sarebbero. Gli stessi interventi medici, che in alcuni rari casi possono aiutare le donne con problemi precisi, quando sono applicati alle donne sane possono creare danni alla loro salute. Quindi non si può dire di un intervento: "è buono" oppure "è cattivo", ma solo "è indicato" oppure "non è indicato". Naturalmente a questi fatti non si fa riferimento nelle informazioni date: essi sono costantemente minimizzati o taciuti, dal momento che la grande macchina della sanità è anche influenzata da interessi economici e di potere.

Le evidenze scientifiche

Che cosa ci dice la moderna ricerca ostetrica sul tema sicurezza? Prima di interrogarci su questo, è necessario precisare che la maggior parte delle ricerche viene svolta in contesto medicalizzato, quindi in un ambito in cui la fisiologia è assente, anche solo per la presenza di stressori primari[16], quali ambiente e persone sconosciute, isolamento, tempi condizionati... La gran parte delle ricerche non tiene conto del contesto ambientale e umano.

Nonostante questo, negli ultimi anni sono emersi alcuni dati importanti che dimostrano chiaramente che la medicalizzazione (uso di interventi medici senza indicazione specifica) danneggia la donna sana in gravidanza.

Conduce a un tasso spropositato di parti chirurgici, senza nessun miglioramento nell'esito neonatale e con tutti i rischi di un intervento chirurgico e dell'anestesia.

Pratiche ostetriche comuni, come l'induzione del parto, la perfusione di ossitocina, il monitoraggio fetale continuo, la rottura delle membrane, la somministrazione di farmaci analgesici e calmanti, l'uso della posizione sdraiata, supina, le visite vaginali senza la protezione dell'intimità e del consenso della donna, la spinta sulla pancia nel periodo espulsivo (la cosiddetta "manovra di Kristeller"), l'episiotomia (taglio della vagina all'uscita del bambino), la modalità di far spingere con forza e in apnea la donna, la separazione del bambino dalla madre subito dopo la nascita, il taglio immediato del cordone, la spremitura dell'utero sono tutte pratiche da abolire secondo le evidenze scientifiche. Sono da abolire perché non portano nessun beneficio, mentre possono portare a gravi

16. *Vedi* "La genesi della salute" nella *Parte quarta. Schede per approfondire.*

complicanze e compromettere la salute e, in rari casi, la vita di donna e bambino; per di più, compromettono di sicuro l'esperienza della nascita, la qualità della futura relazione madre-bambino, la tua relazione con te stessa, la relazione di coppia, l'allattamento e lo stato emotivo del puerperio. Quindi sia l'OMS (Organizzazione Mondiale della Sanità), sia tutta l'epidemiologia ostetrica (Cochrane Library[17]) raccomandano per la sicurezza del parto un uso appropriato di questi interventi soltanto su indicazione specifica e in base a necessità documentate, ove il rischio della situazione sia superiore al rischio dell'intervento.

Raccomandano di non disturbare il parto fisiologico, di scegliere per la nascita il luogo più decentrato possibile, di ridurre gli esami in gravidanza per le donne sane.

M. Enkin (epidemiologo ostetrico dell'OMS) lo afferma attraverso l'esempio delle indagini diagnostiche: "L'introduzione nella pratica clinica delle indagini del *rischio* comporta il pericolo di sostituire un *rischio potenziale* in un esito avverso, con un *rischio certo* di trattamenti e interventi dubbi"[18]. Pratiche assistenziali importanti e dimostratesi efficaci per il benessere di donna e bambino sono il sostegno professionale e la continuità dell'assistenza, offerta da una persona specializzata in promozione della salute: l'ostetrica.

È necessario il medico per l'assistenza di base?

Uno studio americano su 4 milioni di nascite[19], selezionando solo i parti vaginali ed escludendo le situazioni a rischio ostetrico o sociale, ha dimostrato una notevole differenza nella mortalità infantile, neonatale, e nel ritardo di crescita intrauterina, tra gruppi di donne a basso rischio assistite dal medico e assistite dall'ostetrica. I gruppi seguiti dall'ostetrica manifestavano un tasso di mortalità infantile più bassa del 19%, un tasso di mortalità neonatale più bassa del 33% e un tasso di ritardo di crescita intrauterina più basso del 31%, rispetto al gruppo assistito dal medico.

---

17. Cochrane Library: nata nel 1976 per opera di Archibald Cochrane, epidemiologo, si sviluppa fino a diventare nel 1992 un centro di revisioni sistematiche di tutti gli studi randomizzati controllati in ostetricia per formare un database che diventa nel 1995 la Cochrane Library (biblioteca che oggi costituisce la fonte più autorevole di ricerca ed è costantemente aggiornata). Ne esiste una versione Internet e una cartacea. *Vedi* "I controlli appropriati per una nascita normale" nella *Parte quarta. Schede per approfondire*.
18. M. Enkin, 2000.
19. M. MacDormann, Singh 1998.

Non esiste una sola ricerca, secondo Marsden Wagner (epidemiologo dell'OMS), che dimostri che l'assistenza dell'ostetrica a donne a basso rischio, cioè sane, dia esito peggiore rispetto a quella del medico. Tutte le ricerche comparative tra assistenza del medico e assistenza dell'ostetrica dimostrano una maggiore soddisfazione e una maggiore autostima nelle donne seguite dall'ostetrica. L'assistenza di base dell'ostetrica risulta quindi sicura quanto o più rispetto a quella del medico, sempre, s'intende, per le donne sane. Inoltre l'assistenza dell'ostetrica produce minori interventi nel parto e maggiore soddisfazione dell'esperienza.

Non si tratta di porre in competizione il medico e l'ostetrica, ma di impiegare le abilità professionali di ciascuno in modo specifico e in risposta a bisogni precisi e distinti. L'ostetrica offre la continuità dell'assistenza e un approccio relazionale, diventa quindi persona di fiducia della donna; inoltre non usa strumenti medici di intervento, poiché non rientrano nelle sue competenze, bensì strumenti relazionali e di educazione alla salute. Il medico specialista è deputato alla diagnosi e alla cura delle complicanze. Ambedue le professionalità sono preziose.

Un altro fattore importante evidenziato dalle ricerche[20] è la tua diretta partecipazione alle scelte assistenziali e alle modalità delle cure in gravidanza e durante il parto.

È un riconoscimento implicito della tua soggettività e della capacità di dirigere la tua orchestra e valorizza i talenti del tuo sentire personale, interiore, intimo.

Quindi, in base ai dati scientifici, a rendere davvero più sicura l'assistenza a gravidanza, parto e puerperio, e a migliorarne la qualità, è l'integrazione tra il lavoro di base dell'ostetrica e la tua partecipazione attiva, le tue scelte e le tue decisioni, con il contributo eccezionale del medico, nei soli casi di bisogno effettivo di cure mediche. Questo bisogno effettivo si riduce moltissimo con una buona promozione della salute in gravidanza, basata sull'attivazione delle tue risorse endogene[21].

La sicurezza endogena

La sicurezza endogena, naturale durante la gravidanza e il parto, è data dalle risorse del tuo corpo. Il tuo corpo sa meglio di tutte le macchine come sta e di che cosa c'è bisogno. Grazie al tuo siste-

20. Cochrane Library.
21. *Vedi* "La genesi della salute" nella *Parte quarta. Schede per approfondire.*

ma interno di messaggeri e ormoni, tu e il tuo bambino siete sempre informati sul vostro stato e tu sai esattamente come sta lui. Quando hai dei dubbi, lo puoi ascoltare e la risposta verrà in modo istintivo e immediato. Quando devi fare delle scelte che lo riguardano, lo puoi interpellare: ti manderà un messaggio.

> Ricordo una mamma alla ventiquattresima settimana di gravidanza. Dall'ecografia risultava una cisti a un rene del bambino. Subito i medici le hanno prospettato l'ipotesi che questo fenomeno fosse correlato a malattie cromosomiche o ad altre malformazioni. Le hanno proposto tutta una serie di esami diagnostici di secondo livello, alcuni dei quali invasivi. La mamma mi telefona in piena crisi, molto agitata. Mentre mi raccontava, a un certo punto le chiedo: "Il bambino che cosa dice?". E lei, senza esitare, mi risponde: "Ma il bambino sorride". Allora ho sentito di poterla tranquillizzare, invitandola a fidarsi del bambino: sarebbe andato tutto bene. Lei lo ha fatto, ha sospeso le indagini e il suo bambino è nato sano a termine, con la sola cisti al rene.
> Un'altra mamma, di fronte a me con degli esami dubbi e la necessità di fare ulteriori indagini, alla mia domanda di come sentisse il bambino mi rispose analogamente: "La pancia è felice".
> Si tranquillizzò e anche il suo bambino non ebbe problemi.
> La verità sta nell'immediatezza delle risposte che nascono direttamente dall'intuizione.

Unica condizione per questa comunicazione è che ti abitui all'ascolto interiore e impari a fidarti della tua intuizione.

Forse ti viene spontaneo, crei per te momenti di silenzio e rilassamento, per percepire meglio i segnali interni. Forse ti è difficile, perché non hai tempo, o non sei abituata.

Un buon corso di educazione alla nascita, magari iniziato dai primi mesi della gravidanza, ti può aiutare ad approfondire o imparare questo contatto interiore con te stessa, con il tuo corpo, con il tuo bambino, e ti può guidare nell'attivazione di tutte le tue risorse interne.

Un confronto con un gruppo ti può aiutare a conoscere le tue paure, a guardarle e a trovare le risorse adatte per affrontarle.
Ti può aiutare a individuare la fonte delle tue ansie e a prendere le distanze da essa.
Ti può aiutare a conoscere la tua forza e a saggiare i tuoi limiti.
Ti può indirizzare verso un comportamento istintivo, attivo e flessibile, capace di adattarsi ai ritmi biologici ed emozionali, e ai segnali provenienti dal tuo bambino.

Ti può sostenere nel riuscire a creare un dialogo interiore fra te e il tuo bambino.
Ti aiuta a crearti delle aspettative realistiche rispetto al tuo parto.
Ti può aiutare a trovare le tue "armi", gli strumenti più adatti a te per affrontare la prova del parto.

Inoltre è importante che tu scelga per la nascita un ambiente in cui ti senti sicura e protetta nella tua intimità, con persone di cui ti fidi[22]. Un ambiente estraneo con persone estranee aumenta il livello degli ormoni dello stress e blocca gli ormoni benefici. Lo stress continuo è nemico di gravidanza, parto e puerperio; i livelli degli ormoni dello stress dovrebbero rimanere bassi. Cerca quindi di eliminare ogni fonte di disturbo evitabile.

Mantenere sempre libero il flusso dei tuoi ormoni benefici è la sicurezza maggiore per te e per il tuo bambino, sia durante il parto sia dopo, nell'adattamento del bambino alla vita fuori.

Farlo nascere sotto la cascata dei tuoi ormoni benefici, gli ormoni dell'amore, gli offre tutti gli strumenti di cui ha bisogno per affrontare la vita e lo provvede di un *imprinting* di gioia e fiducia che lo sosterrà per tutta la sua vita.

L'imponderabile

Quando si parla di sicurezza, bisogna parlare anche di morte. Nella nascita la sicurezza al cento per cento non esisterà mai, in nessun contesto. Ci sono e ci saranno sempre bambini che muoiono. La negazione di questa verità porta a maggiori rischi e aumenta la mortalità. La sua accettazione porta a una più attenta genesi della salute. La riproduzione è un processo selettivo, teso al miglioramento della specie, per una sua resistenza e per la sua durata massima nel tempo. Quindi, sia negli animali sia negli uomini avviene una selezione naturale che elimina i più deboli. La stessa nascita della vita porta in sé l'esistenza della morte. Solo chi nasce può morire, intendendo la nascita fin dal concepimento. Vita e morte sono due porte: una di entrata, l'altra di uscita.

Nell'esperienza della nascita, del venire al mondo e del dare alla luce è implicita la possibilità della morte, imponderabile, imprevedibile, insanabile, di 2-5 bambini su mille circa. La vita è largamente vincente. Indipendentemente dalla sua causa, quando la morte av-

22. Per l'importanza dell'ambiente, *vedi* "L'ambiente della nascita e le persone di supporto" nella *Parte quarta. Schede per approfondire*.

viene, ti tocca e ti porta un messaggio, un'esperienza, una lezione solo per te e per chi ti circonda. Forse ti senti impotente di fronte a questa realtà, forse la puoi accettare come un aspetto della vita.

Una cosa che puoi certamente fare è quella di nutrire e sostenere la vita al meglio delle tue possibilità. Puoi preparare il tuo corpo per il bambino, prima di concepirlo, e curarlo durante la gestazione. Puoi ridurre l'inquinamento per quanto ti è possibile.

Oggi ci sono aspetti ambientali e aspetti legati allo stile di vita che minacciano la forza della riproduzione e compromettono il terreno sul quale il bambino s'impianta.

Nel nostro corpo si trovano una quantità di sostanze chimiche che solo cinquant'anni anni fa neppure esistevano.

In particolare, i pesticidi minacciano la vita nascente, soprattutto dei bambini maschi, e creano molte malformazioni ai genitali maschili[23]. I pesticidi sono contenuti negli alimenti di tutti i giorni, nella verdura, nella frutta, negli ogm della pasta e, tra l'altro, sono concentratissimi nella Coca Cola. Sono più concentrati nelle zone di coltivazioni intensive e nelle zone industriali.

Uno stile di vita troppo frenetico, il consumo di sostanze tossiche come nicotina, alcol, caffè, farmaci analgesici, calmanti, eccitanti, il consumo di immagini di violenza, l'ansia e l'eccessivo stress riducono la potenza procreativa nell'uomo e nella donna e "inquinano" il terreno materno.

Le tecniche di riproduzione artificiale indeboliscono l'embrione e portano a un altissimo numero di morti, sia precoci sia tardive. Tra le cause di morte maggiori oggi sono la prematurità e il ritardo di accrescimento del bambino, ambedue conseguenze delle moderne tecnologie della riproduzione, ma anche delle sofferenze del terreno materno, che ha la sua origine sia in elementi generazionali sia culturali. J.P. Relier, pediatra francese, parla apertamente di difficoltà del legame interiore tra madre e bambino che riscontra sempre nei bambini prematuri ricoverati nel suo ospedale.[24]

E poi ci sono alcuni bambini che semplicemente tornano indietro. Senza cause di disfunzioni apparenti. O vengono al mondo con l'intenzione di rimanerci poco. E poi c'è l'imponderabile, la tua storia, la sua storia, il vostro destino, la vita.

---

23. M. Odent, 2002.
24. J.P. Relier, 1994.

La vita di coppia

Puoi condividere questo tuo viaggio con il tuo partner. Lui segue tutta una sua strada verso il suo essere padre. Ma ha bisogno di te per avere accesso al bambino, nella tua matrice, e ai tuoi cambiamenti. Non dispone dei facilitatori biologici che guidano te nel tuo percorso. Non è in grado di aprire la porta verso il bambino da solo. Ma tu lo puoi fare. Sei tu il canale tra lui e il bambino.

Il vostro bambino ha bisogno anche di lui, è fatto di due metà, una femminile che viene da te, una maschile che viene da suo padre. Il tuo partner ne nutre la parte maschile.

Anche tu hai bisogno del tuo uomo.
Ti può essere argine nel mare delle emozioni, ti può offrire un'ancora alla quale tenerti quando ti abbandoni alle tue acque.
Ti può contenere, affinché tu possa aprirti senza pericolo all'espansione della gravidanza e del parto.
Può sostituirti temporaneamente, in modo parziale o completo, in base alle tue scelte, nei tuoi compiti sociali, per lasciarti il tempo e lo spazio necessari a prendere confidenza con la tua parte femminile e materna, per entrarci.
Ti può nutrire affettivamente e sessualmente. Questo ti faciliterà nel *nutrire* il vostro bambino.
Potete valutare le vostre scelte insieme e lui *ti può sostenere* nel portarle avanti.

Il fiume biologico che sgorga dalla tua gravidanza indirizza i tuoi sentimenti verso il bambino. In molte culture le donne si allontanano dal loro partner per il periodo della maternità e l'uomo, nel frattempo, è libero di curare rapporti con altre donne.

Nella nostra cultura, nella famiglia nucleare, è importante che tu tenga consapevolmente una porta aperta al tuo partner e lo faccia bere al tuo fiume benefico, lo lasci bagnarsi dentro.

Certamente con la gravidanza la vostra relazione di coppia cambierà. La polarità dei sessi si sposta verso i poli specifici e si accentua. Mentre tu vai maggiormente verso il tuo centro femminile, il tuo partner cerca la radice maschile, pensando al figlio e alla trasmissione di valori.

Tutti e due siete spinti dalla gravidanza in un percorso di cambiamento personale, che non sempre scorre in perfetta sintonia.

La vostra vita a due cambia in una vita a tre, dove perderete ambedue i privilegi di esclusività di cui avete goduto finora.

I rapporti con i vostri rispettivi genitori si modificano. Da figli diventate genitori. Priorità e pesi affettivi si spostano. Questo a volte può creare delle tensioni che si riflettono nella vostra relazione a due. Ansie per la perdita dei ruoli finora rivestiti, per le nuove responsabilità, possono animarvi.

Con il cambiare dei ritmi biologici della gravidanza, che portano ad alti e bassi, a vicinanza e lontananza in brevi periodi di tempo, anche la vostra sessualità cambia i ritmi. Prende le sembianze di una danza. Può diventare più lenta, attenta in certi momenti, più rapida e nervosa in altri. Può mancare per certi periodi e riprendere con passione in altri. Vi è richiesto un costante adattamento a nuove situazioni. Nel vostro rapporto si possono sviluppare morbidezza, flessibilità, attenzione ai bisogni. La necessità di adattamento può prendere anche i colori del gioco, della scoperta di una terra nuova per entrambi.

Piano piano, nello scorrere dei mesi, il bambino diventa sempre più presente e prende parte ai vostri scambi sessuali. Questa consapevolezza vi rende ancora più attenti all'amore, all'ascolto, al piacere di entrambi. Siete consapevoli di nutrire il vostro bambino con energia vitale e di infondergli forza per la vita. Una modalità più ricettiva, più nutriente, meno aggressiva di vivere la sessualità sarà una risorsa anche per il lungo periodo dopo il parto e può farvi vivere il piacere in una nuova modalità. La vostra sessualità di coppia è anche una buona preparazione per il parto.

L'orgasmo contiene in sé l'esperienza *dell'abbandono totale*, della rinuncia del noto a favore dell'ignoto, *dell'abbandono dei propri confini* e limiti a favore dell'unione totale, della fusione con la polarità opposta, *dell'abbandono dell'Io*. È un'esperienza trascendentale, di *trance*, simile al parto nella sua fase avanzata. *L'unione sessuale* vi riporta nella simbiosi materna, alla fusione, simile alla vita endouterina. Attiva il ritmo originario di unione-separazione-unione, il ritmo di gravidanza e nascita.

A te offre un nutrimento tattile e affettivo importante, insieme con un rilassamento fisico profondo e allo scarico di tensioni della tua pelvi, che è sempre sotto pressione, attraverso contrazioni ritmiche involontarie[25], ma anche uno scarico a livello psichico.
Migliora la circolazione sanguigna nel tuo bacino e fa scorrere meglio le acque nel tuo corpo.
Puoi ricevere sostegno, amore e fiducia attraverso la relazione ses-

25. *Vedi* "I controlli appropriati per una nascita normale" nella *Parte quarta. Schede per approfondire*.

suale con il tuo partner, di cui in gravidanza hai particolarmente bisogno.
Al tuo partner la relazione sessuale con te:
permette di godere della tua aumentata ricettività e umidità, delle tue acque in movimento, della tua ricchezza emozionale;
permette di entrare più intimamente in contatto con la tua condizione di "essere due", di sperimentare un nuovo approccio più attento a voi, valido anche per dopo, quando ci sarà il bambino;
permette di nutrire la sua parte femminile, *di tornare bambino* per brevi momenti, *identificandosi con il vostro bambino.*

Al bambino la vostra unione sessuale offre amore e tenerezza, fiducia, protezione e forza, insieme con quella completezza che sente solo quando siete in armonia. Voi rappresentate le due parti di cui lui è fatto, e ogni bambino ha un profondo bisogno di vedere i genitori uniti in amore, per sentirsi intero. Gli offre un bel massaggio energico, stimolante e vitalizzante, attraverso le contrazioni dell'orgasmo, potenziate dal volume uterino accresciuto.

E poi la sessualità offre quel momento riconciliatore di tensioni e conflitti che sgombra il campo da tante preoccupazioni e contrasti e vi lascia spazio per gioire insieme della nuova avventura, per aprirvi insieme alla vita di famiglia.

> All'inizio dei tempi Eurinone emerse nuda dal caos, ma non trovò nulla di solido su cui posare i piedi. Divise allora il mare dal cielo e intrecciò una danza ritmica sulle onde. Danzando si diresse verso Sud, mentre il vento che le turbinava alle spalle le sembrava trasformarsi in un essere distinto. Allora si voltò all'improvviso, afferrò il vento del Nord e lo soffregò tra le mani. Ed ecco apparire il serpente Ofione. Eurinone danzava per scaldarsi, danzava con ritmo sempre più selvaggio finché Ofione, acceso dal desiderio, avvolse nelle sue spire le membra della dea e si accoppiò con lei. E così Eurinone rimase gravida. Poi volò sul mare nelle sembianze di una colomba e a tempo debito depose l'Uovo universale. Per ordine della dea, Ofione si arrotolò sette volte attorno all'uovo finché questo si schiuse generando tutti gli dèi e le cose esistenti.
>
> R. Graves, *I miti greci*, Longanesi, Milano 1979

Il distacco si prepara

Circa un mese prima della nascita, molto gradualmente, inizia il processo di distacco tra te e il tuo bambino, inizia il viaggio del tuo bambino verso il mondo.

Il processo di separazione prende inizio dalla placenta, dalle radici, dalla terra. La placenta ha una vita biologicamente programmata di nove mesi circa. Dopo si atrofizzerà. Non muore all'improvviso, perché lascerebbe il bambino senza la possibilità di adattarsi alla vita fuori dalla tua matrice. Inizia ad avvertire un mese prima. Lentamente riduce le sue funzioni. Produce meno progesterone e lascia che la matrice inizi a contrarsi e inverta gradualmente la direzione dal contenimento all'espulsione. Riduce la diluizione del sangue e lo rende più denso, la circolazione placentare diventa quindi più difficile. Talvolta, per contrastare questa tendenza, si può alzare lievemente la tua pressione sanguigna[26].

Quando succede nell'ultimo mese e non è accompagnato da edemi e proteine nelle urine, in genere si tratta di un semplice meccanismo di compensazione. In ogni caso sale la tua pressione minima, segnalando la diminuzione del progesterone. E infine la placenta riduce anche la produzione di liquido amniotico e l'afflusso di cibo. Mette alle strette il bambino, gli dice: "Basta, procurati altre fonti di nutrimento, qui il tuo tempo è finito". Il bambino recepisce questo messaggio come uno stress attivante e comincia per la prima volta a usare le sue ghiandole surrenali e a produrre cortisolo. Questo cortisolo lo aiuterà ad assorbire molto del liquido nei suoi polmoni, preparandoli così alla respirazione aerea.

Quando il bambino sarà biologicamente pronto, darà il via al distacco, inviandoti i suoi messaggeri di ossitocina o rompendo le membrane per dirti: "Vai, apri le porte, sono pronto".

Può succedere che la placenta non "invecchi" e che continui a funzionare al cento per cento. In quei casi il tuo bambino non nascerà alla data prevista e continuerà a crescere. Spesso nelle gravidanze molto prolungate (oltre la quarantaduesima settimana) si vedono bambini molto lunghi e grossi con una placenta grande e spessa. Certamente il tuo bambino non corre nessun pericolo, finché la placenta lo nutre bene.

Può succedere che la placenta "invecchi" prima dei nove mesi. In quei casi un bambino sano, reattivo, nasce un po' prima del tempo previsto; magari è un po' più piccolo, ma molto vitale. Sarebbe un danno cercare di evitarne la nascita, poiché la placenta non sarebbe più in grado di sostenerlo. È difficile definire dall'esterno quando è il suo momento per nascere.

---

26. M. Odent, 1995.

Nel frattempo anche tu ti sei avvicinata al distacco. Verso la fine della gravidanza ti trovi in una vera e propria simbiosi endogena con il tuo bambino.

I vostri organismi si sono sincronizzati e si assomigliano nelle loro funzioni vitali. Ti sei avvicinata psicobiologicamente al bambino. Sei ricettiva verso i suoi messaggi e pronta a relazionarti alle sue modalità comportamentali e al suo linguaggio non verbale.

Hai assunto modalità comunicative più arcaiche e ampliato le tue percezioni sensoriali.

La tua percezione del tempo è rallentata e dilatata, simile alla sua.

Sogni molto di più; i tuoi ritmi di sonno attivo (REM) sono simili a quelli del tuo bambino. I sogni ti preparano al viaggio che stai intraprendendo.

Anche le tue onde cerebrali sono rallentate e prevalentemente simili a quelle del bambino. Questo significa un rallentamento e contemporaneamente un ampliamento delle tue facoltà mentali.

Puoi percepire le connessioni più profonde delle cose e l'unità che le tiene insieme.

Diventi più intuitiva.

Il tuo stato di coscienza va spesso verso la trance, dove incontri facilmente il tuo bambino e ne puoi percepire i suoi messaggi con chiarezza.

Senti che stai diventando più introversa. Senti il bisogno di stare nel tuo nido, di concentrarti, di focalizzare la tua attenzione verso l'interno in un ascolto acuto.

Il tuo sguardo cambia, diventa più acquoso, più sognante, più irradiante; il tuo viso si allarga, perde i suoi contorni, si liquefa come il tuo bacino.

Il tuo corpo, il tuo essere, è pronto per aprirsi al tuo bambino, per riceverne i segnali e per rispondergli in tempi e modi adeguati. Sei pronta per il distacco e per la relazione diretta con lui.

Sei in grado di essergli guida, il tuo corpo è pronto per fargli da *monitor* nel primo adattamento fuori dalla matrice. Tante domande, tanti dubbi emergono.

Le donne spalancano porte dove non ce ne sono,
e le spalancano e le varcano verso una vita nuova.
C. Pinkola Estés

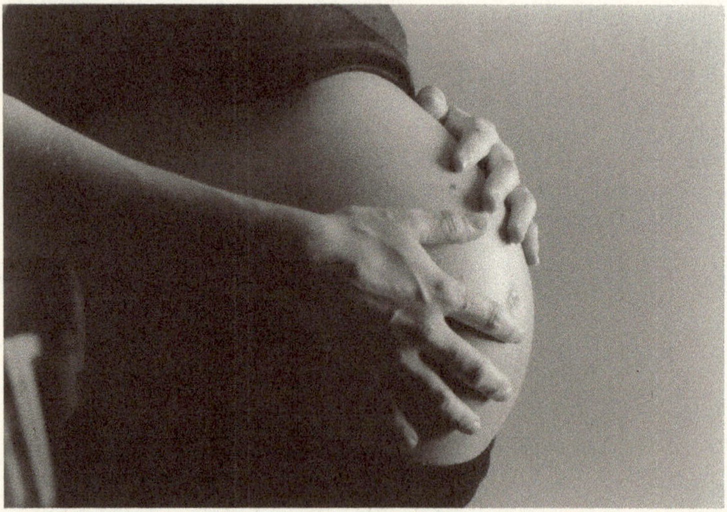

CAPITOLO 5

Il parto: un viaggio attraverso il centro di sé

Che cosa è veramente importante nel partorire? Che cosa determina il tempo, il sentire, la difficoltà o la facilità di un parto?

Sicuramente hai sentito raccontare altre donne della loro esperienza: c'è chi ha avuto bisogno di tre giorni per partorire, a un'altra è bastata un'ora, c'è chi ha sofferto terribilmente, chi del dolore a malapena si ricorda, chi ha subìto interventi terribili, chi è finita in cesareo, chi ha avuto un'esperienza bellissima. Ti chiederai: "E come sarà il mio parto?". Ascoltando questi racconti ti puoi sentire di fronte a un'incognita insondabile, di fronte a un mistero.

Sembra che la medicina ostetrica abbia la risposta. Sembra che i medici, le ostetriche abbiano il potere di dirigere il tuo travaglio, di fare qualcosa. I rituali dell'assistenza ostetrica sembrano poterti aiutare, poterti fare partorire. Ma non è così. Alla guida del tuo parto ci sei tu. Gli operatori ti possono solo sostenere, possono facilitarti il viaggio.

Tempi e ritmi del parto

Tempi e modalità del tuo parto *dipendono dai tempi e ritmi della tua esperienza interiore* che percorri nel travaglio, un'esperienza che è anche trasformazione, che ti farà diventare donna madre.
Dipendono dall'ambiente che ti circonda al momento del travaglio, ambiente che può essere facilitante o inibitorio.
Dipendono dal tuo bambino, dal suo temperamento, dalla sua volontà di venire al mondo, dalle sue condizioni fisiche.
Dipendono dal vostro dialogo, dalla vostra sintonia.

Tutto questo forse ti può spaventare, ma questi non sono processi a te completamente estranei. Li hai già appresi in gravidanza. Ne puoi trarre delle pietre miliari per orientarti nel tuo futuro percorso. I ritmi della gravidanza si ripetono nel parto. Le tue modalità di adattamento comportamentale ed emozionale ai cambiamenti in gravidanza e alla gravidanza stessa, il tuo modo interiore di viverla, di essere in contatto con il tuo bambino costituiscono risorsa e conoscenza per te.

Conosci già il tuo bambino, il suo temperamento. Attraverso i suoi movimenti preparatori sai della sua volontà di nascere, conosci i suoi bisogni. Vi siete già sintonizzati l'uno con l'altra in un dialogo durato nove mesi. Rifletti sulle tue modalità di affrontare le situazioni difficili in generale, o comunque nuove; può darsi che tu abbia bisogno di tempo, di riflessione prima di affrontarle, può darsi che tu le prenda di petto e le attraversi velocemente, può darsi che tu abbia bisogno di un certo sostegno, o altro ancora. Pensa ai tuoi bisogni e alle risorse cui attingi in quei momenti: le puoi usare anche per il travaglio.

Lo stress "nemico"

Lo stress invece è il nemico principale di gravidanza e parto. Li può rendere difficili. Non lo stress momentaneo, che accompagna certi momenti intensi della tua vita e che può risultare stimolante, vivificante, ma lo stress costante che non ti permette di seguire i tuoi tempi e ritmi, stress dato dalle paure sociali, da un ambiente poco protetto e con scarsa intimità.

Il parto è un profondo e totale processo di apertura, apertura del tuo corpo, dei tuoi visceri, per dare alla luce il tuo bambino nascosto, ma anche apertura della tua parte inconscia, cioè di parti di te a te stessa sconosciute, o presenti solo a livello di vaghe sensazioni. Solo in questo senso vai incontro a un'incognita aprendoti a nuovi aspetti di te, a nuove risorse.

Aprirsi, soprattutto con il primo bambino, non è sempre un processo facile: chiede tempo, attenzione, rispetto, protezione. È un conflitto tra l'istinto di autoconservazione (di "chiusura") e l'istinto di riproduzione (di "apertura"), che danzeranno insieme fino al sopravvento dell'istinto di riproduzione e dell'apertura. Se riesci a compiere il percorso senza scorciatoie (il che non significa senza aiuti), ti colmerà di soddisfazione, forza e gioia.

Le tappe del viaggio

Diamo prima uno sguardo generale al ritmo del parto.
Il parto attraversa quattro fasi principali:
la prima tappa, *la fase delle radici*;
la seconda tappa, *la fase della dilatazione*, dell'apertura della porta;
la terza tappa, *il grande processo di trasformazione*;
l'ultima tappa, *il diventare madre*.

La fase delle radici

La prima tappa, la fase delle radici, è simile al primo trimestre in gravidanza: è la più importante. Mette le basi per la progressione e l'apertura futura. È forse la più lunga del tuo parto, perché può durare da diverse ore fino a un paio di giorni, ma fortunatamente è quella meno impegnativa per te. Sentirai le prime doglie, brevi, meno di un minuto, irregolari e con intervalli più o meno lunghi, in cui stai perfettamente bene.

È il bambino ad attivare queste prime contrazioni, spingendo con la sua testa verso la porta della matrice, mandandoti il messaggero ossitocina per dirti: "Sono pronto, dài, andiamo". Il compito delle doglie in questa prima fase è quello di far ammorbidire, accorciare e scomparire il collo dell'utero, che finora ha tenuto e contenuto il bambino, per permetterne successivamente l'apertura completa. Quindi in tutta questa fase non ci sarà ancora dilatazione, ti potrà sembrare che non succeda niente, mentre già le doglie si fanno sentire da tempo. Ma il processo della scomparsa del collo uterino è un processo fondamentale perché il resto del travaglio possa procedere con armonia. Dagli tempo, non avere fretta.

In questa prima fase puoi perdere il tappo mucoso che finora ha protetto il tuo bambino da invasori indesiderati. Il tuo intestino si svuota. La direzione cambia: dal contenimento all'apertura, dal nutrimento all'espulsione. Per te è l'incontro con il dolore, con la realtà della nascita del tuo bambino. Puoi avere sentimenti simili a quelli dell'inizio della tua gravidanza, quando il test positivo ti ha posto di fronte a un irreversibile cambiamento della tua vita. Gioia e paura, disorientamento e adattamento si possono mischiare e avrai bisogno di tempo per compiere il processo di accettazione del cambiamento. Anche il tuo bambino si sta misurando con la realtà dell'imminente espulsione. Sta entrando nella polarità di contrazione ed espansione che caratterizzano la vita, e dalla cui forza, sinora, grazie alla placenta e al liquido amniotico, è stato protetto. Sta preparando il suo organismo per la dura prova. Dagli tempo, datti tempo! Anche se il tuo primo impulso è quello di correre all'ospedale, fermati: questo è ancora una volta il tempo del non fare, della passività recettiva, del lasciare che accada, del conoscere. Niente può essere fatto, o deve essere fatto, dall'esterno per accelerare questa fase.

La fase della dilatazione

A un certo punto il ritmo cambia. Le doglie diventano più intense, più ravvicinate e regolari. Richiedono tutta la tua attenzione. Ogni doglia ti porta dentro di te, ti sommerge, ti porta verso l'altro, il tuo bambino, per farti riemergere nelle pause, in cui ti ritrovi con la tua familiare identità. *È iniziata la fase della dilatazione, dell'apertura della porta.*

Le doglie stimolano il fiume di ormoni, quelli che spingono il bambino verso la luce e quelli che ti danno forza e ti aiutano con il dolore. Più il ritmo s'intensifica e più alto sarà il livello dei tuoi ormoni, ovvero l'aiuto, la compensazione. Più ti adatti alle doglie, più reagisci attivamente con il movimento e con l'espressione vocale, meno le percepisci come dolore. Adesso il tuo bambino comincia a confrontarsi con la strettoia del tuo piccolo bacino. I tuoi tessuti vengono stirati e subiscono la pressione della sua testa.

Risorse da attivare in questa fase sono il movimento che nasce dalla tue sensazioni fisiche e istintive, l'immersione nell'acqua, elemento che distende e ti accompagna nell'abbandono completo che ti è richiesto. Il ritmo tra immersione-comportamento attivo (doglia) e pausa-comportamento passivo s'intensifica sempre di più, ti invita ad abbandonare ogni forma di controllo razionale e a entrare in una nuova dimensione, data soprattutto dal sentire.

In modo simile al vissuto nel secondo trimestre della tua gravidanza, ti apri verso il centro di te, verso una parte a te sconosciuta, rappresentata anche dal tuo bambino, e ti espandi. La comunicazione sensoriale è al primo posto. La tua ricchezza emozionale comincia a emergere. Tutto si prepara all'abbandono completo.

Il tempo di questa fase è dettato di nuovo dal tempo del tuo adattamento. Più ti sei immersa nel secondo trimestre della gravidanza nella relazione interiore con te e con il tuo bambino, nelle tue acque, più l'avrai conosciuto, più troverai facilità di adattamento e di apertura in questa fase.

Ma il tempo è dettato anche dall'ambiente esterno e dalle persone che hai attorno. Se hanno paura, se non riesci a sentirti completamente sicura nell'ambiente in cui ti trovi, se ci sono interferenze disturbanti, se vieni richiamata troppo spesso nella dimensione esterna, razionale, se devi cambiare ambiente, allora il travaglio rallenterà, a volte si potrà anche interrompere, fino a quando le condizioni esterne siano mutate favorevolmente. La tua porta interna, simile a uno sfintere, si può aprire e richiudere in base alle condizioni interne ed esterne. Hai bisogno di intimità e protezione per poterti aprire, proprio come gli animali, che cercano un luogo nascosto per partorire i loro cuccioli.

Può succedere che, prima del tuffo completo in te (implosione), tu abbia bisogno di prendere respiro e riorganizzarti interiormente. Allora, circa a metà dell'apertura della tua porta interna, le doglie rallentano, ti permettono di recuperare le energie e raccogliere le forze; forse hai bisogno di dormire, di mangiare, di farti una doccia, di parlare, o altro. Spesso questa pausa viene interpretata come un arresto del travaglio e il parto viene accelerato. Allora ti sentirai come spinta con violenza nel buio, prima di esserti potuta attrezzare, e rischierai di perdere il contatto con il processo del tuo parto.

Può succedere che all'improvviso il ritmo, fino allora regolare tra immersione ed emersione, venga sconvolto da manifestazioni fisiche o emotive violente, come per esempio un attacco di vomito, di pianto, di rabbia, di dolore, che ti aprono rapidamente. Allora tutto il tuo essere è chiamato all'interno, sei completamente assorbita dal processo interiore; l'aumento delle doglie, del loro ritmo, accrescono ulteriormente il flusso degli ormoni che ti portano all'abbandono totale e a uno stato di *trance*. Perdi la nozione del tempo e del luogo.

Il grande processo di trasformazione

Ora l'apertura è inarrestabile. La via è tracciata. *Ti senti spinta inesorabilmente nella direzione della nascita*. Non c'è altra salvezza che lasciare che il bambino nasca. Ti puoi sentire perdere, la tua vecchia identità muore, ti arrendi alle forze enormi scatenate dentro di te, andando così incontro al "pericolo", al bambino che ti "attacca". Come un guerriero, puoi andare tranquilla, senza paura, in questa battaglia, quando sei certa delle tue armi.

L'abbandono, l'apertura, il respiro, le immagini, il sostegno, il dialogo con il tuo bambino sono la tua forza. Ti permettono di seguire la direzione dettata dal corpo, "l'attacco" che permetterà di scaricare la tensione del parto nell'espulsione del bambino.

Il ritmo tra doglie e pausa si approfondisce, tanto aumenta la forza della doglia e tanto aumenta la profondità del rilassamento nella pausa. Può darsi che ti addormenti profondamente nelle piccole pause, addirittura che sogni. Sei nell'abbandono, nell'apertura, se cedi alle forze in atto. Sei nella lotta tra te e lui, nella chiusura, se resisti loro. Ti conducono fino in fondo a te stessa, dove esaurisci tutte le tue risorse, pensi di essere alla fine. Ma è proprio là che *si compie il grande processo di trasformazione*, che attivi nuove risorse dentro di te, che vai oltre, che diventi madre. È importante che chi ti è vicino sia passivo in questa fase, ti offra solo il sostegno che chiedi; è importante che protegga l'ambiente da disturbi nocivi, ti incoraggi e ti permetta di compiere il tuo viaggio.

Compiuto questo simbolico sacrificio del sé, di nuovo il ritmo cambia. Sei completamente aperta adesso. Il bambino si sente liberato dalla pressione della bocca uterina sulla sua testa e trova via libera per scendere ancora. Può succedere di nuovo che tu abbia bisogno di un pausa per riprendere fiato, riorientarti, raccogliere le forze. Le doglie possono rallentare per un periodo e permettertelo.

Può succedere che il bambino, improvvisamente liberato dall'impedimento della bocca uterina, cominci a premere sul perineo. *Come all'inizio del terzo trimestre*, quando si posiziona a testa in giù, nuove onde di ossitocina cominciano a invaderti e, durante le doglie, al loro apice percepisci un'onda di premito[1] che ti fa realizzare: "Sì, sei qui, ci sei davvero, vuoi uscire! Ci dobbiamo dividere". Con il suo graduale emergere, riemergi anche tu. Gioia, nuova forza, ma anche paure già vissute possono prendere spazio dentro di te e *ti daranno il tempo di questa terza fase del tuo viaggio*.

Diventare madre

Ritmicamente, tra lasciarlo andare e trattenerlo ancora un po', ti arrenderai alle onde di forza attiva che ti attraversano, imparerai ad accompagnarle, cavalcandole con il tuo respiro, la voce, il movimento, e infine scaricherai tutta la tensione accumulata nel travaglio nel processo più creativo e magico del mondo: *darai il tuo bambino alla luce*!

Ed eccolo davanti a te, prima forse estraneo, o forse lo riconosci subito, ma poi vi ritroverete nella nuova simbiosi che si ricostruisce nel dopo parto, ancora guidati e facilitati dal fiume ormonale che si mantiene alto per un paio d'ore. Intensa gratificazione, tenerezza, gioia t'invadono nell'accoglierlo tra le tue braccia; *tutte le forze spese ritornano; il sollievo ti invade: sei madre*!

1. Premiti: primissime sensazioni di spinta che si manifestano solo nelle contrazioni più forti e solo al loro apice. Seguono il passaggio dal periodo dilatante a quello espulsivo.

L'espulsione della placenta e il successivo taglio del cordone chiudono la vostra simbiosi endouterina, dopo aver aperto quella extrauterina.

Ti rivesti di tutti i tuoi panni.

La discesa della dea Inanna

L'archetipo che rappresenta questo viaggio è la discesa della dea Inanna, regina del cielo e dea della luna negli inferi.

> Simile a Persefone[2], ma nelle vesti di donna nel pieno del suo potere, Inanna si sente chiamata a scendere nelle profondità della terra. Inizia il suo viaggio riccamente vestita e adornata di preziosi gioielli, con la corona in testa. Trova sette porte da attraversare. A ogni porta le viene chiesto di lasciare qualcosa: alla prima porta la corona, alla seconda i gioielli, alla terza i veli, alla quarta la veste, alla quinta la biancheria, alla sesta la pelle e alla settima le carni. Quando arriva in fondo al suo percorso, nel centro della terra, ne rimane solo lo scheletro che viene appeso a un gancio. Tutto sembra perso. Ma si dà il caso che la dea degli inferi debba partorire. Chiede l'aiuto di Inanna, e dopo il parto la autorizza a ritornare nel suo regno del cielo. La via del ritorno è faticosa. A ogni porta da riattraversare, Inanna recupera una parte di sé e ricostruisce prima il suo corpo, poi si riveste e di porta in porta recupera la sua integrità, arricchita da un'esperienza profonda, fino a uscire nuova e completa in tutto il suo splendore.

Il viaggio si prepara

Un viaggio così impegnativo va preparato. Infatti non inizia con le prime doglie, ma circa dieci giorni prima del giorno della nascita. Il ritmo crescente tra momenti di attività energica e stanchezza-pesantezza del terzo trimestre si arresta in favore dell'energia a un livello costante. Le contrazioni sono presenti ogni giorno, sono di intensità crescente; tutti i sintomi della gravidanza regrediscono: digerisci meglio, l'intestino si muove, eventuali vene varicose ed emorroidi migliorano, la pancia pesa meno, la sonnolenza svanisce, sei piena di energia e/o di agitazione e irritabilità. Buon segno, significa che produci ossitocina, cominci a fare il "pieno di

---

2. *Vedi* la storia di Demetra e Persefone (N. Hall, *The Moon and the Virgin*, Harper&Row, New York 1980).

benzina" per il parto. Il bambino scava, fa le prove, assaggia la consistenza della porta, si misura con il lavoro che l'aspetta. Sa che il suo tempo sta per scadere. Il tuo collo uterino inizia ad accorciarsi e aprirsi un po', diventando sempre più soffice.

La tua irrequietezza ti porta a pensare di essere di fronte a una scadenza imminente e assoluta, tutto deve essere fatto e deve essere pronto, come se non ci fosse un tempo del dopo.

I tuoi sogni ti preparano nella tua parte inconscia a ciò che avverrà e che da tempo in gran parte è già scritto. L'ingombro del bambino sta raggiungendo il punto massimo delle tue possibilità. Forse tu hai già detto: "Basta, è ora che nasca, che lo veda". Il tuo corpo lo dirà tra poco. Già lo comunica al bambino, che a sua volta si mette sulla strada. Aspetta da lui i segnali di via.

Il "punto zero" si avvicina

Pochi giorni prima del parto nuovi fenomeni ti parlano dell'avvicinarsi del punto zero. La tua matrice diventa sempre più dura. A volte per infiniti minuti la senti come una palla di ferro. Si rafforza. Il tappo mucoso della bocca uterina esce, intero o a pezzi, giallognolo o tinto di rosa-marroncino: apre la strada. Sintomi simili a quelli premestruali, dimenticati da nove cicli, si fanno sentire in modo amplificato. Attenzione, crisi ormonale in arrivo!

Il tuo appetito si sposta su cibi energetici a lenta combustione, come negli atleti prima di una gara. Improvvise voglie di pizza, pasta, torte ti devono mettere all'erta rispetto alla prossimità del parto. Il tuo bambino inaspettatamente si può fermare per circa dodici ore; a volte, in questo spazio, cambia leggermente il ritmo di base del suo cuore. Sicuramente anche il suo organismo sta approntando i meccanismi giusti per poter partire per il mondo.

Quando riprende i suoi movimenti, essi sono vigorosi: deciso, spinge con i piedi contro l'apice della matrice e con la testa in basso contro la bocca uterina. È pronto.

Il "punto zero"

Quando tu e lui siete in sintonia, partite insieme. Ma sembra che sia proprio il bambino a dare il via. Quando il suo organismo è pronto per affrontare la vita fuori dalla matrice, quando i suoi polmoni sono pronti a respirare, quando le sue ghiandole surrenali sono in grado di produrre adrenaline e cortisolo, solo allora, e non un giorno prima, è maturo per nascere nelle migliori condizioni e per potersi adattare al mondo esterno senza pericoli.

Tu, da parte tua, con i tuoi estrogeni, hai preparato le cellule della tua matrice a saper leggere il nuovo linguaggio ormonale che non dice, come prima: "Fermi tutti", ma inverte il comando dicendo: "È l'ora, fuori questo estraneo", e ti rende sempre più morbida.

Con il tuo sistema immunitario dici lo stesso: "Non siamo più compatibili, dobbiamo separarci", e grosse cellule immunitarie immigrano nella tua matrice e stimolano gli ormoni contrattili dell'espulsione. Il tuo sistema neurovegetativo diventa iperattivo di notte. Il sistema nervoso parasimpatico è fortemente sollecitato dall'intensa attività delle tue ghiandole e predispone tutto il tuo corpo all'apertura. A volte lavora così tanto, che non riesci più a dormire. Ti senti vicina, vicinissima, pronta. Cominci a fare i conti delle lune, dei compleanni vicini di parenti, delle previsioni varie, astrologiche, date sognate...; a volte vai oltre tutte quelle date, a volte sai esattamente il giorno della nascita. A volte preferisci programmarla tu, senza attendere il "punto zero" in cui vi date il via reciprocamente. Ma a un certo punto arriva: che sia l'appuntamento fissato dal medico per un'induzione o un taglio cesareo, che sia la rottura delle acque improvvisa, che sia una contrazione diversa da quelle della gravidanza, breve, secca e intensa... ci siamo!

Il mondo si ferma. Il prima non c'è più. La gravidanza è finita. Il dopo non si vede, perché in mezzo c'è un cammino attraverso "la selva oscura".

A volte vuoi vivere questo momento tutto per te, da sola. Ti vuoi gustare questo passaggio, rimanere in sospensione prima di entrare nell'attivismo del fare, dell'agire. Vuoi stare ancora in stretta comunione con tuo figlio. Spesso è notte; il suo silenzio diventa magico. Non vuoi nemmeno svegliare il tuo partner, per la paura di agitarlo e di interrompere l'incanto di questo momento.

A volte invece lo vuoi condividere. È un momento importante.

Fermando il mondo per un po', crei lo spazio per il tuo, per il vostro viaggio, per gli eventi che accadranno, crei la base per i movimenti a venire, per un'armonia sinergica.

Sei in totale intimità con te stessa. Sei per l'ultima volta immersa nel profondo dialogo interno con il tuo bambino come parte di te e contemporaneamente come altro. Prendi commiato da lui come bambino immaginario e gli auguri buon viaggio, mettendoti in totale sintonia con lui. Tutto ciò vi faciliterà il lavoro del parto.

È un momento simile a quello in cui, tra poco, incontrerai per la prima volta lo sguardo del tuo bambino. Anche allora il mondo si fermerà in un momento di eternità.

Onde di forza, onde di pena, onde di gioia

L'incanto si spezza, la realtà nuova del dolore ti richiama a quello che c'è da affrontare ora. In un ritmo incalzante vieni ritmicamente invasa dalle doglie.

Forse le percepisci come "strizzoni" sopportabili, forse come dolore acuto.
Forse catturano tutta la tua attenzione e ti sembra impossibile affrontarle.
Forse ti distrai, uscendo con il tuo partner o facendo l'amore, o seguendo le tue faccende quotidiane, e le contrazioni rimangono nel sottofondo.

Non c'è fretta, in questa prima fase. Ci vogliono diverse ore, a volte anche un giorno o due per preparare l'apertura. Con queste prime doglie, ancora brevi e irregolari, scompare il tuo collo della matrice fino a diventare simile a una sottile membrana, che in seguito potrà aprirsi facilmente. Intanto hai l'opportunità di sperimentarti con le nuove sensazioni, di mettere alla prova i tuoi strumenti, di prepararti al distacco dal tuo bambino, all'esperienza del travaglio imminente che ti aspetta. Certamente ti chiederai ancora: "Come sarà per me? Quanto ci vorrà?". L' intensità del dolore, il modo di percepire le doglie, di descriverle, di ricordarle, varia enormemente da donna a donna, e costituisce uno dei maggiori misteri del parto. Alcune donne parlano di dolori terribili, di sofferenza, altre di onde di forza, altre di stanchezza, altre ancora di tensione forte, qualcuna non le ha quasi percepite, qualcuna parla di una specie di piacere. Perché questa diversità?

Le sorgenti del dolore

Ci sono due sorgenti del dolore che si uniscono in un'unica eruzione vulcanica:
la prima nasce nella tua pancia;
la seconda nasce dal centro del tuo cervello.

La prima sorgente del dolore nasce nella tua pancia. Non è proprio la contrazione della matrice a creare il dolore, ma piuttosto la trazione e la pressione che esercita sui tuoi tessuti, sui tuoi nervi sacrali. Infatti li percepisci in basso, nella schiena e sopra il pube.

Non tutti gli stimoli vengono recepiti come dolore, solo quelli che superano una certa soglia di intensità che varia da donna a donna. Quindi è possibile che tu percepisca come dolorose già le prime doglie, oppure solo le ultime, più intense.

È possibile che la tua percezione del dolore sia più acuta in certi momenti del travaglio e meno acuta in altri, perché la soglia si è modificata. Puoi influire positivamente su questa soglia, come anche sull'intensità degli stimoli.

Quando i tuoi tessuti sono ammorbiditi dalla gravidanza, quando non c'è tensione, quando ti muovi spesso, la trazione e le pressioni diminuiscono e con esse l'intensità della percezione.

La seconda sorgente del dolore nasce dal centro del tuo cervello, là dove sono depositate le tue memorie antiche, le tue esperienze precoci e rimosse, i tuoi dolori e le tue gioie. Là è già presente un bagaglio costituitosi prima del parto. La percezione del dolore può essere amplificata da condizionamenti negativi, da valori culturali sfavorevoli, da esperienze traumatiche di precedenti vissuti con il dolore, o da racconti di esperienze negative, da lutti, dalle memorie della tua propria nascita, quando è stata dolorosa o traumatica, dal tuo ruolo e valore di donna limitato, da esperienze di abuso e violenza subite, e altro ancora. Questi fattori abbassano la soglia di tolleranza e aumentano la percezione del dolore, con reazioni emotive di avversione, di chiusura.

La percezione del dolore può essere invece ridotta da condizionamenti ed esperienze positive, da una buona esperienza relativa alla tua nascita, da una buona autostima, da una buona motivazione, dall'amore, dal lavoro psichico di consapevolezza, e da altro. Questi fattori alzano la soglia di tolleranza e riducono la percezione del dolore con reazioni emotive di accettazione e di apertura.

Ecco dove produrre le risorse!

Il flusso del dolore sale dalla tua pancia attraverso il midollo verso il cervello, s'incontra e si unisce alla "carica" centrale già presente, e viene interpretato rapidamente dalle strutture cerebrali che formulano una prima risposta in base alla carica totale e alla valutazione svolta. Con una scarica interna il messaggio scende attraverso il midollo dicendo: "Va bene, tutto tranquillo, nessun pericolo reale, nasce solo un bambino", oppure: "Allarme, ecco ciò che ho sempre temuto, è terribile, non lo posso sostenere, morirò!". Intanto il corpo mobilita il sistema ormonale, immunitario e neurovegetativo, per affrontare la sfida.

Nel primo caso, i cancelli della percezione dolorosa nel midollo si chiudono e lasciano passare solo gli stimoli più intensi, mentre il tuo corpo si apre al bambino. Il dolore diminuisce.

Nel secondo caso, i cancelli si aprono e lasciano passare anche stimoli minori, mentre il corpo si chiude in difesa. In questo caso il dolore può essere forte, anche con stimoli minimi. Una risposta successiva alla carica complessiva del dolore produce una scarica verso l'esterno, attraverso il comportamento. Fisiologicamente il dolore ti pungola a muoverti, a scaricare attraverso il respiro, la voce o le parole, la forte energia accumulata dentro.

Culturalmente, nelle diverse società, il tipo di comportamento ritenuto accettabile e corretto varia, e non sempre rispecchia e rispetta la modalità fisiologica. Molte volte alle donne viene chiesto di reprimere l'espressione del dolore, e questo le fa soffrire di più.

Come la lava di un vulcano

Immagina il movimento delle doglie come la lava di un vulcano che si scatena dentro di te, ti attraversa salendo in su e si scarica uscendo fuori, facendo piazza pulita, trascinando con sé e bruciando tante cose vecchie, nascoste, che magari hai trattenuto per tanto tempo senza mai esprimere, e che non ti servono più, adesso.

Onde di forza, onde di pena, ma aah... che respiro..., che liberazione..., che leggerezza...!

Non è raro che una donna dopo il parto riesca a fare chiarezza rispetto a situazioni e relazioni prima ambivalenti, e a ripulire lo spazio attorno a sé. Il parto rappresenta un'opportunità unica per rinnovarti e liberarti, un'opportunità che appartiene solo alla donna; l'uomo non ce l'ha, o se la deve creare in modi diversi. Puoi risparmiare anni di terapia in poche ore, partorendo.

Tutta la potenza da cui ti senti attraversare è tua, nasce da te, è in te. È tua ed è presente anche quando scegli un'analgesia epidurale, solo che non trova le strade per potersi muovere.

Prova a immaginare che cosa succede, quando questa forza rimane bloccata dentro!

Fa male... e fa bene...

Il dolore è sicuramente l'ingrediente meno gradevole, meno conosciuto e oggi meno accettato del parto. Se tu lo accetti o meno, questo dipende tantissimo dal valore che la società in cui vivi gli attribuisce. Lo impari fin da bambina.

Il dolore, da noi, si combatte, si elimina, si nasconde. Si pensa che non abbia senso. Il ritmo di vita è piatto, senza bassi, senza alti, possibilmente senza sorprese. Lo stile di vita è spesso caratterizzato da ritmi frenetici, dall'obbligo all'efficienza, sempre, da competizione e riuscita, da soddisfazione immediata di bisogni e desideri.

Il rapido sviluppo della tecnologia ha creato illusioni di benessere e sicurezza, il cui prezzo s'intravede solo ora, qualche volta. L'importanza delle espressioni umane e delle relazioni interumane è passata in secondo piano, dimenticando che il modo di stare in relazione con gli altri è un aspetto fondamentale della salute. La tolleranza del disagio è scarsamente sviluppata. La salute è delegata al medico specialista fin dalla nascita. In questo contesto il dolore del parto appare antiquato, legato a una valenza confessionale di punizione, a un'immagine di donna del passato che subiva passivamente le maternità e quindi il dolore.

L'analgesia epidurale appare come la conquista della modernità che fa piazza pulita degli strascichi secolari e libera le donne dal fardello della sofferenza.

Ma, come dice A. Rich: "Le moderne possibilità dell'analgesia stanno creando un nuovo tipo di prigione per le donne; la prigione della non-coscienza, delle sensazioni attutite, dell'amnesia, della passività totale. [...] Ma lo sfuggire al dolore fisico o psichico è un meccanismo pericoloso, che può farci perdere contatto non soltanto con le sensazioni dolorose, ma con noi stesse!"[3].

Seguendo il linguaggio del corpo, impari che anche il dolore può essere una risorsa importante. Non soltanto mette in moto e fa funzionare il travaglio, proteggendoti da possibili danni e proteggendo il tuo bambino dal dolore stesso, ma ti regala anche una felicità altrimenti impossibile alla nascita del tuo bambino, che è la base per il legame biologico. Ma andiamo con ordine e vediamone le funzioni. Come mai nel parto, che è una funzione fisiologica come tante altre, è presente il dolore?

Il dolore come protezione

La funzione generica del dolore è quella di proteggere il corpo da danni, dando l'allarme quando c'è un'aggressione in atto, portando l'attenzione sul pericolo, di modo che l'aggredito possa agire per sottrarsi all'aggressione. Ma quando nasce un bambino, non c'è aggressione! Il corpo legge la cosa diversamente. Dal punto di vista strettamente fisiologico il corpo del bambino aggredisce l'integrità del tuo corpo.

---

3. A. Rich, *Nato di donna*, Garzanti, Milano 1996.

Per dare vita a un'altra persona, il tuo corpo subisce un "attacco" viscerale da parte del bambino, che va contro il tuo istinto di autoconservazione. Quindi scatta l'allarme, il dolore segnala il pericolo e produce fisiologicamente delle reazioni di difesa. Ma proprio perché il parto è finalizzato al mantenimento della specie, i pericoli di questo "attacco" sono fortemente compensati da meccanismi paradossali di protezione, che non soltanto ti lasciano viva, ma anche con una profonda soddisfazione dell'esperienza. Sono meccanismi presenti esclusivamente durante il parto. Come se il corpo fosse in grado di andare alla rovescia per le ore della nascita, per poi ricomporsi nelle sue abituali dinamiche.

Il processo di apertura dei visceri, la forte pressione sulle tue articolazioni e sui nervi sacrali, comunque, non è esente da pericolo, né per te, né per il bambino, e quindi il dolore è una preziosa guida nel segnalarli e darti modo di correggere la situazione al meglio.

Spinta al movimento proprio dal dolore, cercherai le posizioni che te lo fanno sentire meno, che sono anche quelle di minor resistenza e compressione e di maggiore apertura del canale della nascita. Puoi proteggerti così da danni al bacino, al collo dell'utero, al perineo, risparmiandoti dolori futuri. Puoi proteggere il tuo bambino da posizioni scorrette e dalla compressione eccessiva della sua testa, risparmiandogli dolori dopo la nascita e il rischio di convulsioni nel primo anno di vita.

Inoltre il dolore porta la tua attenzione su quello che succede. Il bambino ha bisogno di nascere in un luogo protetto, quindi il dolore ti avvisa: "Attenta, sta succedendo, il momento si avvicina, sta per nascere, organizzati, preparati!".

Inoltre ti fa stare con il tuo bambino, che sta vivendo un passaggio esistenziale e ha bisogno del tuo sostegno, della tua presenza. Il dolore fa sì che non lo lasci solo.

Il movimento

Può un albero rimanere fermo di fronte all'attacco di un'improvvisa tempesta?
Può una distesa d'acqua rimanere immobile se flagellata dal vento?
Può un tronco rimanere ancorato alla riva sotto la forza della corrente di un fiume in piena?
Può una casa rigida resistere a un terremoto?

Quando gli elementi sono in movimento, nulla può restare fermo se non vuole spezzarsi. La flessibilità, la danza, il movimento costante, il cambiamento, lo scorrere con il fiume permettono l'adattamento. Andare con le forze elementali te le rende alleate. Ti iniziano al loro segreto, ti portano velocemente avanti.

Contrastarle costa moltissima energia senza risultato. Quando nuoti in un fiume controcorrente, rimani sempre allo stesso punto. Nessuna progressione è possibile; il rischio è quello di spezzarsi.

Tante sono le forze del parto che ti spingono al movimento, all'abbandono. Il dolore, l'ossitocina, l'adrenalina, la pressione della testa del bambino, i suoi movimenti, l'energia sessuale che percorre il tuo corpo, il tuo istinto che segue la spinta verso l'apertura, la gioia che si affaccia a momenti e ti invade alla nascita.

L'immobilità è impensabile!

L'immobilità è impensabile! Il tuo corpo vuole muoversi senza limiti e senza inibizioni o divieti o convenzioni. Vuole essere libero.

Forse si esprime in movimenti sinuosi, lenti, alternati a momenti di profondo rilassamento, forse in camminate lunghe, forse in una danza del ventre che spinge il tuo bambino in basso, forse in un costante abbraccio al tuo partner, forse in un leggero movimento ondulatorio del bacino. Dipende dal tuo temperamento, dipende dal tuo bambino, dal ritmo del tuo travaglio, dalle condizioni specifiche che si creano nel tuo parto.
Ma è il tuo movimento, soltanto tuo.
Da quando esisti, *tutto è movimento. Sei stata concepita nel movimento*, ti sei formata in un movimento senza sosta; anche quando tua madre dormiva immobile, il suo cuore, il diaframma, gli intestini, tutti gli organi interni si muovevano attorno a te e la sua matrice ti massaggiava in contrazioni cicliche.
Movimento è vita, movimento *è salute*, movimento *è reazione*, movimento *è adattamento*, movimento *è la dimensione del tuo bambino.*
Il movimento facilita il parto, riduce il dolore, migliora la respirazione tua e del tuo bambino, rende plastico il tuo perineo, aiuta la tua bocca uterina ad aprirsi, porta sangue alla placenta, stimola in modo fisiologico il tuo sistema nervoso autonomo, invia segnali calmanti al tuo cervello "primale"[4], alla dimensione percettiva, apre il canale del parto al bambino.

---

4. Per "cervello primale" si intende quella parte della persona che regola i processi fisiologici, che le permette di adattarsi costantemente a tutte le condizioni dinamiche, esterne e interne.

Il movimento del parto ti piega in avanti, ti fa flettere le ginocchia, fa aderire i tuoi piedi al pavimento come se si volessero piantare, ti porta verso la terra, segue la via del bambino.

Il parto è una delle esperienze ed espressioni corporee più intense della tua vita. Bloccare il tuo corpo proprio in questo momento significherebbe metterti in manette di fronte al bisogno di agire. Ti renderebbe impotente proprio nel momento della tua massima potenza.

Il motore del parto

Il dolore è il vero motore del parto. Oltre a stimolare il movimento, stimola gli ormoni necessari per la sua progressione, e contemporaneamente per l'attaccamento al bambino e per la vostra gratificazione.

La sua intermittenza ti mette periodicamente in uno stress acuto, al quale il tuo corpo risponde con un picco di produzione di adrenaline che, soltanto se prodotte "a picco", stimolano l'ossitocina e contemporaneamente le endorfine in modo paradossale. Ottieni tre risultati insieme: le adrenaline ti danno una forza da leone, l'ossitocina la forza dell'amore e dell'apertura e le endorfine la gratificazione e l'analgesia. Successivamente questi ormoni attiveranno anche la prolattina, l'ormone che apre i canali del tuo istinto materno, prepara il colostro per la nascita e protegge il metabolismo del tuo bambino durante il parto.

L'intermittenza del dolore è fondamentale per una regolare produzione ormonale. È quindi più importante la pausa della doglia. È la pausa, il momento in cui ti rilassi e stai bene a garantire il buon andamento del parto. Il rilassamento completo tra una doglia e l'altra ti permette di reinstaurare una situazione fisiologica di calma profonda, totalmente libera da stress. Attivi così il tuo sistema nervoso parasimpatico, il sistema dell'espansione e del piacere, e dai al tuo organismo la possibilità di un nuovo picco di adrenaline alla prossima doglia, e quindi un nuovo stimolo per la produzione di ossitocina. La pausa favorisce un'armoniosa interazione tra la forza di apertura e la forza della spinta contrattile in favore dell'apertura. L'aumento graduale dell'attività contrattile della tua matrice è dunque accompagnato da una tua crescente capacità di tolleranza al dolore con il progredire del parto. In altre parole, più aumenta l'intensità delle doglie, meno percepisci il dolore come tale, sempre se gli dai sfogo.

La funzione delle endorfine

La funzione delle endorfine non è solo quella di diminuire la percezione del dolore. Infatti esse ti inducono anche un'alterazione dello stato di coscienza, o uno stato ipnoide necessario alla inibizione della razionalità e alla dominanza delle funzioni neurovegetative che governano il parto. Ti permettono quell'abbandono così totale dei tuoi confini che ti porta alla piena apertura di te e ti rende disponibile a separarti dal tuo bambino, per poterlo accogliere con gioia. Le endorfine si accumulano nel liquido amniotico. Con il tuo dolore proteggi il tuo bambino dal dolore!

Al momento della sua espulsione, quando cessa lo stimolo del dolore, ti troverai con livelli così alti di endorfine e di ossitocina da provare sentimenti di estasi e piacere mai esperibili in alcuna altra situazione della vita, con i quali incontrerai Lui e inizierai la tua esperienza di madre.

Alle endorfine viene attribuita anche la qualità della dipendenza, del legame, della voglia di ripetere l'esperienza. Il legame è il terreno sul quale un bambino può vivere e crescere.

Con queste risorse le doglie del parto "non sono niente che tu non possa sopportare"[5].

L'alterazione dello stato di coscienza

Il ritmo regolare delle doglie, delle pause, ha un effetto ipnotico su di te. Il fiume crescente degli ormoni, le endorfine altissime cambiano progressivamente la chimica e la dominanza del tuo cervello, ne rallentano le onde e ti fanno entrare in uno stato di coscienza diverso da quello solito.

Il tempo si dilata. Puoi avere la sensazione di fonderti e di essere un tutt'uno con il mondo e l'universo. Perdi la nozione del tempo e del luogo. Puoi sentirti in *trance*, in cui percepisci persone ed eventi esterni solo al margine della tua coscienza e il dolore si trasforma in qualcos'altro, un vortice al cui centro ti muovi, un uragano che ti attraversa, onde che ti muovono in una danza costante, una tempesta di vita, un abbraccio con il tuo bambino, un fiume la cui corrente ti trascina con sé.

Il corpo si disinibisce, si libera, erompe in una forza incredibile, mentre la tua coscienza è espansa al massimo. Ti permette di co-

5. D. Read, 1953.

municare direttamente con il tuo bambino e con le forze dell'universo. Se stai nel centro del tifone, tutto è silenzio, immobilità. Il dolore si dissolve.

Daniela
Ricordo Daniela, una donna al suo primo parto, che aveva tantissima paura del dolore. Era la sua maggiore preoccupazione. Entra in travaglio, e la prima parte si svolge in modo abbastanza "dolce"; le doglie sono brevi e distanziate da lunghe pause che permettono a Daniela di recuperare bene. Passa un paio d'ore in vasca da bagno e se la cava. A un certo punto il travaglio s'intensifica, le doglie si allungano e le pause diminuiscono. La vedo presa, immersa, concentrata, a occhi chiusi, che respira profondamente a ogni doglia. Nella stanza c'è silenzio. A un certo punto, memore della sua paura, le chiedo: "Come va con il dolore?". Apre gli occhi e mi guarda come se venisse da molto lontano e dice: "Il dolore?".
Capisco che è completamente in trance, su un altro piano. Non la disturbo più. So a questo punto che il parto andrà bene.

Questi sono gli aiuti che "l'architettura della vita" e il tuo corpo ti offrono per quello che stai facendo. Ti offrono la possibilità di compensare e trascendere totalmente la fatica e la sofferenza del dare alla luce un bambino. Ti offrono una salvezza possibile dal perderti.

Mentre ti apri fisicamente ed emozionalmente, ti espandi anche mentalmente e diventi così un canale aperto tra il cielo e la terra.
Sei sacra.
Sei la porta della vita.
Sei l'antica Dea Madre.
Ti lasci attraversare da un essere che viene da un altro mondo e, dopo avergli dato un corpo, lo dai alla luce.

In questa "trance-formazione" tu stessa sei in grado di prendere contatto con l'altro mondo, sei aperta al cielo come alla terra.

In questo sta la sacralità della nascita, la sacralità della donna. E anche la tua grande opportunità. Tu e il tuo bambino state compiendo insieme una metamorfosi totale.

Mentre tu attraversi mondi nuovi dentro di te e potenzi le tue risorse, il tuo bambino, sotto lo stimolo delle tue doglie, lascia la sua forma intrauterina, i suoi legami con l'altro mondo e si prepara alla vita terrestre.

Ancora una volta navigate insieme nel mare universale della

simbiosi cosmica, prima di separarvi e completare ognuno il proprio cambiamento.

È un momento che richiede rispetto e protezione.

L'energia sessuale

Oltre alle funzioni fisiche, il dolore ha anche funzioni energetiche e psichiche. Stimola fortemente la tua energia sessuale, seguendo la matrice energetica dell'atto sessuale di "tensione-scarica-riflusso-gratificazione". Simile allo stimolo del piacere, anche se diverso nella percezione, il dolore spinge il tuo corpo verso l'abbandono e verso la scarica della tensione, attraverso contrazioni involontarie di tutto il tuo corpo e della tua vagina.

La capacità orgastica, secondo W. Reich, è data "dalla capacità di abbandonarsi senza inibizioni al flusso dell'energia biologica e di scaricare la tensione sessuale accumulata attraverso contrazioni ritmiche involontarie piacevoli".[6]

Tradotto sull'esperienza del parto, suonerebbe così: "la capacità di partorire è data dalla capacità di abbandonarsi senza inibizioni al flusso dell'energia biologica e di scaricare la tensione accumulata attraverso contrazioni ritmiche involontarie e di accogliere il bambino con gratificazione e tenerezza".

Tutto l'evento del diventare madre, dalla gravidanza fino all'allattamento, è espressione della tua sessualità, o meglio della tua energia sessuale. L'energia sessuale non è solo legata al coito, ai genitali, ma è l'energia originaria, orientata alla vita e alla gioia con la quale sei stata concepita e che possiedi fin da allora.

È l'energia dell'acqua e del fuoco per te, donna, del fuoco e dell'acqua per il tuo partner, uomo.
L'archetipo della sessualità per te, donna, è Venere, che emerge dalle acque in tutta la sua bellezza e forza, con la capacità di attrarre e far perdere gli uomini.
L'archetipo sessuale maschile è Bacco, sempre gaudente, sempre in uno stato alterato di coscienza. Beve "l'acqua di fuoco".

Esprimi la tua energia sessuale nel tuo modo di essere al mondo, nei tuoi cicli mensili, nei cicli della tua vita e nei momenti di passaggio e, naturalmente, durante gli incontri sessuali. Vari aspetti

6. W. Reich, 1942.

della tua vita, tra cui l'incontro con l'uomo, altro da te, possono stimolare o inibire la tua energia sessuale. Il parto la stimola fortemente. Ma è la tua stessa energia sessuale ad accendere il parto.

L'ossitocina è l'ormone della tua energia sessuale. È l'ormone che inizia e fa progredire il parto, è il tuo fuoco. Oggi spesso manca e deve essere somministrato artificialmente, con la flebo.

Ma, se rifletti un attimo, come deve essere l'ambiente per poter meglio svegliare ed esprimere la tua energia sessuale?

L'intimità è uno dei primi presupposti, perché il parto possa funzionare e tu possa attivare la tua "potenza orgastica".

Partorire è un'espressione della tua sessualità. Partorire con il dolore fisiologico significa partorire con la tua forza sessuale. La progressiva intensità del dolore, con il relativo aumento dei rispettivi ormoni, e con il progredire del travaglio, produce in te una graduale disinibizione, accentua fortemente la tua istintualità e ti cala completamente dentro il tuo corpo.

Non badi più all'ambiente esterno, né al tuo aspetto. Non c'è più spazio per la vergogna o il disagio dell'essere vista. Le tue espressioni diventano istintualmente potenti.

Silvia

Rammento Silvia che viene da me con la sua prima gravidanza, perché si vergogna di fronte a un medico. Per lo stesso motivo vorrebbe partorire a casa. Poco prima del parto mi chiede timidamente se è vero che durante il parto bisogna spogliarsi tutta, come si vede nei film. La rassicuro dicendole che avrebbe tranquillamente potuto tenersi addosso i suoi vestiti. Durante il suo parto, a travaglio avanzato, all'improvviso, dopo una doglia intensa, con un gesto deciso si leva tutto quello che ha addosso, lanciandolo via, si pianta bene sui piedi, aggrappandosi a noi (me e il marito) e inizia a ruggire come un leone (come una motocicletta americana, dirà suo marito in seguito). Da lì a poco nasce il suo bellissimo bambino.

La forza sessuale del parto ti permette di scaricarti con l'espulsione del bambino, non solo di lui, del dolore e della tensione, ma anche di tante cose "vecchie". Dopo la scarica recuperi tutte le tue energie investite, ti ritornano immediatamente le forze e ti senti appagata e piena di tenerezza.

Successivamente sarai una donna più intensa, più forte in tutti i sensi, ma in particolar modo aumenterà la tua "capacità orgastica", nel senso di W. Reich, la tua capacità e profondità dell'abbandono, della fusione, la tua percezione, le tue risposte ormonali.

Il ritmo sessuale

Il parto segue l'arco di tensione e scarica proprio del tuo ritmo sessuale, intensificandolo all'infinito. Wilhelm Reich ha descritto l'andamento fisiologico di un incontro sessuale. Il paragone con il parto te ne può dare un'idea più precisa. Il ritmo del tuo parto è simile al tuo ritmo sessuale, e tu lo conosci. La differenza sta nell'intensità, nelle forze di compensazione e nella percezione, nuove per te. Il tuo bambino contribuirà a questo ritmo con il suo temperamento. Proviamo a seguire Reich nella sua descrizione.

"Nell'incontro sessuale, attraverso la stimolazione erotica i genitali si riempiono di sangue, di liquidi."

Lo stesso succede durante la gravidanza e all'inizio del travaglio: aumenta l'afflusso di sangue ai genitali e la tua vagina è piena di fluidi. Secondo S. Kitzinger tutta la gravidanza è da paragonare ai preliminari sessuali.

"Nell'incontro sessuale, sotto stimolazione erotica, la tensione a livello genitale aumenta e si mantiene a un certo livello; avviene ancora uno scambio verbale ed è presente la capacità di controllo."

Nel parto il dolore aumenta, inizia la dilatazione; alterni momenti di immersione nel dolore a momenti di lucidità nelle pause, mantieni ancora il controllo sull'andamento del travaglio, parli tra una contrazione e l'altra.

"Nell'incontro sessuale, su forte stimolazione piacevole la tensione a livello genitale aumenta ancora e si propaga a tutto il corpo, soprattutto all'addome e al cuore (può esserci paura). Non si parla più, il silenzio predispone all'abbandono."

Nel parto, con il progressivo aumento del dolore, la tensione nella pelvi aumenta e tutto il corpo si coinvolge nel lavoro. Ti immergi completamente nel processo interiore del parto, non parli più nelle pause, ma ti rilassi profondamente, a volte fino al sonno, e ti predisponi all'abbandono.

"Nell'incontro sessuale, a volte si scelgono delle pause nella stimolazione per riposare, o per prolungare il piacere. Si verifica un calo di tensione parziale con accumulo di energie."

Nel parto, in alcuni momenti si verificano dei rallentamenti, le fasi di transizione, corrispondenti al calo parziale di tensione e funzionali all'accumulo di nuova energia e al prepararsi per la prossima fase più intensa.

"Nell'incontro sessuale, su ulteriore stimolazione erotica, inizia la fase delle contrazioni muscolari involontarie di tutto il corpo; non c'è più controllo volontario, predomina l'emisfero destro del cervello; l'aumento della tensione non è più regolabile, invade tutta la persona e determina tachicardia e profonde espirazioni."

Nel parto, il dolore diventa più intenso, il decorso del travaglio non è più controllabile, diventa completamente involontario; sei in *trance*, vivi l'abbandono, l'apertura totale; il tuo corpo è percorso da brividi o tremiti incontrollabili; l'espirazione e i suoni che emetti sono simili a quelli del rapporto sessuale.

"Nell'incontro sessuale, le contrazioni involontarie invadono l'intera muscolatura pelvica e il perineo con decorso ondulatorio."

Nel parto, quando il bambino incontra il tuo perineo, avvertirai i primi premiti spontanei, che aiutano il bambino a concludere la sua rotazione e la pelvi ad aprirsi al massimo, e ti preparano all'acme, all'ultimo sforzo per l'espulsione.

"Nell'incontro sessuale, al massimo della tensione raggiunta, avvengono contrazioni spasmodiche della vagina in modo ritmico."

Nel parto, all'acme delle contrazioni, avverti le spinte irresistibili, che accompagni con l'espirazione; la tua vagina si contrae ritmicamente, portando il bambino dall'interno verso l'esterno.

"Nell'incontro sessuale, se il rapporto viene interrotto in questo momento, la donna avverte spasmi dolorosi."

Nel parto, se vieni disturbata in questo momento, ti senti in pericolo; il movimento peristaltico del tuo perineo si inverte, trasformandosi in uno spasmo che trattiene, doloroso.

"Nell'incontro sessuale, c'è un offuscamento della coscienza; le contrazioni muscolari si propagano a tutto il corpo della donna."

Nel parto, il tuo corpo si tende negli ultimi sforzi espulsivi, la tua coscienza è molto oltre la razionalità. Avviene la nascita.

"Nell'incontro sessuale, l'acme, l'orgasmo, è l'inizio della scarica, cioè l'energia concentrata sui genitali inverte la sua direzione ritornando a tutto il corpo. Ciò viene percepito come calo improvviso di tensione. Il completo riflusso dell'eccitazione costituisce il soddisfacimento."

Nel parto, appena nato il bambino, cessa il dolore (scarica improvvisa) e recuperi tutte le tue energie (riflusso dell'energia) inizia la gratificazione.

"Nell'incontro sessuale, l'eccitazione diminuisce lentamente e diventa una piacevole distensione fisica e psichica con appagamento, gratitudine e tenerezza."

Nel parto, tutta la tensione e l'intensa carica sessuale culminano nella passione e nella tenerezza per il neonato. Concludi il parto con l'accoglimento del tuo bambino, piena di tenerezza per lui, sentendoti appagata e grata.

Seguire questo ritmo è vivificante, significa partorire in libertà e intimità, con gratificazione intensa e la conferma profonda di te.

Interrompere questo ritmo significa rendere difficile il parto e toglierti l'aspetto di gratificazione.

Togliere del tutto il processo del partorire (con il taglio cesareo programmato), o togliere il dolore significa lasciare bloccata dentro tutta la carica sessuale della gravidanza.

W. Reich parla della possibilità di sviluppare delle nevrosi, delle depressioni, a causa della mancata scarica dell'energia sessuale.

Immagina che tutta la gravidanza produca un costante eccitamento, una costante crescita di energia. A termine della gravidanza il tuo corpo è carico di energia e pronto alla spinta che la scaricherà con la nascita del bambino. Se la nascita avviene senza consumarla, la spinta energetica rimane dentro e fa pressione verso l'interno, creando delle forti inibizioni interne, che possono avere un effetto negativo sull'umore, sull'allattamento, sulla sessualità, o su altre funzioni corporee o psichiche.

Forse questa lettura del parto è quella più lontana dall'attuale modello della nascita, ma è quella più vicina alla dimensione femminile, all'essenza della nascita, alla donna.

La separazione dal bambino

Il dolore ti spinge verso la separazione dal tuo bambino, il distacco. La necessità di separarti dal bambino, da un bambino che è contemporaneamente altro e parte integrante di te, bambino immaginario, fantastico, e bambino reale, non è un processo facile o indolore. È la separazione da una parte di te e, contemporaneamente, da qualcuno che ti sta molto vicino. È contemporaneamente desiderata e temuta. Significa interrompere la vostra simbiosi, la vostra intimità. Significa affrontare l'incognita del bambino reale e dei cambiamenti che porterà nella tua, nella vostra vita.

Volontariamente forse non lo affronteresti mai. Il dolore ti fa capire l'ineluttabilità, la necessità della nascita, e concentra attraverso la sua localizzazione nella pancia tutta la tua attenzione su questo processo. Ha la duplice funzione di spingerti verso il distacco senza possibilità d'indugio e di dare sfogo alla sofferenza emotiva data dalla separazione. Segna il tempo, e il tempo, nei processi di separazione, è importante e individuale. Il tuo tempo segnerà il tempo del parto. È importante che lo consumi tutto per completare il processo di separazione. Lo incontrerai ancora nella tua vita con il bambino, e questa prima separazione fa da matrice per quelle successive. Le separazioni sono momenti di crescita, di evoluzione, ma necessitano ciclicamente della simbiosi per poter disporre delle risorse necessarie. Quindi il ritmo tra unione e separazione, avviatosi con la gravidanza e con il parto, troverà una sua continuità nel corso della crescita e della vita che gioca tra individuazione-distacco e simbiosi-fusione. Senza una simbiosi completa, vissuta, non è possibile un vero distacco-individuazione. Senza distacco-individuazione non è possibile una vera simbiosi.

Il dialogo continuo, la simbiosi con il tuo bambino, può rendere la separazione più fluida e il dolore meno intenso.

La trasformazione

Il dolore ti trasforma. Affrontare il dolore crea paura, angoscia. Sostenerlo attraverso tante ore mette alla prova la tua forza. È un'esperienza del limite. Il dolore crea una vera e propria crisi esistenziale, mobilita tutte le tue risorse fisiche ed emotive, riaccende vecchi "focolai", dolori passati, depositati nel tuo inconscio, ti porta ai tuoi estremi limiti, sino a suscitarti l'impressione di aver dato fondo a tutte le tue possibilità.

Questo momento coincide con la resa ("Non ce la faccio più!"). Ogni ostetrica, quando sente questa frase, sa che il bambino sta per nascere. Rappresenta l'abbandono totale e ti permette di fluire con le forti energie del tuo corpo in azione.

A questo punto nuove risorse, più forti, vengono attivate e vai oltre i tuoi limiti. Le forze ritornano. Forse conosci qualcosa di simile, anche se in scala minore, dallo sport: quando pensi di non farcela più, di avere esaurito le tue forze, ma non cedi e senti tornare nuove energie, vai oltre il tuo limite.

L'abbandono nel parto rappresenta il superamento dei tuoi limiti personali, porta alla sua progressione, alla nascita del bambino, potenziando intensamente la tua forza personale.

Il cambiamento del tuo *status* sociale e personale, conseguente alla nascita, richiede questa forza maggiore. Nasci come madre, la tua personalità di donna si amplia e si potenzia.

L'incremento della tua forza personale, la crescita attraverso l'esperienza del partorire sono necessari per poter essere genitore e guida a tuo figlio, per contenerlo e sapergli porre i limiti necessari alla sua sicurezza fisica e psichica.

Un bambino si catapulta nella vostra vita carico di tutta la sua energia vitale. Ma, dovendo imparare ancora tutto sul mondo e sulla vita, ha bisogno di confini stretti, che si allarghino in base alle sue capacità di comprendere il mondo e di interagire con l'ambiente. Occorre forza per questo contenimento.

Aprirsi

> Il dolore è la rottura dell'involucro che racchiude la vostra comprensione. Come il nocciolo del frutto deve rompersi, affinché il suo cuore possa stare al sole, così voi dovete conoscere il dolore. Se voi in cuore sapeste continuamente meravigliarvi dei miracoli quotidiani della vostra vita, il dolore non vi sembrerebbe meno ammirevole della gioia. E accettereste le stagioni del cuore, come avete sempre accettato le stagioni sui campi; e vegliereste con serenità negli inverni del vostro dolore.
>
> K. Gibran

Il dolore dunque ti apre. Le bellissime parole del poeta K. Gibran, lo descrivono in modo magistrale. Ma che cosa vuole dire "aprirsi"? Che cosa comporta l'aprirsi? Qual è la differenza tra un'apertura chirurgica (cesareo) e un'apertura interiore, fisica ed emozionale?

L'apertura chirurgica è modellata da altri su di te, in un tempo veloce. Ti ferisce, ti espropria, è uno strappo. Viene richiusa con una cucitura, lascia una cicatrice che rimarrà un campo di disturbo nel tuo futuro e lascia dolori ormai non più finalizzati.

Richiede un tempo lungo di guarigione e ritarda l'apertura relazionale verso il bambino. Viene superata meglio soltanto se vi era un'importante ragione per farla.

È comunque un'apertura. Ti porta a essere madre.

L'apertura fisiologica avviene attraverso di te.
Chiede tempo, è un processo graduale.
Chiede forza.
Chiede abbandono.
Chiede amore.
Chiede coraggio.

Comporta l'incontro con l'incognita, con il perdersi. Ti rende vulnerabile alle aggressioni dall'esterno, ma non ti ferisce dall'interno. È un'apertura finalizzata; ti apri al tuo bambino, non solo per lasciarlo uscire da te, ma anche per accoglierlo, per viverci insieme, per nutrirlo ancora. Diventi tu stessa una persona più ampia, allarghi i tuoi spazi interiori.

Ricorda: al tuo bambino non dai solo un corpo fisico e lo metti alla luce, gli dai una madre, che sarà ancora in grado di tenerlo tutto dentro di sé e di restituirlo ancora al mondo e a se stesso, in un continuo processo di simbiosi e differenziazione, per tutta la vita, secondo la matrice della prima relazione.

Questa tua apertura significa entrare in un profondo, intimo contatto con te; significa poter attingere a fonti di sapere arcaico, che possiedi insieme con tutte le donne; significa stare in contatto con il tuo sentire, le tue percezioni, le tue emozioni, con la tua realtà. Ti permette di comunicare in modo istintivo, intuitivo, senza parole. Ti permette di essere guida fisiologica, regolatrice, stabilizzatrice psichica e mentale per il tuo bambino; in una parola, ti permette di saperlo "con-tenere".

Una capacità che puoi apprendere nel partorire e che diventa attiva solamente quando sei in apertura.

Nel tuo corpo, la tua bocca e la tua gola, la tua bocca uterina e il tuo perineo rispecchiano questo tuo processo interiore di apertura. La rottura delle acque lo sigilla.

L'apertura non può essere forzata. Può solo essere facilitata.

Nel parto, soprattutto al primo bambino, un fisiologico *conflitto tra autoconservazione e apertura* ti farà oscillare tra rilassamento e contrattura.

Ci vorrà del tempo per superare l'istinto di autoconservazione in favore dell'apertura. Ma alla fine vincerà l'apertura.

Quando nel tuo profondo ci sono delle ferite non curate, l'apertura può essere difficile e dolorosa. Può essere vissuta come un'ulteriore ferita. Avrai bisogno di più sostegno, più strumenti cognitivi, corporei e intuitivi, più aiuto. Andare con il bambino ti aiuterà sempre nell'andare verso l'apertura. Quando, forse dopo diverse esperienze di parto, riuscirai ad aprirti completamente al tuo bambino, il dolore si trasformerà in qualcos'altro e potrà così essere superato.

Ma non sempre l'apertura rimane dopo il parto.

Può succedere che il dolore, quando non apre, spezzi. Allora rimane solo il trauma, che ti fa chiudere.

Può succedere che dopo la grande apertura vissuta nel parto, *tu voglia subito richiudere* la breccia, perché la senti troppo forte. *Può succedere che tu abbia avuto un parto medicalizzato* che non ti ha permesso l'apertura.

Sarà allora il bambino, dopo la nascita, a stimolare, richiedere, spingere verso l'apertura di questo spazio dentro di te, di cui ha assolutamente bisogno per crescere e vivere come individuo integro. Ce la metterà tutta. Ti richiamerà costantemente a questa dimensione, con il suo pianto, con la sua richiesta di attenzione, di affetto, di contenimento, di nutrimento sensoriale, con i suoi capricci e le sue domande.

Quando già in gravidanza avevi aperto il tuo spazio interiore per lui, ritroverai la strada, anche dopo un parto "ad apertura forzata", nell'allattamento e nel contatto fisico intenso con lui, ma questo ti richiederà un maggiore impegno e più tempo, anche anni.

Ma quando l'apertura è rimasta parziale, sia in gravidanza sia durante il parto, il tempo sarà più lungo, la fatica maggiore e, forse, per aprirti avrai bisogno ancora di un'esperienza limite; oppure non ti aprirai mai completamente a lui e a te.

Il parto spontaneo, con le sue doglie ritmiche, è un grande facilitatore di quello che verrà, un investimento per te e per il tuo bambino, per la vostra relazione, per la sua personalità, per il vostro futuro.

Dopo la nascita e l'accoglimento del tuo bambino reale dentro di te, dopo il suo riconoscimento, la porta aperta si chiuderà morbidamente. Riprenderai i tuoi contorni, ti riorganizzerai interiormente, riordinerai i nuovi spazi, ritornerai alla tua identità familiare, arricchita dall'esperienza vissuta.

La chiusura però non sarà ermetica, non rimarranno cicatrici, né campi di disturbo, ma rimarrà una grande risorsa, una nuova dimensione che amplierà le tue capacità relazionali e di accoglienza, e la possibilità di una nuova apertura verso un'esperienza ancora diversa. Sarai più vicina a te.

L'incontro con le emozioni forti

L'apertura ti porta in contatto con parti emozionali profonde di te che non ricordi, non conosci.

Nel centro del tuo cervello c'è il cosiddetto "cervello primale", quella parte di te che regola i processi fisiologici, che ti permette di adattarti costantemente a tutte le condizioni dinamiche, esterne e interne: attraverso il sistema immunitario e neurovegetativo verso l'interno del corpo, e attraverso il comportamento istintivo verso l'esterno, l'ambiente, le persone. In quella parte di te sono immagazzinate e memorizzate tutte le esperienze vissute attraverso i sensi e con valenze emozionali o affettive, da quando esisti. Non ne hai memoria cosciente, ma tutte le tue azioni, pulsioni e compulsioni, i sentimenti, le paure, la tua sessualità ne sono influenzati e spesso determinati. Qualcuno di questi aspetti può emergere alla coscienza in momenti emozionalmente molto forti e sotto l'influenza di alcuni ormoni come l'ossitocina e le adrenaline.

Ogni volta che il tuo corpo ne produce in più, questo tipo di memoria viene attivata. Il parto è uno di questi momenti. Con il suo fiume di ormoni risveglia antichi ricordi, sensazioni, e ti farà incontrare alcuni di essi.

Forse temi questo più del dolore. Ti può spaventare veramente l'idea di essere confrontata e travolta da emozioni e aspetti sconosciuti di te, di farti vedere dal tuo partner così, scoperta totalmente, di andare oltre i tuoi confini conosciuti, di perdere il controllo.
Forse ne faresti volentieri a meno, vorresti poter arrivare al tuo bambino senza passare attraverso questa terra difficile.
Forse ti affascina e ti incuriosisce, diventa una sfida, una prova.

Ricordi le fiabe dei bambini? In fondo non fanno altro che raccontare ancora e ancora l'avventura del viaggio verso la vita. Ricordi i fratelli che partono alla ricerca di un qualche tesoro? Si trovano ad affrontare in genere tre prove, nelle quali incontrano le loro paure in forma di mostri, incubi, ostacoli oscuri e impenetrabili. Fallisce chi tira diritto e bada solo al proprio interesse (autoconservazione). Colui che riesce nell'impresa ha le doti dell'accoglienza e della compassione. Si dona ai bisognosi che incontra, apparentemente a scapito del raggiungimento del suo obiettivo e del suo diretto interesse. Li soccorre e sostiene, condivide il suo cibo con loro. A chiedergli aiuto sono araldi degli elementi della natura, gnomi o animali per la terra, sirene, pesci per il regno dell'acqua, uccelli per il regno dell'aria; gli saranno poi alleati nelle prove e lo aiuteranno a superarle. Così l'eroe può sposare la principessa e vivere "felice e contento". Cioè, integra parti nuove nella sua personalità e diventa più completo. Un atteggiamento accogliente e "com-passionevole" verso te stessa ti renderà alleate le forze più profonde di te e le tue stesse paure. Le forze della natura ti sono di sostegno e di aiuto per superare la prova con successo, affinché tu possa integrare il bambino in te e vivere "felice e contenta".

La tempesta elementale

Stai entrando nel centro dell'uragano. Hai mobilitato tutte le tue energie e risorse, hai affilato tutti i tuoi strumenti, sei pronta. Può essere un momento breve, o può durare di più, ma hai perso la nozione del tempo e vivi solo il presente, esattamente come il tuo bambino. Senti il crescere delle forze che ti attraversano. Le onde ingrossano, acquistano potenza; i sassi sul fondo del mare cominciano a rullare; gli abissi risucchiano e poi rigettano grandi quantità di acque spumeggianti; il vento si alza, spinge nuvoloni in un turbine senza sosta, agita le onde, piega gli alberelli, muove le fronde con un fischio potente, soffia via tutto, ti spinge con forza nell'acqua.

Perdi la terraferma sotto i piedi, sei presa dalle forze della natura, risucchiata, sommersa, spinta, sollevata. La fatica, le doglie ti travolgono, ti colpiscono, ti tirano sotto, ti fanno rigirare, perdendo il senso dell'orientamento.

Non sai più che cos'è sopra, e che cosa sotto. Perdi i confini, il senso del tempo e del luogo. Non esiste altro al di fuori dell'impero delle sensazioni fisiche.

Ormai il processo è inarrestabile, nulla può più fermare le forze scatenate.

Il tuo corpo è mosso dal fuoco delle doglie, dalla tempesta delle emozioni, dal terremoto del bambino che dall'interno erompe come un vulcano che si riversa fuori da te, sulla terra. I pensieri sono spazzati via dal vento e lasciano il campo libero agli istinti primordiali del mondo acquatico. Tutta la tua attenzione è rivolta allo stare a galla.

A volte vieni risucchiata e sommersa, *a volte vieni innalzata* e lanciata all'aperto, a volte urti contro uno scoglio.
Non c'è più il tempo di pensare: "Ce la farò o no?".
Non c'è più alcuno spazio per le paure, per i dubbi, per il prima o per il dopo.

Tutto in te è mobilitato per scorrere con questi elementi.

Poi ti accorgi che ce la fai, che il tuo respiro profondo ti aiuta a stare a galla, che il mare ti culla, che puoi andare con la corrente. Puoi provare un certo piacere o euforia nello stare in mezzo alla tempesta elementale, come quando corri sotto una pioggia torrenziale e non hai più paura di bagnarti. Allora il disagio si può trasformare in piacere ed esaltazione.

Perdersi

Sei completamente dislocata nella tua estrema polarità femminile, in un mondo dominato dall'interiorità, dal corpo, dalle emozioni, da un senso cosmico dell'unità, senza confini.

Hai perso la tua individualità, la coscienza di chi sei, l'orientamento, la direzione, la via.

Nella mitologia archetipica femminile questo stato è simboleggiato dal numero 13, un numero che rompe l'armonia e porta le sfide, il destino.

La fiaba di Rosaspina
Alla sua nascita erano invitate e presenti dodici fate con doni belli, ricchi, armoniosi per la bambina. La tredicesima fata, non invitata, perché temuta, scomoda, portatrice del disagio, ma anche della crescita personale, predice il destino della bambina, un destino apparentemente avverso, che sarà però fonte della sua evoluzione. La porterà proprio attraverso la perdita di sé in un lungo sonno di cento anni. L'eccessiva protezione[7] della bambina ha prodotto in lei la curiosità di conoscere ed evadere[8] e così, muovendosi in zone vietate del castello incontra il suo destino nella figura di una vecchia donna antica[9]. Si punge[10], cade una goccia di sangue[11] e si addormenta[12]. Entra nel 13, il luogo della trasformazione. Il bacio del principe la sveglia alla sessualità, all'integrazione del suo femminile con il maschile[13], chiude un ciclo e "vive felice e contenta".

Ma i cicli si ripetono nella vita di donna secondo la stessa matrice, nella maternità, nella menopausa. Ciclicamente noi donne ci ritroviamo nel 13 dove ci perdiamo per rinascere. Il 13 è il luogo della morte simbolica. Qualcosa di te deve morire, per lasciare spazio a qualcosa di nuovo. Forse lo incontri per la prima volta nel partorire, forse lo hai già incontrato nella tua vita.

Nel corso della vita le fasi del 13 sono caratterizzate da paure,

7. Simbiosi.
8. Adolescenza, separazione.
9. La donna vecchia è un archetipo femminile.
10. Dolore.
11. Sangue femminile, menarca.
12. Si perde.
13. Il maschile qui rappresenta il sociale.

senso di vuoto, depressione, dalla sensazione di non essere più capace di fare niente, da profonda demotivazione, insoddisfazione, bisogno di stimoli e nutrimento nuovi. Se assecondi questo movimento scendi, come Persefone[14], nel "mondo di sotto", nel vuoto, nel "mondo dei morti", giù, nel cuore del tuo essere, dove incontrerai le risorse essenziali e nuove forze creative.

La paura ti può diventare alleato e guida, come il dolore del parto. Ti porta dove devi andare per rinascere. Là potrai ampliarti e integrare nuovi aspetti di te, armonizzare tendenze opposte e conflitti, per riemergere più forte e più orientata. Potrai trovare nuove visioni per la tua vita. Sei nel centro del cerchio. Da questo punto ti potrai muovere in qualsiasi direzione.

Sei a confronto con il paradosso di abbandono e controllo. Perdendo ogni forma di controllo razionale puoi rimanere assolutamente in contatto con le sensazioni che ti guidano e permettere che, nell'abbandono, vera potenza del femminile, si compia la trasformazione senza il tuo contributo attivo, al di là del controllo. Nel momento in cui ti senti totalmente impotente, quando non puoi fare più niente, la trasformazione si compie e ti pone nel massimo della tua potenza.

Come Persefone, devi andare da sola per questa parte del viaggio, seguendo la voce dell'Anima e la tua "com-passione".

Nel parto la vivi verso la fine dell'apertura della tua bocca uterina, là dove incontrerai di nuovo il tuo bambino. Potenziata al massimo, l'intensità è travolgente, ma di breve durata. L'unica via per superarla è andare incontro a questa dimensione, scorrere con il flusso della forte energia biologica, arrendersi e lasciare che tutto si compia, affidandoti alla saggezza del corpo.

Le ancore

Soltanto tu puoi scendere nel tuo centro più profondo, soltanto tu puoi compiere la trasformazione. Nessuno ti può veramente aiutare in questo, ma tu puoi prepararti delle ancore di salvataggio, delle ancore di riferimento e di aggancio, che ti possano dare la sicurezza che ti permette di abbandonarti veramente, o di riorientarti periodicamente.

Queste ancore possono essere sia dentro di te, nella forma di

---

14. *Vedi* la storia di Demetra e Persefone (N. Hall, *The Moon and the Virgin*, Harper&Row, New York 1980).

"armi", di strumenti interiori che ti sei costruita in gravidanza, sia all'esterno di te, date da una o più persone e dall'ambiente che ti circonda. Immagina le ancore come l'equipaggiamento di cui si dota l'avventuriero. Non può prevedere che cosa l'aspetta, non sa se gli strumenti del suo equipaggio gli serviranno, però li prepara. Spesso dovrà fare affidamento sulla sua inventiva e sulle risorse del momento, ma sa di avere con sé uno strumentario che gli è familiare e al quale può fare sempre ricorso.

Le ancore ti possono venire dalle *tre dimensioni neurofisiologiche del dolore*[15]. Puoi avere appreso in gravidanza molto sulla funzione del dolore e sul processo della nascita. Queste conoscenze avranno aumentato la tua motivazione.
La presenza del bambino e la focalizzazione su di lui sono un'ancora affettiva.
Gli occhi, le mani del tuo partner ne forniscono un'altra.
Forse hai imparato a conoscere e *memorizzare certe immagini che ti sono venute* durante i rilassamenti, e le sai richiamare rapidamente alla mente durante le brevi pause tra le doglie. Ti riproducono immediatamente quello stato di rilassamento profondo in cui le hai vissute.
Forse hai sperimentato *certi movimenti che intuitivamente sentivi adatti a te*, che ti trasmettevano certe sensazioni di forza, energia, apertura o altro, e che il tuo corpo richiama con facilità.
Forse hai fatto esperienza di come il tuo *respiro profondo, indirizzato su zone di tensione*, le sciolga; ritrovando quello stesso tipo di respiro, può succedere ancora.
Forse hai sperimentato *la mano del tuo partner su certe zone del tuo corpo*; quella mano, con il suo calore, ti trasmetteva la sua presenza e ti aiutava ad aprirti in quel punto. Risentendola in travaglio, posata sulle zone dolenti, la riconoscerai e il tuo corpo la seguirà ancora.
Se nell'ambiente in cui ti trovi durante il parto ci sono *oggetti familiari*, questi ti forniscono un'ancora per riorientarti. Quando nella stanza dove partorisci c'è la culla per il tuo bambino, ti richiama alla finalità di tutto quello che stai provando.
Se durante la gravidanza hai scelto *un'immagine da guardare ogni giorno*, come per esempio l'immagine di un bambino bello, di una Madonna, di un dipinto che ti ispirava, portala con te, in modo

15. *Vedi* "La genesi della salute" nella *Parte quarta. Schede per approfondire.*

da poterla guardare nei momenti di crisi; ti ricollegherà al percorso che stai facendo.
Se invece *hai ascoltato regolarmente una certa musica* che ti ha dato benessere e gioia, anch'essa ti potrà fare da ancora durante il travaglio.
Lo stesso vale per *un oggetto simbolico che ti connette ad altre donne* che, come te, hanno dato la vita a una nuova creatura.
Se hai avuto *precedenti esperienze di parto*, tutto quello che hai percepito come un aiuto ti farà da ancora.

Naturalmente ci sono anche le ancore negative che ti possono chiudere e mettere in fuga: le aspettative terribili, i racconti di parti sofferti, le paure, tue esperienze negative precedenti. Ma queste ancore non ti servono, non ti orientano positivamente, non favoriscono il processo di abbandono e di trasformazione. Quindi, se te ne puoi disfare e sostituirle con ancore positive, ti attrezzi meglio per il tuo viaggio. L'avventuriero non parte se pensa solo ai pericoli.

Può succedere che l'ambiente in cui ti trovi non t'incoraggi all'uso delle tue ancore positive e nutra più la paura che la fiducia. In questo caso hai bisogno di ancore positive molto forti e ben radicate; occorre un vero e proprio allenamento per poter contrastare la tendenza diffusa degli atteggiamenti ansiosi.

Prepararti

Come puoi prepararti ad affrontare l'esperienza, tanto difficile quanto essenziale, del dolore?

Ci sono tre dimensioni del dolore, legate a tre aree diverse del tuo cervello, che influiscono sulla percezione del dolore:
la *dimensione sensoriale - discriminativa;*
la *dimensione motivazionale - affettiva;*
la *dimensione cognitiva - valutativa.*

Calmandole puoi ridurre la sensazione dolorosa, ma non la forza delle doglie. Lavorando in modo sedativo su una qualsiasi delle tre dimensioni, automaticamente si rilassano anche le altre. Quindi, per cominciare, scegli quella che senti più accessibile.

La *dimensione sensoriale - discriminativa* fornisce gli elementi per la *percezione* del dolore. È legata molto agli stimoli che provengono dalla pancia, dalla matrice che si contrae, dal bacino. Ti dice dov'è che fa male, il tipo di dolore, l'intensità.

Puoi calmare questa dimensione con tutto quello che ti rilassa a livello fisico, come movimento, danza, massaggi, l'immersione nell'acqua. Queste risorse riducono l'intensità dello stimolo del dolore e contemporaneamente ti "ri-motivano". Favoriscono un rilassamento più completo nelle pause tra le doglie.

La *dimensione motivazionale – affettiva* è responsabile delle reazioni emotive e viscerali alle doglie. Queste reazioni possono essere di avversione e di fuga, in tale caso producono rigidità muscolare, paura, chiusura; oppure possono essere reazioni di accettazione, di "attacco" (che nella fisiologia femminile significa abbandono, apertura, andare incontro a...), che producono cooperazione attiva e apertura. Il fattore affettivo e i fattori centrali del dolore (i tuoi vissuti e "credo") giocano un ruolo fondamentale nel dare alla reazione emotiva una direzione piuttosto che un'altra, verso l'apertura o verso la chiusura. Come puoi liberare dalle tensioni questa dimensione, o "porta d'ingresso" alla gestione delle doglie?

Quando porti con te un carico pesante di esperienze non condivise o elaborate, puoi cominciare a condividerle, raccontarle ora, prima del parto, o esprimerle durante il parto, se e quando emergono. Non trattenere niente nel tuo processo di apertura, lascia emergere tutto quello che preme. Puoi alleggerire il carico interiore e sgombrare il campo. La consapevolezza ti aiuterà a superare vecchi blocchi e trappole.

Altre risorse importanti di questa dimensione sono l'*affettività* e la *motivazione*. L'amore per il tuo bambino e la consapevolezza della sua presenza durante tutto il travaglio, ma anche la presenza affettiva del tuo partner o di un'altra persona vicina a te calmeranno questa dimensione del dolore. La motivazione, ovvero l'attiva, consapevole scelta di vivere il dolore e attraverso esso l'esperienza integrale della nascita, è l'analgesico più potente. L'attesa impaurita del dolore o il suo rifiuto, invece, lo aumentano.

La *dimensione cognitiva - valutativa* dipende dai processi razionali. La tua corteccia cerebrale, la tua parte cosciente, simile a una centralina, riceve tutte le informazioni dalla periferia e dal centro del tuo corpo, le analizza, le confronta con esperienze passate, con i tuoi valori culturali, con l'ansia presente al momento, con quello che sei e sai, con le tue aspettative, e quindi attiva gli altri due sistemi, inibendoli o eccitandoli ulteriormente, facendo diminuire o aumentare la percezione e la reazione al dolore. Risorsa di questa dimensione è il *sapere*. Informarti, cercare di conoscere, confrontarti con altre donne ed esperienze, andare a vedere vari luoghi per la nascita è un'attività che può diminuire il dolore delle doglie! È altrettanto importante che ti crei delle aspettative realistiche per il tuo parto. Le informazioni che raccogli, i messaggi che ricevi, quello che apprendi durante la gravidanza, la conoscenza del tuo corpo e dei suoi segnali, la relazione attiva con il tuo bambino, il tuo ritmo sessuale possono farti intuire la tua direzione e fornirti strumenti per comprendere meglio i tuoi potenziali e le tue eventuali difficoltà.

Mettendo in campo tutte queste risorse insieme puoi aumentare in modo considerevole i tuoi strumenti per affrontare le doglie e incrementare le tue endorfine a effetto analgesico.

Può succedere che ti manchi la possibilità di reagire attivamente al dolore, può accadere che tu sia costretta all'immobilità.
Può succedere che tu sia sopraffatta dalla sua intensità, che tu sia sprovvista di strumenti adeguati per rispondere, o di un sostegno efficace; può succedere che il dolore ti muova una sofferenza interiore e che tu non riesca più a rilassarti nelle pause.

Allora può darsi che le endorfine si blocchino e non ti diano più il loro beneficio, che prenda il sopravvento la stanchezza e che l'esperienza del parto ti esaurisca.

Puoi uscire da questo circolo vizioso, cercando o chiedendo una persona di sostegno, che ti sappia aiutare a ritrovare il rilassamento tra le doglie e ti sappia "ri-motivare".

Può succedere che ti vengano somministrati dei farmaci come ossitocina sintetica, analgesici, oppiacei, calmanti. Bloccano anch'essi la tua produzione endogena di endorfine e in più ti fanno perdere il contatto con te e con quello che succede.
Può succedere che il dolore venga bloccato con l'analgesia epidurale. Allora il perfetto meccanismo del parto s'inceppa, tutti gli ormoni del parto diminuiscono, i muscoli e i legamenti del tuo bacino si afflosciano, non sono più in grado di guidare il bambino attraverso il tunnel del parto, di fargli fare il giro a spirale discendente, né di recepire i suoi stimoli, dati dai suoi movimenti e dalla pressione della sua testa. I tuoi tessuti allora sono indifesi e il tuo bambino è esposto maggiormente al dolore e alla compressione. La spinta energetica del parto, il vulcano, rimane dentro, senza sfogo esterno. Produce un effetto inibitorio e facilmente dà origine alla depressione *post partum* o a difficoltà nell'allattamento.

In tutti questi casi mancano gli ingredienti biologici per l'accoglimento, il riconoscimento e l'attaccamento del bambino nelle prime ore dell'*imprinting*. Mancano le onde di gioia endogene.

Dice Dick Read, già negli anni Trenta del secolo scorso: "Non si permette alla donna moderna di fare esperienza cosciente delle sue sensazioni fisiche e della loro eco emotiva, derubandola così della ricompensa data dalla consapevolezza della forza del suo parto".

Acqua e fuoco

Due sono le forze principali che governano il parto:
la forza del fuoco;
la forza dell'acqua.

Una forza ti spinge, attraverso le doglie, al costante movimento, crea un ritmo, t'incalza, ti riscalda, a volte surriscalda, ti fa esplodere, ti dà coraggio, una forza da leone e un comportamento da guerriera. *Ti spinge verso l'attacco*, prendi la situazione di punta. *Ti fa piantare bene i piedi a terra* e lavorare di gambe. *Ti dirige verso la separazione*, inesorabilmente. *Ti rende reattiva*, esigente e irrequieta, a volte ingaggia una lotta tra te e il bambino, tra te e il dolore fino all'ultima resistenza. Ti perdi, ti ritrovi.

È la forza del fuoco, la tua forza maschile, l'adrenalina, l'ossitocina, parte della tua energia sessuale, il motore del parto. È un vulcano in eruzione, brucia il vecchio, il superfluo, ti purifica, ti libera, non ti lascia spazio per pensare, spazza via tutto, ti lascia senza fiato, è veloce. È espansione; la sua direzione è centrifuga, porta il bambino fuori, verso il mondo. Porta luce. Può essere anche il fuoco della tua passione, della tua motivazione ad accendere e spingere il parto. Senza questa forza le tue contrazioni sono deboli o forse addirittura assenti, non bastano per partorire tuo figlio.

L'altra forza, più morbida, ti avvolge, ti accompagna, ti fa scivolare attraverso le doglie in un ritmo di dormiveglia, muove il tuo corpo dolcemente in una danza sinuosa, rende le doglie efficaci. Sprofondi in un rilassamento rigenerante tra una doglia e l'altra, entri facilmente in *trance*, il tuo corpo si apre senza sforzo, senza resistenza al bambino, e lascia che scivoli fuori, le doglie sono morbide e ti abbandoni al loro ritmo.

È la potenza dell'acqua, la tua potenza femminile, estrogeni ed endorfine, la tua forza sessuale, onde che ti attraversano, la capacità all'abbandono e alla fusione. È apertura.

È immensità. È immersione. È simbiosi. È intuizione. È l'altra modalità "dell'attacco", andare incontro a... È una forza che richiede degli argini per non disperdersi. Argini dati dal contenimento permettono all'acqua di correre verso il mare. Senza questa forza il travaglio diventa duro e doloroso, e facilmente entri in uno stato di stress, di fatica e di paura.

Acqua e fuoco: le due forze nel parto fisiologico danzano insieme. Il fuoco scalda l'acqua, l'acqua modera il fuoco, l'una si trasforma nell'altra continuamente, entrambe sono necessarie per un buon andamento del parto, ma quella dell'acqua deve prevalere su quella del fuoco. *È la forza dell'apertura* che ha il sopravvento sulla forza propulsiva.

È la forza del rilassamento che permette alla forza propulsiva di andare nella giusta direzione e di lasciare emergere il tuo bambino.

Forse il tuo temperamento ti porta a esprimerti maggiormente attraverso una delle due forze; in questo caso è importante che integri anche quella opposta per compensare la tua polarità.

Se tendi prevalentemente a prendere le cose in modo molto tranquillo e rilassato, forse hai bisogno di confrontarti con la tua forza del fuoco e verificare se, quando e come la usi o la esprimi.
Come ti senti con le decisioni? E con le scelte?
Hai delle passioni?
Trovi facilmente una motivazione per agire?
Sei più passiva o *attiva*?
Ti piace il movimento, o preferisci stare tranquilla?
Come esprimi sentimenti come rabbia, paura, competizione, aggressività?
Tendi più alla simbiosi o alla separazione?
C'è qualcuno di questi aspetti che senti di dover incrementare?
C'è da accendere il tuo fuoco?

Se invece sei prevalentemente molto attiva e ami la vita pubblica, sociale, forse hai bisogno di confrontarti con la potenza dell'acqua e trovare spazi in cui immergerti.
Ti prendi dei momenti di rilassamento per te? Dei momenti in cui ascoltare il tuo bambino?
Trovi difficoltà nel rilassamento?
E nella sessualità?
Nel vivere ed esprimere le tue emozioni?

Come esprimi il tuo femminile?
Come ti senti a confronto con comportamenti istintuali?
Segui le tue intuizioni?
C'è qualcuno di questi aspetti che senti di dover incrementare?
C'è da far scorrere la tua acqua?

Il parto acqueo senza fuoco si ferma. Il parto focoso senza acqua brucia. È importante che queste due forze apparentemente opposte si muovano in alternanza e possano creare insieme un ritmo già in gravidanza, ritmo che poi sarà del parto, ma è anche ritmo della salute, della vita. Acqua e fuoco: due elementi, per te due risorse che puoi conoscere e conquistare sia nella loro forma materiale, sia simbolica, già prima del parto e portare con te come alleati.

Aprirsi ancora di più

All'improvviso qualcosa cambia. Brividi percorrono il tuo corpo, un leggero premito si sovrappone all'apice della doglia. Senti una forte pressione in basso verso il coccige, sull'ano. Senti il bisogno di andare in bagno. Ma, ti dicono, è la testa del tuo bambino che preme verso l'uscita. Ti può sembrare impossibile, eppure... eppure sì, lo senti vicino, senti che diventa realtà, che un altro uscirà da te. Un'emozione profonda ti sconvolge e forse ti confonde per un breve periodo. Lentamente riemergi dalle dimore ipnotiche delle ultime ore o minuti, sei nuovamente qui, e con te ora c'è il tuo bambino. Lo puoi sentire, toccarne la testina che avanza, sì è vero, è reale, sta nascendo.

Forse ti intimorisce, forse ti impaurisce, forse ti rende felice, forse lo vuoi trattenere ancora un momento, forse hai un forte impulso a spingerlo fuori e liberartene e, con lui, liberarti del dolore.

Il perineo, con la tua porta segreta, segue le tue emozioni. Si apre e si chiude al loro ritmo, a quello della tua memoria antica.

Il tuo corpo cambia il suo movimento, per dare la massima apertura al canale vaginale e offrire al bambino la facilitazione della forza di gravità. Puoi prenderti tutto il tempo che vuoi. Non c'è fretta. Ancora c'è un pezzo di strada da fare. Ancora il tuo corpo ti indica il limite, ti dice attraverso la tensione e il bruciore nella tua vagina: "Sì, fin qui, ora basta, fermati, respira, aspetta, vai piano, vai con i premiti, sono ancora leggeri, aspetta, prima si deve distendere il perineo, gradualmente, sì, ora vai, i premiti diventano più forti, c'è via libera, vai con il tuo istinto, con il tuo bambino".

Le pause tra le doglie si allungano un po'. Puoi riprendere forza, energia che ti torna copiosamente, forse le doglie sono meno dolorose, forse le percepisci al limite tra piacere e dolore, forse le senti simili a un immenso orgasmo che ti attraversa, forse invece le doglie sono intense per te in questo momento e ti esauriscono. Eppure la forza è estrema.

La tua vagina si trasforma, si allunga, distende le sue infinite pieghe, agguanta la testina del bambino e, in un movimento peristaltico, involontario, ondulatorio, lo accompagna verso l'uscita, oppure lo trattiene, se non sei ancora pronta a separarti da lui.

Ti sembra impossibile, eppure la tua capacità di apertura è infinita. Se lasci fare al tuo corpo, lui conosce il modo. Mentre la strada si apre gradualmente al bambino, i vari strati della tua porta segreta si scostano uno dall'altro e si riorganizzano, in parte per proteggere i tuoi tessuti da danni, in parte per portare il bambino verso la luce.

Sentirai come, insieme con il perineo, si apre la tua bocca; la tua fronte si liscia; la tua gola emette profondi suoni aperti; il tuo corpo spinge periodicamente e istintivamente in armonia con il ritmo della doglia; la tua espirazione lunga, aperta, accompagna queste spinte spontanee, senza forzare niente. Il tuo viso disteso indica la morbidezza del tuo perineo.

È specchio e riflesso della pelvi e della vagina.

Il corpo fa tutto da sé. Ti lasci aprire ancora di più, in modo graduale o rapido.

Ed espiri e gemi e canti e gridi e danzi e lotti e scorri e cedi... Sei all'apice della tensione, oltre, più di così, non è possibile! Dolore e gioia si alternano sul tuo viso; la vista del tuo bambino che avanza attraverso di te ti commuove profondamente e ti prepara all'incontro ormai vicinissimo.

Sei passata attraverso una profonda apertura interiore con l'aiuto della forza predominante dell'acqua, la tua forza femminile. Adesso ti apri verso l'esterno, con l'aiuto del fuoco, la tua forza maschile che si aggiunge a quella femminile.

Quella stessa forza che ti fa stare nel mondo ora mette al mondo tuo figlio.

La nascita

Infine il tuo corpo si raddrizza, si inarca, dalla tua gola emerge un suono primitivo e, con uno scroscio d'acqua e un'ultima intensa spinta della tua matrice, il tuo bambino emerge da te:
prima la testa, con un movimento di deflessione-estensione che

attiva il suo respiro primario[16], e già senti un sollievo; *poi le spalle*; *e infine lo senti scivolare* attraverso la tua vagina.

Eccolo fuori, di fronte a te. Adesso anche il suo torace si apre al respiro: è pronto per vivere. Il miracolo si è compiuto ancora. L'indescrivibile, l'inimmaginabile è avvenuto. Da te è emersa una persona nuova: hai dato alla luce un bambino in carne e ossa.

L'uragano si ferma. In un momento che sembra infinito le acque si calmano; tutto tace e sei invasa da un sollievo indicibile. La pace si diffonde.

Forse hai bisogno di un momento di immobilità per riorientarti.
Forse ti senti attirata verso il tuo partner e condividete in un abbraccio l'emozione della prova superata.
Forse scruti il tuo bambino, così diverso, così simile a quello che immaginavi.

Ma ecco una voce, nuova, forte, acuta, viva che dice: "Eccomi, ce l'ho fatta!" Che esprime gioia, dolore, le sue prime emozioni nel mondo. O forse sono solo lievi movimenti, un lento dischiudersi degli occhi, uno sguardo meditativo, intenso, che si apre su di te.

La sua presenza ti richiama nel movimento! E ora lo vedi. Lo riconosci. Il tuo cuore si apre, si spalanca. Sei tutta tesa verso di lui. Il tempo si ferma ancora.

Lo sfiori, lo accarezzi, lo tocchi pian piano, ancora incredula e, quando per te è il momento, lo prendi in braccio. I vostri sguardi si incontrano ed ecco di nuovo il "punto zero", magico.

Non c'è più nient'altro, se non questo momento di eternità. Siete voi due soli, tutto il resto scompare. Nei suoi occhi grandi si affacciano i due mondi, quello da cui viene e quello in cui è arrivato. La porta è ancora aperta. Grazie all'apertura vissuta durante il parto puoi guardare dentro e cogliere quello che ti porta. È un privilegio raro, che ti è stato donato dal percorso fatto attraverso il dolore. Uno sguardo nell'eternità, nei mondi dell'Anima.

Anche lui ti vede. Riconosce la tua essenza. Sa della storia che ti ha fatto diventare madre, del tuo percorso che, fin dalla tua nascita, ti ha portato a incontrarlo così come lo incontri ora. Coglie la sintesi del tuo essere, fatto anche dalle tue antenate. La tua storia

---

16. La pompa craniosacrale: la circolazione del liquido cerebrospinale, o liquor, che scorre tra i ventricoli cerebrali e il midollo spinale, è attivato da un meccanismo di pompaggio che parte dai micro-movimenti delle ossa alla base del cranio. È molto lento e profondo e viene chiamato anche "il respiro primario".

è iscritta dentro di lui; guardandoti, si riconosce e forse vede la propria storia, il suo futuro dentro di te. Sicuramente ti porta un regalo, un compito. Solo per te. Ti accetta incondizionatamente e spera che lo faccia anche tu. Il ritmo di questo momento è passivo-ricettivo. Ricevi ancora il tuo bambino dentro di te, come al momento del concepimento. È un momento magico, tutto per voi.

Lo stato sensitivo

Dopo un'iniziale spossatezza, all'improvviso senti ritornare le forze. Il tuo corpo reagisce all'intensa scarica. Forse ti senti percorrere ancora da brividi, forse riprendi immediatamente le forze, forse hai bisogno di stenderti perché ti senti svuotata.

Ma la tua attenzione è calamitata dal bambino. Tenendolo vicino dimentichi i disagi del corpo. Guardandolo, sentendo la sua pelle delicata sulla tua, il suo odore di liquido amniotico, cogliendone il sapore attraverso i tuoi baci, il tuo fiume ormonale cresce ancora, senza adrenalina ormai, ma pieno degli ormoni dell'amore, del piacere, dell'istinto materno.

Ti fa compiere gesti antichi. Raccogli il tuo bambino che si sta muovendo verso di te, ti riconosci in lui e lo riconosci come tuo. Lo porti sul tuo cuore e poi verso il tuo seno.

Il tempo non esiste. Sei di nuovo nella dimensione ipnotica del travaglio avanzato, ma senza le doglie. Tutto è luce. Navighi in un mare di tranquillità, di gioia, fino all'estasi.

Sei pervasa da un senso cosmico di fusione con il tutto. Ti trovi in uno stato emozionale molto simile all'innamoramento. Infatti, la Natura prevede che t'innamori del tuo bambino, in modo che ti prenderai cura di lui con piacere, cura senza la quale la sua esistenza non è garantita. Non basta nascere, il cucciolo umano ha bisogno di cure affettive e fisiche per potersi sviluppare.

Se il tuo partner è vicino a te e lo puoi raggiungere con gli occhi, ne può beneficiare anche lui. Ti puoi "re-innamorare" di lui. Il vostro legame si può cementare fortemente nella condivisione di questa fase della nascita.

Sei ancora completamente aperta. Tutti i tuoi sensi sono all'erta al massimo per cogliere ogni minimo particolare, per riconoscere e riportare dentro di te, nel tuo cuore, il tuo bambino vero. Il tuo corpo, la tua matrice sono ancora aperti; le radici del tuo bambino sono, ancora per poco, ancorate dentro di te. La placenta lavora sempre per il tuo bambino e lo sostiene nel processo di adattamento e cambiamento complesso che sta compiendo. Il fiume ormonale mantiene la dominanza del tuo cervello primale, del tuo nucleo più nascosto, più profondo, che guida la tua vita emozionale e istintuale. Hai ancora bisogno di intimità. Il tuo nucleo è pronto per ricevere i nuovi impulsi provenienti dall'incontro con il tuo bambino, a preparare i nuovi riflessi che faranno scorrere il latte, ad avviare un legame che durerà per sempre. L'immagine del tuo bambino e tutti i messaggi non verbali che lui porta con sé si stampano profondamente e in modo duraturo dentro di te.

Talmente forte è l'intensità biologica ed emozionale, la gratificazione di questo momento, che rimarrà dentro di te la nostalgia e la voglia di viverlo ancora. Di partorire ancora. Di avere altri bambini. La fatica, il dolore sono già "dimenticati", compensati.

Tanto erano intensi e tanto intensa è la gioia ora. È questa la ricompensa per la fatica del parto e rimarrà dentro di te come un punto di forza, come risorsa alla quale puoi ricorrere in momenti difficili con il tuo bambino o con te stessa.

Può succedere che il tuo bambino venga allontanato da te subito dopo la nascita. Rimarrà in te solo un senso di vuoto e il ricordo vivo del dolore. Ci vorrà più tempo per sentirlo tuo. Sarai derubata della ricompensa della fatica sopportata. L'allattamento e la cura del bambino risulteranno più faticosi. Dovrai recuperare molti aspetti della vostra relazione lentamente nel tempo e senza l'aiuto dei canali biologici. Ossitocina ed endorfine saranno meno abbondanti. L'allattamento al seno e il tuo amore saranno ponti per riallacciare il vostro dialogo.

L'accoglimento

All'improvviso senti la bocca del bambino sul tuo capezzolo con un forte tiro. Si è attaccato! Succhia con vigore. Com'è capace! Lo sa già fare! Simile al momento dell'annidamento nella tua terra uterina, adesso il bambino approda al seno come terra nuova per la sua crescita fuori dalla matrice. La sopravvivenza è garantita! Ce la mette tutta. L'adrenalina fetale prodotta durante il travaglio gli dà la forza per alzare la testa, trovare il capezzolo, succhiare con un vigore che non tornerà mai più con la stessa intensità, e intanto avvia in modo robusto il riflesso "seno-cervello primale", che farà scorrere il latte.

I suoi occhioni ti cercano, ti guardano, vuole sapere se ci sei per lui, ti vuole tutta per sé, sei la sua terra, sei la sua guida.

L'intensità del suo sguardo, la sapienza che esprime sono così forti da metterti soggezione.

Ti senti scrutata, indagata, scoperta. Senti toccare dentro di te qualcosa di antico, qualcosa di nuovo. Ti perdi nei suoi occhi, nel suo viso. Il tempo scorre mentre siete immersi l'una nell'altro.

Le prime due ore

Nel frattempo succedono molte cose fondamentali: mentre il bambino è a contatto con il tuo corpo, la sua pelle finora sterile si colonizza di batteri, che costituiranno la sua prima difesa immunitaria, ne determinano l'odore del corpo, a sua volta importante per la comunicazione sociale e sessuale.

È importante che i batteri siano i tuoi, a lui già familiari.

Il colostro che succhia dal tuo seno è un'altra difesa immunitaria importante. Tappezza stomaco e intestino di anticorpi, è pieno di agenti antinfettivi che proteggono tutte le sue mucose, la sua seconda porta immunitaria.

Inoltre il colostro lo aiuta a liberarsi del meconio intestinale e permette l'instaurarsi di una sana flora batterica intestinale, che determinerà la sua salute intestinale nel tempo. È ricchissimo di proteine, zuccheri, calcio e povero di acqua: è il primo cibo adatto per il bambino che finora ha solo bevuto liquido amniotico. Gli offre tutto ciò di cui ha bisogno per compensare il duro lavoro della nascita e affrontare i primi giorni senza la placenta.

A causa dell'adrenalina fetale presente ad altissimi livelli, tutte le sensazioni che il bambino riceve in queste prime due ore gli rimangono stampate dentro per tutta la vita. Quale migliore *imprinting* di quello del tuo corpo caldo, della tua voce carezzevole, del tuo odore familiare, delle tue braccia che lo tengono strette?

Gli puoi offrire un *imprinting* di fiducia, di gratificazione, di conferma verso la vita, che gli sarà risorsa nei momenti difficili.

Mentre il bambino è stretto a te e succhia, la sua nuova circolazione si assesta, il respiro si coordina con la suzione, il battito del tuo cuore e il tuo respiro lo guidano sicuro nelle sue nuove funzioni. Lentamente vi assestate.

Immersi ambedue nell'impero dei sensi vi percepite, vi conoscete, vi incontrate e il vostro legame subisce una metamorfosi che vi cementa in una nuova simbiosi dopo la separazione fisica. Si forma un cordone ombelicale affettivo, sostenuto dai flussi biologici, che non ha i limiti di quello fisico: si può estendere nello spazio e nel tempo all'infinito. Fa sì che istintivamente saprai sempre come sta il tuo bambino, anche quando è distante da te.

La natura di questo legame è sia biologica, inconscia, istintiva, sia cosciente, culturale, visiva, reale. Ogni tanto qualche contrazione nella tua pancia ti ricorda che il parto non è ancora concluso. Forse il cordone del tuo bambino pulsa ancora e la placenta continua a lavorare per lui. Segno che ne ha ancora bisogno.

Il tempo biologico del primo accoglimento è di due ore. Dopo questo tempo lo scorrere degli ormoni diminuisce; il bambino si addormenta; tu ti rilassi, anche se tracce della forte eccitazione precedente rimangono. In un qualche momento all'interno di questo tempo la placenta si staccherà da te: quando il bambino non ne ha più bisogno, quando il suo organismo è in equilibrio e in grado di funzionare da solo, quando vi siete assestati in una nuova sintonia, quando si sente accolto da te.

Il taglio del cordone

Pensa a che cosa è stato il cordone per il bambino in gravidanza. Per tutta la sua vita fino a ora lo ha nutrito, gli ha portato cibo, ossigeno, sangue, messaggi; praticamente era il suo fornitore di energia vitale, la sua ancora alla vita.

Tagliarlo immediatamente dopo la nascita costituisce un vero e proprio *shock* energetico, di cui può risentire per tutta la sua esistenza. Rende l'adattamento molto più difficile. La natura prevede che la circolazione tra placenta e bambino attraverso il cordone duri tanto quanto il suo adattamento extrauterino.

La placenta è un laboratorio biochimico molto sensibile e accurato, molto più dei nostri grossolani laboratori esterni. Sa riconoscere i bisogni del metabolismo del bambino e li sa compensare egregiamente. Fino al momento della nascita è una parte integrante del corpo del bambino e contiene una parte del suo sangue circolante e delle sostanze del suo organismo.

Dopo la nascita, il bambino deve lasciare quella sua parte, le sue radici. La placenta deve quindi trasferire tutta la parte di proprietà dell'organismo del bambino a lui. E occorre tempo.

Con il primo respiro il bambino espande i polmoni e richiama una certa quantità di sangue in questo suo organo finora poco utilizzato. Lasciando pulsare il cordone fino alla sua cessazione spontanea completa, il bambino riceve questo sangue in più dalla placenta; la placenta trasferisce fino a 160 ml di sangue in più nel suo corpo, quasi la metà del suo sangue circolante; i suoi globuli rossi aumentano e può legare più ossigeno.

Inoltre la placenta con questo sangue gli dà una riserva di ferro che lo proteggerà dall'anemia sicuramente fino a un anno, ma anche nella tarda infanzia, fino a dieci anni.

La placenta ne regola l'equilibrio acido-basico, gli fornisce gli zuccheri e altri elementi necessari per superare lo stress della nascita. Regola i suoi liquidi corporei e li depura.

Mantiene una buona pressione arteriosa e migliora il ritmo respiratorio. Insomma, fornisce una risorsa preziosa per il passaggio nelle nuove condizioni di vita. Anche quando il cordone non pulsa più, continua una microcircolazione di messaggeri e sostanze. È stata osservata in alcuni casi una ripresa delle pulsazioni del cordone dopo il suo collassamento. Evidentemente la placenta è sempre in grado di ricevere i messaggi del bambino e di rispondere alle sue necessità, fino al suo completo distacco. È il suo organo di adattamento e il suo serbatoio di salute.

Quando il cordone viene tagliato troppo presto, il bambino viene privato di molte sostanze importanti per lui e per il suo organismo, e deve fare sforzi maggiori per cavarsela da solo.

Partorire la placenta

Ancora le doglie! Meno forti di prima, ma sufficienti per richiamare la tua attenzione. Ma come? Non è ancora finito? Ancora dolore? Pensavi si fosse conclusa l'esperienza con la nascita del bambino, con la quiete che finalmente ti ha permesso di riposare.

No, la nascita non è conclusa con l'uscita del bambino. Le sue radici rimangono più a lungo dentro di te per sostenerlo nel nuovo radicamento. E alle sue radici, al loro distacco, è legata la tua sopravvivenza, la tua vita, senza la quale anche il bambino non può esistere. Solo quando hai partorito anche la placenta, la nascita si conclude. Se già in gravidanza hai imparato a conoscerla, sarai curiosa di vederla e forse la vorrai portare con te e usarla o seppellirla sotto un albero.

Forse la placenta per te è molto presente, forse invece non ci hai mai neppure pensato.
Forse esce quasi senza che tu te ne accorga, forse si farà sentire con varie ondate di contrazioni.
Forse ne hai paura, perché sai che può dare delle emorragie.

La metà della placenta è del bambino, vi è attaccato il cordone. L'altra metà è tua, è formata dalla tua carne e nei nove mesi della gravidanza i vasi sanguigni si sono allargati formando dei laghetti, e molti sono finiti nella tua parte di placenta. Se adesso si stacca da te, questi rubinetti benefici, che hanno nutrito e formato il tuo bambino, si devono chiudere. È un processo che avviene sempre gradualmente.

Quando il bambino è uscito e la tua matrice rimane vuota, si rimpicciolisce e le pareti uterine si ispessiscono sotto l'effetto di prostaglandine (ormoni contrattili) e ossitocina. Solo la parte uterina dove è attaccata la placenta rimane ancora sottile, per permettere il nutrimento del bambino fino a quando ne ha bisogno. Una volta che il cordone non pulsa più e si collassa in un sottile filo bianco e i messaggeri del bambino dicono: "Va bene, sono a posto, faccio da me", sentirai una serie di lunghe contrazioni.

La matrice si contrae con più forza, la placenta comincia a staccarsi, i rubinetti aperti del tuo sangue formano un laghetto dietro di lei, eliminando parte dei liquidi che hai accumulato nel tuo circolo durante la gravidanza. La placenta si stacca dalla parete uterina e cade nello spazio uterino, da dove la spingerai fuori o la lascerai cadere in una bacinella. A questo punto l'ispessimento della parete uterina si estende anche alla zona dell'inserimento placentare e chiude i rubinetti. Inizia il processo di chiusura della bocca uterina, della matrice, del tuo corpo. Rimane una ferita simile a un'abrasione della grandezza di un piattino, che ogni giorno diminuirà e si rimarginerà completamente entro quaranta giorni.

La quantità di sangue che perdi dipende dal tempo del secondamento (questo è il nome di tale processo), dalle modalità del parto, dalla suzione del bambino, dalla quantità di liquidi che hai trattenuto in gravidanza. Pensa che soltanto nella tua circolazione c'è un litro e mezzo in più di plasma. Fa parte di un processo di autoregolazione e di riequilibrio.

Il parto della placenta è la conclusione della nascita che ti rimette in un equilibrio da individuo singolo, non più da donna incinta. È un processo che chiede ancora la tua attenzione. Ancora devi cambiare ritmo, uscire dalla passività ricettiva in cui ti trovi, ridiventare attiva. Occorre ancora un picco di adrenalina e di ossitocina per garantire il distacco fisiologico della placenta. Se hai il tuo bambino con te e segui le contrazioni prestandovi attenzione, coglierai il momento in cui liberarti di quest'ultimo peso e concludere felicemente la nascita. Ora si può anche tagliare il cordone.

Chiudere

Il vostro viaggio si è concluso. Il tuo bambino è arrivato. Riposa nelle tue braccia. Il suo viso è disteso e si allarga ogni tanto in un sorriso. Non puoi guardarlo abbastanza. Ti stai rilassando anche tu. Sei un'altra rispetto a poche ore fa, quando, nel silenzio delle prime contrazioni, hai preso congedo dalla gravidanza e dal tuo bambino interiore. Sei pronta per un'esperienza nuova.

Lentamente gli abissi che hai attraversato nel travaglio si richiudono e scivolano di nuovo nell'inconscio, forse durante i prossimi giorni, forse senti il bisogno di chiudere subito e lasciare cadere sul fondo del lago quello che è successo. Forse vuoi lasciare uno spiraglio aperto. È la tua scelta, la tua opportunità. Seguirai il tuo bisogno istintivo. La tua attenzione sarà catturata completamente dal bambino per un certo periodo. Successivamente, da un'altra prospettiva, forse ridarai spazio alla memoria.

Tutto il processo del partorire assomiglia a un dialogo approfondito con te stessa e con il tuo bambino. Per contenere e completare questo evento così eccezionale e uscirne con gratificazione è importante aprire e chiudere il percorso. Quando riesci a chiuderlo, tutto quello che è successo in mezzo viene neutralizzato e reso accettabile, senza lasciare tracce negative, anche se il percorso è stato turbolento. La chiusura ti può aiutare a "digerire" molte cose accadute che possono essere state difficili. Le puoi lasciare là, non te le devi portare dietro. Solo quando chiudi puoi riaprirti a un'esperienza davvero nuova.

L'*apertura* della nascita è data dalle prime doglie. Sono involontarie, avvengono semplicemente.
La *chiusura* dell'esperienza della nascita è data dall'accoglimento del bambino e dal parto della placenta, che avvia il processo di chiusura del corpo. Si protrarrà poi durante tutto il puerperio, fino a quaranta giorni dopo il parto.

Alcuni giorni dopo il parto può succedere che ti senta un po' triste, che all'improvviso ti renda conto della grande responsabilità che hai nei confronti del tuo bambino, che ti venga da piangere, che tu non voglia vedere nessuno. Oppure può essere semplicemente che ti dia estremo fastidio chiunque tocchi il tuo bambino, lo vorresti nascondere. Ecco la chiusura della grande apertura emozionale durante il parto.

Il ritmo cambia, dalla grande espansione di gravidanza e parto a una prima grande contrazione della chiusura, che comporta una contrattura "emotiva-reattiva". Durerà poco e ha la funzione di riportarti al centro di te stessa. Ti permetterà di riorganizzarti interiormente e di adattarti alla vita quotidiana con il suo nuovo ritmo. Ma può anche essere che tu entri in una vera e propria depressione che dura più a lungo. In questo caso la chiusura non si è compiuta.

Il nuovo ciclo inizierà nei prossimi due-tre mesi con questo ritmo, che si alternerà costantemente, tra apertura verso il bambino e chiusura per andare verso te stessa. La condizione è simile al primo trimestre della gravidanza, quando eri alla ricerca di un equilibrio tra te e il bambino, in un'alternanza tra disponibilità e autoconservazione, apertura e ritiro. Fino a una nuova simbiosi ed espansione nel secondo trimestre dell'esogestazione, quando l'apertura si manifesta di nuovo in un regolare e abbondante flusso del latte. Il ciclo si ripete e ogni volta lo conosci meglio.

Se manca la chiusura finale, l'esperienza rimarrà aperta e rimarrà presente la memoria del dolore, di tutto quello che hai provato. Mancherà la gratificazione. Vivrai il parto come una perdita: la perdita della gravidanza, del tuo bambino immaginario, dell'esperienza del parto desiderato, dell'esperienza dell'accoglimento, della tua decisionalità o di altro ancora. Entrerai in un vero e proprio processo del lutto, che ti potrebbe spingere verso la ricerca di un'altra esperienza simile per restituirti quello che pensi di avere perduto e per darti l'opportunità di chiudere. Rischi di iniziare una nuova gravidanza, con un nuovo bambino, prima di aver elaborato la perdita, essendo ancora vincolata a quella vecchia.

Sovrapponendo le due esperienze, rischi di riprodurre dinamiche simili. Il nuovo bambino potrebbe non essere libero di essere se stesso.

Quando la modalità di chiusura descritta non si è potuta verificare, è come se i vasi della tua parte di placenta fossero ancora aperti. Perdi energia e senti il bisogno di "attaccare" qualcosa in quel punto. Puoi cercare una chiusura senza dover ripetere un altro parto, avviando un processo di elaborazione della tua esperienza. Attraverso la condivisione e il racconto puoi portare alla luce tutti gli aspetti vissuti, esprimere il dolore, le mancanze, rilevare gli aspetti positivi e scoprire che cosa ti insegnano gli aspetti sofferti. Ricomponendo l'esperienza dentro di te la puoi accettare, accogliere e puoi espellere quello che non è venuto da te. Così la puoi chiudere ed essere libera per una nuova, diversa esperienza.

Parte terza
In famiglia

La scintilla dell'evoluzione ha acceso il fuoco, il seme è depositato nella terra, rimane l'attesa di vederlo crescere, sbocciare, apparire, l'attesa che l'invisibile si renda concreto.

Poi tutto si condensa, divampa, ti travolge, ti chiama. Si infuoca di rosso sangue. Il figlio appare, carne della tua carne accendendo memorie lontane. Ti fai terra per accoglierlo, fuoco per proteggerlo, acqua per amarlo, aria per guidarlo. Lo moltiplichi e ti espandi, moltiplicando la tua forza, nel farti guida e mediatore tra lui, loro e il mondo in un abbraccio universale.

Il codice paterno si salda a quello materno nel momento espulsivo.
La madre spinge, il padre accoglie in sé e asseconda il tuffo nella vita.
G. Mieli

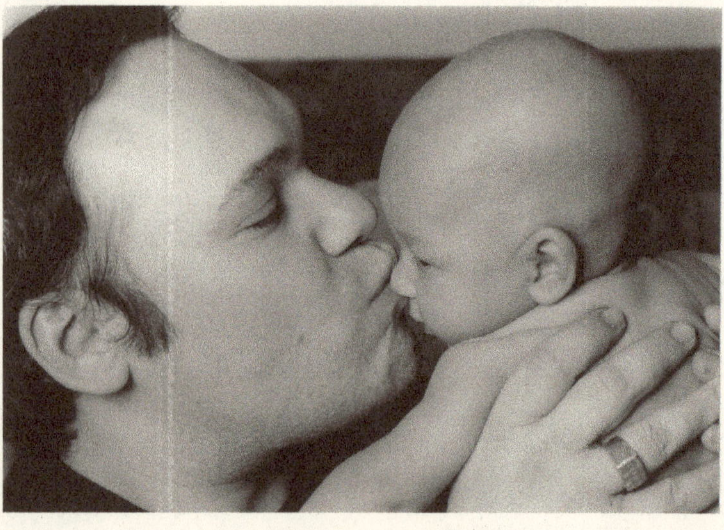

Capitolo 6

Diventare padre

> I padri di oggi hanno necessità di ritrovare il fondamento affettivo ed emotivo del mondo maschile, la fallicità, il principio di espansione e donazione. L'uomo che sa attingere a questa risorsa si trasforma in un individuo generoso, non solo sessualmente, ma anche nei sentimenti; sa recuperare il valore della maschilità e la capacità di una vera relazione d'amore.
>
> Claudio Risé [1]

Il tuo viaggio verso la paternità non è mediato né facilitato direttamente dal corpo, come succede nella tua donna. I ritmi e tempi tuoi variano quindi al di là degli eventi concreti.

Forse ti senti già padre ancora molto prima di concepire tuo figlio.
Forse questo desiderio alberga dentro di te da tempo.
Forse ti sentirai padre molto dopo la nascita del bambino.

Quindi la tua gravidanza non è di nove mesi, ma di un tempo variabile.

Il viaggio verso la paternità

Le tappe di sviluppo che ti portano verso la paternità iniziano nella tua infanzia.

Un padre "sufficientemente presente" ti fornisce le basi per un modello paterno. Positivo o negativo che sia il tuo rapporto con

1. C. Risé, 1993.

tuo padre, esso ti permette comunque di elaborare una tua idea di paternità, che si pone in contrasto, oppure imita la sua.

Più difficile diventa quando tuo padre era assente, fisicamente oppure nella relazione. Te ne rimarrà un'insicurezza di fondo, un vuoto, e la perdita di contatto con la tua parte istintuale maschile.

Un accudimento materno "sufficientemente buono" ti fornisce le basi sensibili per accompagnare la tua donna nel percorso della maternità e per accogliere il tuo bambino, ti offre le basi per una buona tolleranza verso situazioni di stress e frustrazioni, insieme con la capacità di contenimento, sia di te stesso, sia del tuo nuovo nucleo familiare. Quando ti è mancato l'accudimento materno, non riesci realmente a operare il distacco dalla madre, dalla simbiosi con lei, distacco necessario per crescere nella tua individualità maschile e svilupparla. Rimani bisognoso e "figlio". Puoi entrare in competizione con il figlio che nasce, o soffrire molto per la perdita dell'attenzione esclusiva da parte della tua donna.

Nella tua prima infanzia hai scoperto la differenza sessuale e, insieme con essa, il tuo limite biologico rispetto al partorire. Dal tuo desiderio di essere come la mamma nasce "l'invidia della procreatività materna". Successivamente, dal desiderio di essere simile a tuo padre nascerà "l'invidia" di poterti accoppiare e dare dei figli a una donna. L'identificazione con i genitori e la loro imitazione costituiscono la base per lo sviluppo della tua identità sessuale e della tua capacità relazionale con l'altro sesso.

Nell'adolescenza ti sei confrontato con l'altro sesso e hai cominciato ad assumerti delle responsabilità. Fai esperienza della tua potenza sessuale e per la prima volta ti devi assumere la responsabilità per la tua fertilità e per quella di lei. Il potenziale della paternità affiora. Nel rapporto con il tuo gruppo di amici hai imparato a cooperare per uno scopo comune, a regolare le tue spinte di competizione e a prenderti cura anche delle esigenze altrui. L'assunzione di responsabilità precoce ti allena nell'esercizio delle tue forze e delle tue capacità. Attivi delle risorse interiori e, soprattutto nell'età adolescenziale, investi l'istinto selvaggio emergente in azioni mirate verso l'apprendimento della tua polarità maschile.

Quando manca l'opportunità di assumerti delle responsabilità, tendi a sfogare la tua forza esuberante in azioni non mirate. La conseguente mancanza di attivazione delle nuove risorse ti può anche portare alla passività e alla coltivazione di un mondo virtuale che prolunga l'infanzia. Nell'età adulta ti distacchi dai tuoi genitori e cominci a scoprire la tua vera identità. Ti poni nei confronti della società e decidi per il tuo futuro. Il mondo del lavoro conferma e costruisce la tua autostima. Ti offre quelle forme di riconoscimento che rafforzano il tuo istinto sociale, di appartenenza, fondamentale per te. È il canale principale attraverso il quale esprimi la tua creatività. Soddisfi il tuo istinto di autorealizzazione in modo prioritario attraverso il riconoscimento sociale e, soltanto in modo secondario, attraverso una ricerca più personale.

Nel rapporto di coppia (forse ora più stabile) caratterizzato maggiormente da aspetti relazionali, cominci a esplorarti e a conoscerti meglio, in un confronto costante con lei. Entri nella dinamica polare tra maschile e femminile e allarghi la tua personalità, integrando nella tua alcuni aspetti della polarità opposta. Sposti i tuoi centri affettivi dalla famiglia d'origine a una tua famiglia futura. Quando la relazione si è consolidata in un progetto comune, quando hai goduto per un periodo della piena attenzione della tua compagna e il dialogo di coppia si è ampliato, puoi sviluppare la tua capacità "oblativa", cioè puoi andare oltre i tuoi bisogni e interessi personali e trascenderli nella cura e nella custodia di altri. Allora le premesse per l'allargamento a una triade saranno mature e ti verrà più naturale iniziare l'ampliamento della tua coppia verso una famiglia.

L'evoluzione "fisiologica"verso la paternità è quella che è stata appena descritta, ma la vita non è così lineare, e spesso nella generazione attuale mancano "l'iniziatore maschile", o un modello paterno vivo, oppure una madre "sufficientemente buona", o altri aspetti. Sicuramente manca uno spazio sociale per i tuoi vissuti e quindi è facile che tu ti trovi alle prese con alcune di queste tappe, e relative tematiche, non affrontate oppure non esaurite precedentemente. Può accadere che, nonostante la tua buona intenzione, ti ritrovi soltanto con modelli da non seguire, senza sapere dove trovarne altri. Il passo dai propositi alla realizzazione è lungo e gli strumenti istintivi per affrontare e superare le difficoltà concrete ti potrebbero inizialmente mancare, nella tua esperienza di neo-padre. La gravidanza rappresenta per te un forte stimolo, che ti porta verso un grande cambiamento. In un certo senso è una prova per te, che ti chiederà di mettere in campo e sviluppare le tue specifiche competenze maschili. Ti offre l'opportunità di affrontare le tue personali tematiche di sviluppo e di crescita.

Il confronto con la gravidanza: entrare nel cambiamento

Quando lei ti comunica di essere incinta, cadi dalle nuvole e non riesci ad abituarti all'idea. Una profonda emozione ti attraversa, mista di orgoglio e di terrore. Le tue prime reazioni possono oscillare dall'esaltazione (la voglia di gridarlo al mondo!), a un ritiro e isolamento totale.

Forse ti senti all'improvviso oppresso, smarrito, anziché felice.
Forse hai bisogno di tempo per confrontarti con la realtà del cambiamento. Il cambiamento in arrivo investe sia la tua identità di uomo, sia il tuo ruolo familiare e sociale, con la forza travolgente di una tempesta.
Puoi essere preso dalla paura che si sente prima di una prova iniziatica, o prima della necessità di fare un salto di crescita.
Puoi oscillare tra atteggiamenti di fuga e di attacco.

Milan Kundera scrive nel suo romanzo *L'immortalità*: "È universalmente noto che gli uomini hanno la funesta tendenza a fuggire gli obblighi della paternità, a non pagare gli alimenti, a non riconoscere i loro figli".

Anche se questo forse è vero per pochi, rappresenta certamente una difficoltà per molti. La conferma della tua potenza fertile, comunque, non ti lascerà indifferente. E la gravidanza di lei ti fa confrontare chiaramente con il tuo limite biologico.

L'unica cosa che l'uomo non può fare

> ...È l'unica esperienza umana al mondo che ti è impossibile: fare materialmente figli. È una condanna all'esclusione nel momento più importante. È un'assenza che ha il sapore dell'inferiorità. Non importa che tutto sia iniziato con la partecipazione anche del tuo seme, il valore simbolico della creazione della vita non è percepibile in un evento visibile solo al microscopio, sta nella pancia che cresce, nel feto che si nutre della fibra della madre, nell'espulsione finale di un corpo da un corpo. Da qui, da questa improvvisa percezione di impotenza nel momento cruciale della perpetuazione della vita, può nascere l'invidia delle capacità procreative femminili.[2]

La tua donna all'improvviso ti può apparire estranea, fagocitata da un mondo incomprensibile, coinvolta in costanti mutamenti e metamorfosi. La gravidanza la sposta verso la sua polarità femminile. All'improvviso diventa più introspettiva, intuitiva, irragionevole e imprevedibile.

2. M. Raffaelli, 1997.

Questo ti può confondere, quindi tenti periodicamente di riportarla verso il ragionamento. Con la tua lucidità più razionale puoi esserle ancora nel mare in cui si muove.

Ma lei ti propone una sfida: inseguendola, avvicinandola, ti attira nel paesaggio lunare del territorio femminile, ti avvolge con il canto delle sirene.

È un rischio. Puoi perdere tutti i tuoi punti di riferimento certi, puoi smarrirti.

Partecipare direttamente alla maternità con le tue qualità di uomo, entrare nel territorio femminile e svelarne il mistero è simbolicamente un processo comparabile alle conquiste mitologiche maschili: della città (Troia), del tesoro, della principessa, del Graal.

Sono percorsi segnati da violenza, rapina, astuzia, odio, passione, amore, ricerca spirituale, perdita, trasformazione, preoccupazione, saggezza. Sono tutti aspetti che incontrerai.

Leo

Leo, padre di un terzo figlio in arrivo mi confessa in un incontro da soli: "È da tempo che mi sento escluso dalla vita e dal corpo di mia moglie. Lei è occupata e appagata dai figli. Io mi sento di non poter aggiungere niente, mi sento inutile, non c'è nulla che possa fare. A volte odio questo figlio che arriva, gli altri miei figli. Dentro di me emergono moti di aggressività che cerco a fatica di controllare. È brutto dirlo, sono un padre affezionato, ma passo dei momenti di puro odio nei loro confronti. Non vedo più alcuno spazio per me, mi sento una nullità nei loro confronti. Affettivamente mi sono orientato altrove". (Mi confessa più tardi che ha iniziato una relazione con un suo amico) "Non lascerò mia moglie, la mia famiglia, ma a volte non ce la faccio".

Leo vede e ammette la sua parte di Ombra[3]. Si tratta ora per lui di affrontare se stesso, il suo maschile luminoso e il suo femminile. Questa terza gravidanza gliene offre l'opportunità. Evitare la tua crisi, l'incontro con la tua parte Ombra, ti porta verso l'allontanamento e la separazione.

Affrontarla ti fa percorrere un processo di maturazione dove vivi una tua esperienza di trasformazione, mentre lei vive la sua.

Così, come all'eroe che torna vincitore spettano onori, il posto di guida, le responsabilità, tu puoi uscire padre pronto e uomo cresciuto dopo aver superato l'avventura, la prova, la battaglia della

3. Ombra, nel linguaggio psichico, è chiamata la parte oscura e spesso inconscia delle cose, quell'aspetto di noi che non vorremmo vedere e che ci incute timore.

gravidanza, dopo aver affrontato i mostri e i nemici dentro di te e potrai essere guida per tuo figlio, ricco di nuovi tesori interiori e capo della tua famiglia.

Di fronte al mistero femminile, inseguendolo, incontri te stesso nei tuoi aspetti più reconditi.

Il Minotauro

Archetipo emblematico di questo percorso è il Minotauro. Sta nascosto nel suo labirinto e mangia le donne vergini. Si nutre del femminile nel suo ciclo di innocenza. Chi lo cerca si perde e viene a sua volta mangiato. Teseo decide di provare a entrare. Ha paura. L'astuzia nelle vesti di Arianna, una donna innamorata, gli consegna un "trucco" per incontrare il Minotauro nelle profondità del labirinto e ritornare indenne alla luce. Gli consegna il filo conduttore.

L'interpretazione arcaica racconta che Teseo, quando sentì la voce del Minotauro, percepì in quel canto talvolta una tristezza infinita che lo fece piangere e talvolta una gioia tale da farlo danzare. Quando finalmente lo incontrò, vide che aveva i suoi stessi lineamenti e che l'uomo bestia imprigionato era una parte di lui[4]. Qui il racconto si sdoppia: in una versione Teseo alla vista di questo s'infuriò e uccise il Minotauro, uscendo guerriero dal labirinto; nell'altra versione si immagina Teseo danzare con l'uomo bestia in un confronto amichevole, e uscire dal labirinto indenne e integro. Il Minotauro in questo caso rimane vivo, ma Teseo ormai conosce la strada e vi può ritornare periodicamente. Riconsegna il filo ad Arianna, che continua a tessere la ragnatela, connessione tra il mondo ordinario e quello del mistero.[5]

Devi prepararti a questo viaggio, simile alle avventure estreme come quella di esplorare terre ignote, da solo; devi affrontare il nuovo, mettendoti alla prova. Hai bisogno di dotarti degli strumenti necessari, di trovare i tuoi alleati fidati, di allontanarti dalla tua donna per un certo periodo, non perderti nel canto delle sirene, non impaurirti di fronte al sangue femminile.

Forse durante l'avventura ti potrai ferire, ammalare, potrai vivere disagi, incertezze, potrà essere necessario che sfoderi tutta la tua grinta e aggressività. Gli strumenti utili li puoi trovare nella tua specificità di uomo. Avrai bisogno di attivare il tuo istinto maschile, che potrai esercitare e ritrovare, per esempio, a contatto con le forze elementali della natura.

---

4. L'inconscio.
5. J. e F. Baker, 1986.

Enrico
È vero, è difficile. L'idea di dover rinunciare alla mia agenda, il pensiero delle nuove responsabilità che mi aspettano mi pesa, ma mi sento anche attratto, ho bisogno di sfide di questo tipo: tengono alta la tensione, mi mettono alla prova e mi aiutano a crescere, a maturare.

Se consolidi bene la tua identità maschile, potrai osare inoltrarti nel territorio femminile, opposto e complementare al tuo, senza perderti. La vostra gravidanza ti offre l'opportunità di integrare e far crescere la tua parte femminile, ricca di sensibilità, introspezione, capacità di ascolto, capacità di essere senza "fare", capacità di intuizione, comunicazione e relazione. Ma nello stesso tempo ti spinge a sviluppare la tua specificità maschile. È una bellissima opportunità per sviluppare e integrare le due polarità in te.

La preoccupazione paterna sarà espressione della tua crescente capacità di prenderti cura del tuo nuovo nucleo familiare. Non devi ridurti o lasciarti ridurre a una mera appendice della tua donna durante la gravidanza. È importante che tu segua il tuo percorso personale e che periodicamente tu riemerga dalle lande femminili per ritrovarti con gli amici, andare al bar, allo stadio, nel bosco, al fiume, in biblioteca o in qualsiasi luogo in cui ti ritrovi con i tuoi simili e ti senti "nel tuo centro". Lucidità, forza, aggressività, responsabilità, volontà, orgoglio, potere, decisionalità, creatività concreta, consapevolezza, tutte doti a valenza maschile, ti permetteranno di lasciarti andare, fonderti e ritrovarti.

Hai però bisogno dell'accoglienza di lei, della sua mediazione tra te e il figlio, tra te e il suo stato. Se lei si lascia assorbire completamente dalla gravidanza e ti tiene al margine della sua attenzione, non hai modo di entrare.

Due testimonianze: Maurizio e Giovanni
Ancora Maurizio Raffaelli, dal Gruppo Padri[6]: "Un tema che affiorava da tanti racconti del gruppo era la sofferenza di esclusione dal rapporto di affetto privilegiato della madre con il bambino. [...] Se la donna è tutta rivolta verso l'interno e niente verso di te, insomma è un po' come se avesse un altro e in un certo senso è vero".
E Giovanni, al suo primo figlio: "Il senso di esclusione per me era to-

6. Il Gruppo Padri, formatosi all'interno del Marsupio di Firenze negli anni Novanta, costituisce un'esperienza abbastanza singolare di un gruppo maschile di autocoscienza e ricerca sulla paternità. Per saperne di più, *vedi* D&D n. 19, dicembre 1997.

tale, devastante, e mi procurava una frustrazione profonda. La mia autostima colò a picco. È stato negli incontri di preparazione al parto, nel confronto con altri padri, che ho trovato una mia nuova collocazione e un diverso dialogo con mia moglie, anche grazie al nuovo linguaggio corporeo che abbiamo appreso. Peccato che fosse solo alla fine della gravidanza".

Ma anche per lei tu e la tua accettazione della paternità siete estremamente importanti. Lei ha bisogno della tua protezione e di quell'ancora maschile senza la quale le vengono a mancare forza, sostegno, nutrimento, con il rischio di perdersi o di chiudersi. La puoi aiutare a sviluppare e usare a sua volta la sua parte maschile al fine di proteggere sé e il vostro bambino e di trovare la forza di spingerlo fuori, di darlo alla luce. Per questo ha bisogno di te, sei tu il suo intermediario. Perciò un dialogo aperto e fluido tra voi, che spazi tra le vostre due polarità, maschile e femminile, vi permetterà non solo di approfondirle dentro di voi e tra di voi, ma accrescerà anche la vostra tensione sessuale e il desiderio. Potete così esservi guida reciproca nel vivere i cambiamenti imposti dal ritmo della gravidanza. È una ricerca a tappe alterne. Alcune tappe le affronterete insieme, altre ognuno di voi le dovrà percorrere per conto proprio. La tua donna attraverserà ritmicamente delle crisi personali in cui ti chiederà comprensione e sostegno. Anche tu hai diritto alle tue crisi. Sono segni di adattamento e ti preparano al compito di diventare papà. Per te è difficile esprimere le tue emozioni vere. La paura di non essere capito, di essere frainteso, la paura che la tua donna si possa sentire rifiutata o che possa pensare che tu non voglia più il bambino ti inibiscono ulteriormente.

La sindrome della couvade

Paradossalmente le parti si invertono: il visibile, parte della polarità maschile, si trasferisce sulla donna, il cui corpo cambia, si espande visibilmente e le cui emozioni salgono in superficie. Il suo stato è "interessante". È considerata da tutti. L'invisibile, parte della polarità femminile, si sposta su di te: diventi invisibile. Nulla fa supporre il processo in cui sei coinvolto. La tua gravidanza, il tuo diventare padre, è nascosto e non trova uno spazio, un luogo sociale in cui emergere. Il tuo stato non è "interessante".

Ecco da dove nasce la sindrome della *couvade*! È possibile che tu produca qualche sintomo fisico in risposta alle ansie e alle angosce che nascono dalla "tua gravidanza". Vengono descritti sintomi diversi, che si concentrano soprattutto nel terzo e nel nono mese della gravidanza e spaziano dalle sindromi ansioso-depressive alle malattie organiche, o alle fratture. Questi sintomi sono presenti quasi esclusivamente al primo figlio e scompaiono con la nascita del bambino. È anche possibile che tu metta su un po' di pancia, nel tentativo inconscio di rendere il tuo stato più visibile, più "interessante". La sindrome della *couvade* rende evidente il tuo bisogno di partecipare in modo empatico alla gravidanza. La nostra società non ti offre nessun rituale riconosciuto. Ma, se vuoi, puoi trasformare la *couvade*, sostituendo i disturbi fisici empatici in una forma più piacevole: puoi scegliere di partecipare ai cambiamenti imposti alla tua donna dalla gravidanza. Per esempio puoi smettere di fumare, di bere insieme con lei, puoi cambiare alimentazione, migliorandone la qualità, puoi assumere uno stile di vita più modulato, con l'inserimento di pause, momenti più tranquilli... ricavando degli spazi di condivisione e ascolto con lei. Questo è un altro modo ancora di sviluppare le capacità di contenimento che ti serviranno nel tuo essere padre.

Il bambino all'orizzonte

E poi c'è anche lui, il bambino, entità astratta per il momento, ma grande presenza nell'orizzonte del tuo futuro. Con la presenza del figlio, tu non sei più figlio. Almeno non nel ruolo occupato fino a ora. Nella mitologia il figlio nuovo rappresenta per il padre la continuazione della vita oltre la propria morte. Rappresenta contemporaneamente una promessa, per la quale merita accumulare possesso, valori da tramandargli in eredità, e una minaccia, perché potrebbe uccidere il padre per "rubargli il trono". Il figlio intacca quindi simbolicamente il tuo potere personale, la tua individualità e la tua posizione nel mondo.

Ti pone nella condizione di assumerti *nuove responsabilità*.
Spesso la prima a imporsi è quella economica.
Ti preoccupi di questioni di lavoro.
Forse ti senti stimolato a fare carriera e di occuparti (proprio ora) di un aggiornamento o di un lavoro extra.

Ma emerge anche la responsabilità della trasmissione generazionale. *Che cosa darò* a mio figlio?
Quali valori gli trasmetterò?
Come lo educherò?
Sarò all'altezza?
Tiri le fila delle tue esperienze di vita e segni delle priorità.

Forse ti senti anche più responsabile nei confronti della tua compagna e vorresti accudirla maggiormente. Magari ti troverai a fare i conti con le sue resistenze, la sua paura di non essere più autosufficiente.

Anche con i tuoi genitori si avvia un dialogo diverso. Forse devi mettere dei punti fermi per proteggere la vostra intimità e libertà decisionale, per dichiarare il nuovo nucleo familiare, forse hai delle tematiche ancora aperte con loro, ed è ora di chiuderle. In breve, devi ridisegnare il tuo territorio, i suoi confini, e organizzare la protezione e la difesa. Lo fai meglio, quando sai dove sei.

Poi ti trovi di fronte a tutta la tematica medica. Vieni coinvolto nelle visite, ti trovi a prendere delle decisioni: ultrasuoni sì o no? Diagnosi prenatale? Quali esami? Quale accettazione del bambino? E il rischio? I rischi? Dove, come partorire? A chi affidare le cure della gravidanza, del parto? Un mondo nuovo ti investe, ti chiede di entrare, conoscere, decidere. Un mondo nuovo, sancito più dai ruoli sociali che non da un processo fisiologico maschile.

Per natura il processo della gravidanza maschile inizia con la nascita del figlio, prima prova tangibile per te di questa nuova realtà. Mentre il figlio permane nella simbiosi materna nei primi mesi di vita, ti confronterai con la realtà cambiata e passerai attraverso le fasi conflittuali del fare spazio dentro di te a un nuovo essere: un viaggio simile a quello che la tua donna ha vissuto nel primo trimestre della gravidanza e rivive ora a un livello più concreto.

Quando il figlio, cresciuto, verso la fine del primo anno di vita inizierà a uscire dalla simbiosi esclusiva con la madre e a chiamarti, nascerai effettivamente come padre. Il tuo ruolo paterno, maschile, si attiverà ciclicamente ogni volta che il figlio si trova in una fase evolutiva di crescita verso il mondo e si distacca dalla simbiosi materna. Avrà bisogno di te e lo potrai aiutare in questi passaggi. Questo ruolo implica l'uso di tue attitudini maschili: la decisionalità, l'azione, l'ottimismo, la fede nelle capacità del figlio. È un ruolo distinto da quello dell'accudimento, che coinvolge maggiormente la tua parte femminile.

Le aspettative sociali e le necessità delle nuove forme familiari ti portano a un conflitto tra paternità attesa e paternità naturale, simile alla donna che vive il conflitto tra modello interiore e modello sociale della maternità.

Le pagine seguenti ti offriranno una possibilità di adattamento ai nuovi bisogni, anticipando il ruolo paterno alla nascita del bambino. Ma, essendo una via nuova, non è spontanea, richiede di essere scelta, richiede impegno e molto confronto in un contesto che autorizzi e accolga l'espressione aperta del conflitto.

I cambiamenti nella sessualità

Senti che il vostro rapporto cambia profondamente. Mentre lei fiorisce nella gravidanza, puoi percepire un senso di inferiorità o di impotenza crescente, che può anche trasformarsi in invidia. La vedi trasformarsi in madre. Forse ataviche paure di incesto si muovono sul fondo di te stesso. La senti fragile, con qualcosa di ancora più fragile dentro di sé. Senti la presenza del bambino con la sua personalità, fino a sentirti osservato. Tutto questo ti potrebbe inibire negli incontri sessuali con lei. Ma anche il processo di trasformazione che stai vivendo sta mettendo in crisi la tua identità sessuale. Potresti sentire il bisogno di ricercare conferme della tua mascolinità, della tua attrattiva di maschio e della tua creatività in imprese di lavoro o di sport, in corteggiamenti e avventure extraconiugali fantasticati o reali, forse per la prima volta.

> Maurizio Raffaelli, nel suo resoconto del Gruppo Padri[7] racconta: "Forse viene sottovalutata la valenza che tali problemi acquistano per l'uomo. Certo è che nei nostri racconti del gruppo l'argomento appariva di continuo, si capiva che si trattava di molto più che di un problema fisico o relazionale. Enormemente di più. Gli psicanalisti sottolineano il fatto che l'uomo, durante la gravidanza, si trova ad attraversare una zona a forte rischio per la propria identità sessuale. Può essere interessante riflettere sui casi estremi, ma più frequenti di quanto si creda, di uomini che scoprono la propria omosessualità proprio in questo periodo. Più in generale, quasi tutti gli uomini cercano durante la gravidanza conferme alla loro mascolinità in varie forme, che vanno dal cercare di essere semplicemente più simpatici con le amiche della compagna, al cercare avventure sessuali a ripetizione. Alcune ricerche rivelano, anzi, che diversi uomini che non avevano mai avuto relazioni extraconiugali, le iniziano proprio durante la gravidanza della compagna. Da qui la necessità di prestare più attenzione al dialogo dei bisogni sessuali della coppia in gravidanza".

Forse non sei consapevole di queste tue dinamiche, forse semplicemente non riesci a esprimere le tue emozioni, per la paura di farti vedere "debole" o perché non c'è alcuno spazio per poterlo fare. Un continuo confronto con la tua donna, sia sui suoi nuovi bisogni sia sui tuoi, vi aiuterà a mantenere dei punti fermi nella tempesta emozionale che vi mette in subbuglio.

---

7. *Vedi* nota 6 a p. 141.

Ma è anche possibile che, in un dialogo aperto, o quando l'amore è ancora fresco, possiate godere particolarmente della sessualità nel periodo della gravidanza. Senza preoccuparsi di contraccezione, tuffarti nelle nuove rotondità e morbidezze di lei, aperta emozionalmente e fisicamente, umida delle acque della fertilità, con una nuova sensualità più languida può essere un'esperienza di scoperta eccitante. La sua capacità ricettiva e nutritiva è ampliata all'infinito e tu puoi essere uomo e bambino contemporaneamente.

È una condizione che ti permette di contattare tuoi antichi bisogni infantili e di soddisfarli mentre diventi padre.
È una condizione che ti avvicina al bambino che eri e quindi al bambino che aspetti.
È una condizione in cui puoi esercitare la tua "potenza ecologica"[8] di uomo protettore e sostenitore della famiglia.
Il gioco può essere un elemento che prende più spazio tra voi. Il tempo della gravidanza, più lento, dilata i vostri momenti d'incontro e apre spazi più intensi per lo scambio affettivo. I sensi sono ampliati e la sensorialità intensificata. Nuove modalità di scambio e di comunicazione affettiva vi si aprono.
È una condizione di espansione con il potenziale dell'estasi.

Seguendo il ritmo di gravidanza e parto, che si svolge tra contrazione ed espansione, tra concentrazione ed espressione, tra introversione ed estroversione, tra malessere e benessere, tra preoccupazione ed esaltazione, anche il vostro ritmo sessuale conoscerà delle fasi di contrazione ed espansione. È possibile che per alcuni periodi non possiate incontrarvi sessualmente, perché le condizioni di lei non lo permettono. Spesso nel primo trimestre della gravidanza la tua donna è un po' depressa, disturbata dalle nausee, come se fosse "catturata" dal processo di adattamento al suo nuovo stato. Quindi può manifestare scarso desiderio sessuale, condizione che cambierà radicalmente nel secondo e terzo trimestre, quando il desiderio sessuale spesso è accentuato.[9] Oppure passa alcuni periodi con le "contrazioni", che le richiedono calma e la ricerca di un suo equilibrio, o altre fasi di difficoltà di adattamento.

Questi periodi ciclici di astinenza[10] ti insegnano il contenimen-

8. *Vedi* "La forza maschile" a p. 154.
9. Espansione.
10. Contrazione.

to e ti preparano alla vita con il bambino. Non cedere immediatamente ai tuoi bisogni istintivi, ma saperli controllare e rinviare a dopo, ti insegna a tollerare maggiormente le frustrazioni, aumenta la tua capacità di controllo e quindi la tua forza. Una forza che ti sarà utile per contenere il bambino stesso, per contenere i suoi impulsi che richiedono soddisfazione immediata. Solo se l'hai appreso tu prima, lo potrai dare e insegnare a tuo figlio.

La stessa forza ti sarà risorsa per l'adattamento alla nuova situazione dopo il parto. Rimane comunque sempre importante mantenere la comunicazione e lo scambio affettivo con la tua donna.

Aprirsi al bambino

Dalla vostra tensione polare e sessuale è nato il vostro bambino. È per metà maschio e per metà femmina, al di là del sesso che prenderà. La sua parte femminile viene nutrita costantemente dalla madre, tu puoi nutrire la sua parte maschile fin dalla gravidanza. Il tuo bambino ti cerca, ti vuole, ti chiama, ha bisogno di te, è felice quando ci sei, si completa, si integra.

Il suo richiamo non è ancora visibile, udibile, per te come lo sarà soltanto dopo la nascita, quando ti sentirai stimolato direttamente da lui nel tuo ruolo di padre. Ma, guidato dalla tua compagna, attraverso un ascolto sensibile puoi, fin dalla gravidanza, entrare in dialogo e in contatto con lui, dandoti la possibilità di farti aiutare dal bambino fin dal suo inizio nel diventare padre.

Attraverso i tuoi sensi puoi incontrare i suoi.
La tua mano sulla pancia può giocare con i suoi movimenti.
Il tuo orecchio appoggiato sulla pancia può cogliere i battiti del suo cuore.
Il tuo occhio lo vede sullo schermo ecografico.
Il tuo occhio interiore lo vede nel tuo immaginario, nei sogni.
Il tuo naso e la tua bocca assaporano odori, sapori nuovi, del corpo gravido della tua donna.
Il tuo pene può nutrire il bambino con la tua energia sessuale maschile. In altri popoli il seme maschile in gravidanza viene chiamato "il latte per il bambino". Rappresenta dunque una forma di nutrimento.
I tuoi pensieri e le tue parole possono raggiungere direttamente il bambino. È il bambino stesso che avvia la relazione, apre lo spazio in te.

Se lo vuoi incontrare, puoi accoglierlo, aprirti a lui e offrirgli un grembo psichico, mentale, puoi lasciare che tuo figlio crei uno spazio per sé dentro di te, prima che tu lo possa vedere.

Tradizionalmente il padre prepara lo spazio fisico e sociale per il bambino: la casa, la culla, il matrimonio, la base economica.

Ma oggi, nella famiglia nucleare, dove tu e la tua compagna siete soli e condividete molti aspetti della vita quotidiana, dove i ruoli sono profondamente cambiati e le polarità si sono avvicinate molto, i ruoli tradizionali si stanno perdendo. Per il periodo della gravidanza, che vi riporta nella vostra specificità di genere, per un periodo limitato di tempo, alcune ritualità tradizionali possono riacquistare un valore, nell'ottica di lasciare a ognuno di voi uno spazio aperto per esplorare il proprio percorso.

Imparando uno dall'altro, vivendovi in modo più integrato, attraverso l'esercizio delle tue qualità maschili tradizionali e di quelle femminili acquisite dopo generazioni di padri assenti, puoi inventare un nuovo ruolo, una nuova modalità e nuove ritualità, collegandoti alla tradizione in modo creativo.

Puoi iniziare a vivere la paternità già prima che tuo figlio nasca.

La polarità tra i sessi

Entriamo meglio nel concetto della polarità, che abbiamo evocato varie volte. È il concetto dinamico della vita, crea il movimento. La vita è movimento.

Come nell'elettricità, l'energia scorre da un polo carico a uno scarico, o da un polo positivo a un polo negativo, così l'esistenza di due polarità opposte mette in moto l'energia.

Nella dimensione terrestre, nella natura, nella fisiologia tutto si muove tra due poli opposti, anzi, sono gli opposti, la tensione tra essi, a creare il movimento, le dinamiche. Attraverso i conseguenti contrasti nasce la possibilità di apprendere.

Anche se l'opposto tendenzialmente ti mette in conflitto, ne hai bisogno e lo cerchi per sentirti vivo, per percepire le emozioni.

Ma gli opposti sono anche complementari e viaggiano spesso insieme proprio per mantenere una dinamica vitale.

Le stesse funzioni corporee ne sono un esempio. Il loro movimento complementare gioca sempre tra contrazione ed espansione, nella costante ricerca di un equilibrio funzionale.

L'esempio più evidente è la respirazione che si alterna costantemente tra inspirazione (contrazione) ed espirazione (espansione).

Un altro esempio è il sistema neurovegetativo, con le sue oscillazioni tra sistema simpatico (contraente), più attivo durante il giorno, e il sistema parasimpatico (espansivo), più attivo durante la notte o durante momenti di rilassamento.

Anche gli ormoni viaggiano in coppia con funzioni opposte, che si controbilanciano, o a volte si sbilanciano.

Ma anche sul piano emozionale viviamo un ritmo tra contrazione ed espansione. Una polarità non può esistere senza l'altra e ogni cosa contiene in sé il suo opposto.

Quindi nel dolore è contenuta la gioia,
nella paura la fiducia,
nell'introversione l'estroversione,
nell'egoismo l'altruismo,
nella concentrazione l'apertura,
nell'unione la separazione,
nella simbiosi la differenziazione,
nella depressione la vitalità,
nella malattia la salute...
e, naturalmente, viceversa.

L'alternanza tra le due polarità, il ritmo, le dinamiche, il movimento portano vitalità e salute, mentre la staticità su una sola delle polarità in un'immobilità cronica, senza ritmo, senza alternanza, porta a squilibri, malattia. All'apice di una contrazione avviene sempre un'espansione e all'apice di un'espansione avviene una contrazione: questa è la legge che permea il macrocosmo e il microcosmo, l'universo e le cellule, la vita e i vissuti umani.

Sia gli stati dell'animo, sia quelli del corpo si alternano in modo ritmico e ciclico. Quando il movimento tra le polarità si indebolisce o manca, quando la vita diventa statica, lo ricerchiamo e lo creiamo attuando un cambiamento, che porta nuovo movimento. La gravidanza, il parto sono nell'insieme fenomeni di espansione ma, nel loro percorso, si muovono in un costante ritmo alternante tra espansione e contrazione.

La persona umana entra nella polarità con la nascita attraverso le contrazioni e le pause della matrice in travaglio e con il primo respiro che è inspirazione (contrazione). Quando lasciamo questo mondo lo facciamo con un'ultima espirazione che è espansione. Nel mezzo, durante il percorso della vita, il respiro si muove in costante alternanza tra inspirazione ed espirazione, tra contrazione ed espansione.

Una delle polarità della vita è rappresentata dal maschile e dal femminile, due forze a polarità opposta, ma complementari. Sono presenti in ogni cosa e si polarizzano ulteriormente nei generi.

La polarità femminile al suo polo estremo è passiva, ricettiva, aperta, conservativa, simbiotica, nutriente, intuitiva, irrazionale, oscura e introspettiva, lenta (e altro ancora) ed è espansiva fino al perdersi.

La polarità maschile al suo polo estremo è attiva, fattiva, separante, aggressiva, estroversa, lucida, razionale, chiara, decisa, generosa, veloce (e altro ancora) ed è contraente fino al taglio.

Le polarità maschili e femminili sono presenti sia nell'uomo sia nella donna, ma con differenti accenti e colorazioni. Il maschile in te prende certi aspetti, nella tua donna altri. Il femminile nella donna prende certi aspetti, in te altri.

Come nella storia del Minotauro.[11] Ognuno dei due generi ha necessità di integrare aspetti della polarità opposta nella propria, al fine di sviluppare la propria identità e socialità; il rapporto di coppia può favorire questa integrazione.

Se l'uomo o la donna rimanessero ognuno nella propria estremità di genere, l'altro apparirebbe incomprensibile e irraggiungibile e il singolo si perderebbe, o nell'eccessiva estroversione fino alla superficialità e aggressività (maschile), oppure nell'eccessiva introversione (femminile) fino alla depressione e passività totale; entrambi avrebbero notevoli difficoltà di tipo sociale. Per potersi incontrare in una coppia, ognuno dei due deve spostarsi dall'estremità della propria polarità verso il centro; di qualche passo, di molti passi, dipende. Ma è in quelle vostre estremità polari maschili e femminili che si accumula forza vitale. Una forza vitale che inizia a circolare e trova espressione nella dinamica tra i generi. Ciò comporta che ogni genere deve tornare periodicamente alla propria estremità polare per attingere a questa forza, per tenere alta la tensione, la dinamica, per fornire vitalità al flusso che scorre, per poi ritornare verso il centro.

> Lasciate che vi siano spazi nel vostro stare insieme, e lasciate che i venti del cielo danzino tra di voi. Amatevi l'un l'altro, ma dell'amore non fatene un vincolo: lasciate piuttosto che vi sia un mare in movimento tra le sponde delle vostre anime. Riempitevi reciprocamente la coppa, ma non bevete da una singola coppa. Datevi l'un l'altro un po' del vostro pane, ma non mangiate della stessa pagnotta. Cantate e danzate

11. *Vedi* la storia del Minotauro, a p. 140.

insieme e siate gioiosi, ma fate che ognuno di voi possa stare solo (...) e reggetevi insieme, senza però stare troppo vicini: poiché le colonne del tempio sono collocate a una certa distanza, e la quercia e il cipresso non crescono l'uno all'ombra dell'altro.[12]

L'espressione più marcata della tensione polare tra uomo e donna è data dall'attrazione sessuale. Maggiore è la forza vitale che ogni componente della coppia riesce ad accumulare nella propria polarità di genere, maggiore è l'attrazione sessuale. Oggi, entrambi avete fatto molti passi verso il centro, le vostre due polarità si sono avvicinate molto, a volte fino a perdere quasi o invertire la propria specificità. Ciò diminuisce il movimento, la forza vitale nei poli e di conseguenza la tensione sessuale nella coppia.

In una coppia di simili, a bassa polarizzazione e tensione sessuale, può predominare un senso di cooperazione e di amicizia, che può anche essere accompagnato da frustrazione sessuale.

Una coppia complementare, ad alta polarizzazione e carica sessuale, è tendenzialmente più conflittuale, con maggiori tensioni relazionali e richiede la capacità del confronto, ma è sessualmente più attiva. Nella conquista della parità sociale e dei ruoli, la coppia nei propri vissuti sessuali è andata in crisi.

Quando arriva un bambino, il ritmo polare cambia e sconvolge ulteriormente un equilibrio improprio, accentuando la crisi. La tua donna viene catapultata verso la sua estremità polare femminile e, spesso, un po' spaventata, vuole che tu la segua. Il luogo dove la gravidanza la porta per lei stessa può essere lontano: può provare timore, insicurezza, nel recarvisi. Quindi chiede il tuo sostegno. Ma perché tu la possa seguire, lei stessa ti deve consegnare il filo. Quindi deve andare a conoscere il labirinto prima di te. Per seguirla, hai bisogno di sapere aperta la via di ritorno. Altrimenti rischi di perdere la tua identità di uomo, la tua forza vitale. Ne soffriresti tu e ne soffrirebbe la vostra coppia.

Tu, uomo, sei chiamato a scegliere di cercare la tua polarità specifica attivamente, mettendo in campo tue doti maschili come la decisionalità, la volontà, il coraggio, la generosità, la passione, la chiarezza, la forza e altre ancora.

Per la tua donna cercare la propria polarità è invece un processo passivo, che ella ha la facoltà di subire o di gestire.

In un certo senso dovete invertire i passi dal centro verso le vo-

12. K. Gibran, 1991.

stre periferie specifiche, ma contemporaneamente ognuno di voi deve recarsi anche nel territorio dell'altro.

Un gioco non facile. Anzi, un'acrobazia.

La seguente è ancora una testimonianza del Gruppo Padri (M. Raffaelli).[13]

> L'arrivo di un figlio, specialmente il primo, è una prova difficilissima per la coppia. C'è chi la supera benissimo, bene, meno bene... Ognuno ha le sue percezioni personali a proposito della felicità e il suo modo di drammatizzare i problemi o meno. Ma un fatto è certo: la prova è difficile, tanto è vero che statistiche americane rivelano che la maggioranza delle separazioni avviene nel primo anno di vita del primo figlio. Il rischio che si corre è chiudersi, interrompere la comunicazione, vivere separatamente la propria esperienza interiore della gravidanza.

Una maggiore polarizzazione di tutti e due durante la nascita di vostro figlio è inevitabile e contribuisce alla vostra salute presente e futura. Il dialogo è strumento indispensabile per giocare questo gioco. L'arte è quella di mantenere la parità e contemporaneamente la propria polarità sessuale. Nel movimento, nel ritmo, nell'alternanza tra "contrazione ed espansione", introspezione ed estroversione, maschile e femminile, e nella flessibilità sta questa possibilità.

La potenza generativa ed ecologica maschile

Per comprendere meglio la specificità del tuo maschile puoi orientarti sulla linea generazionale maschile dalla quale discendi. È importante capire che tipo di modello hai avuto in dotazione. Tale modello vive nelle tue cellule e ti fornisce di una determinata potenza. È il tuo bagaglio iniziale, quello con cui parti. Sta a te trasformarlo in potere personale e integrarlo con i valori sociali correnti della tua generazione e con i tuoi valori personali. Potrai così arricchire il bagaglio che a tua volta passerai a tuo figlio.

Non sempre i modelli di ruolo ereditati sono adatti a te, poiché le relazioni oggi sono profondamente cambiate, e non sempre sono sufficienti. Una carenza ereditaria di "istinto maschile" ti può far

13. *Vedi* nota 6 a p. 141.

temere la forza femminile, la natura stessa, che altrimenti percepisci come benefiche.[14]

Un tempo i ruoli tra uomo e donna erano molto più distinti e codificati. Schematizzando, l'uomo aveva la competenza sociale, il suo potere era rivolto al mondo esterno, mentre la donna aveva la competenza di partorire, nutrire e allevare i figli, la competenza religiosa; la sua attività si svolgeva più all'interno del gruppo, almeno durante l'età fertile. I momenti d'incontro tra uomo e donna erano limitati ai contatti sessuali e ad alcuni momenti rituali. Non vi era conflitto di potere. Semplificando al fine di rendere chiara una dinamica spesso inconscia, si potrebbe dire che l'uomo deteneva il potere sociale e sessuale, mentre la donna deteneva il potere ricettivo, religioso e riproduttivo. Ogni genere percepiva un limite, una sorta di impotenza nei confronti del potere dell'altro.

Da questa sensazione e dalla lontananza di ruoli e di comunicazione nasce il fenomeno della "paura del sangue femminile". Anticamente esso trovò espressione rituale nello *ius primae noctis*. Il sanguinamento femminile apparve un mistero all'uomo comune e gli mise soggezione; la superstizione popolare attribuì alla deflorazione il rischio dell'impotenza e di sfortune varie, perciò l'atto della deflorazione venne espletata da un uomo socialmente potente, investito di autorità e interpretato come atto di protezione dell'uomo semplice, scongiurando la paura che poteva suscitare la donna, estranea e misteriosa nell'estremità della sua polarità sessuale.

Naturalmente, quando un uomo era nel proprio potere personale, senza timore del femminile, e la sua donna gli si avvicinava relazionalmente, egli si sentiva usurpato e offeso dall'azione di esproprio attuata dalla persona con autorità. Una dinamica simile avviene oggi tra te e il medico. Quando hai ancora molta paura della polarità femminile risvegliatasi nella tua donna, tendi a delegare il "sangue del parto" a una persona autorevole e potente, come per esempio un primario famoso, o comunque a un uomo che ritieni più potente di te nella materia specifica.

Mentre quando sei nel tuo potere di uomo e condividi con la tua donna gli aspetti intimi, spesso ti senti usurpato o scavalcato dal medico autoritario e puoi entrare in competizione con lui.

Oggi la donna ha assunto maggiore potere sociale, perdendo in parte il suo potere riproduttivo e la sua capacità di partorire; tu, uomo, hai ceduto una parte del tuo potere sociale e sei coprotago-

14. C. Risé, 1993; J. e F. Baker, 1998.

nista nel processo della nascita, perdendo in parte la tua potenza sessuale e di fertilità. Vi siete avvicinati, lasciando ognuno una parte della propria specificità fino a indebolirla e vivendo un certo grado di frustrazione, che può influire in modo negativo sulla vostra dinamica sessuale e relazionale. Farvi carico degli aspetti specifici della vostra forza, maschile e femminile, vi può aiutare a rafforzarla e ad attivarla come risorsa nel vostro divenire genitori. Potete così rigenerare la tensione sessuale tra di voi.

La forza maschile

In tutti i tempi ci sono state modalità maschili di imitare la prova del parto, nella forma di rito iniziatico, di crescita e trasformazione, in una sua valenza specifica di sviluppo maschile. Il sangue, la fatica, il superamento di disagi forti, vi giocano sempre un ruolo importante. La guerra, la grande Ombra del maschile, ne è l'espressione più cruenta e contorta. All'opposto del dare e conservare la vita, la aggredisce e distrugge. Non a caso la maggioranza delle vittime di guerra sono donne e bambini.

Ma osserviamo modalità maschili più creative, luminose, che portano veramente alla crescita e allo sviluppo del potenziale umano. Tutti i riti iniziatici, in cui vengono inflitte ferite simboliche e reali, in cui occorre affrontare prove di coraggio, rinunciando a cibo, acqua e sessualità, si svolgono in periodi di trasformazione e hanno come fine la crescita spirituale. La ricerca odierna di avventure estreme, la scalata di montagne sempre più alte, l'esplorazione di terre ignote, ma anche l'esaltazione religiosa e rituale dei martiri e del loro sangue, sono cariche di un significato analogo alla prova del parto e rinforzano la potenza maschile.

La vita media oggi è meno "estrema" e di conseguenza le prove (almeno per l'uomo) sono meno drastiche, sono più di natura psichica che fisica. Le qualità che ti vengono richieste per essere padre sono qualità più interiori: la capacità di nutrire la tua famiglia in senso lato, di tollerare l'incognita, di apprendere e assecondare i ritmi della vita.

Se un tempo "nutrire la famiglia" aveva una valenza economica, oggi, in cui siete spesso in due a contribuire alle spese familiari, hai bisogno di dare un nuovo significato a questo nutrimento.

Ti può forse aiutare il modello dell'ecosistema "umano". Nell'ecosistema umano si distingue tra "contenente", ovvero persona che contiene un altro essere, e "contenuto", ovvero persona che viene contenuta da un altro essere. Il "contenente", ovvero la persona che contiene, è definito come "potenza ecologica"; "il contenuto", ovvero la persona che viene contenuta, è definito come "valenza ecologica". La qualità, il benessere di chi è valenza ecologica, dipende dalla qualità di chi è potenza ecologica.

Durante la maternità la tua donna è potenza ecologica del vostro bambino, che è sua valenza ecologica. Lei lo contiene in sé. Quindi il benessere del bambino dipende fortemente da quello della madre. Ma l'unità ecologica madre-bambino diventa valenza ecologica della tua potenza ecologica. Tu li contieni entrambi. In altre parole, tu puoi essere potenza ecologica per la tua donna e per il tuo bambino. Con lo sviluppo della tua forza maschile contribuisci quindi in modo decisivo alla qualità di crescita del tuo bambino e incrementi contemporaneamente la potenza ecologica della tua donna rispetto al bambino che porta in sé. O, ancora in altre parole, se sai "nutrire" la tua donna, offrendole il tuo amore e il tuo sostegno, lei sarà meglio in grado di nutrire il vostro bambino.

Questa tua competenza oblativa non è mai sufficientemente valorizzata, ma una donna in attesa, senza la potenza ecologica di un uomo, incorre molto più spesso in situazioni di rischio, in depressioni e in altre difficoltà, e il suo bambino può crescere meno.

Naturalmente anche tu, con la tua nuova famiglia, sei valenza ecologica. La potenza ecologica è rappresentata dalla vostra famiglia allargata, che vi contiene come nucleo familiare e quindi ha un'influenza sulla qualità del benessere della vostra famiglia.

In altre parole: quando sia tu sia la tua donna siete sostenuti bene dalla vostra famiglia, vi è più facile sviluppare la vostra relazione di coppia e le vostre competenze di genitori. Quando questo sostegno manca, oppure è conflittuale, anche la vostra nuova famiglia navigherà in acque più burrascose.

La potenza ecologica della famiglia allargata dovrebbe essere la società e, nel caso del percorso della nascita, lo sono gli operatori e le istituzioni che incontrerete.

Oltre alla cura del tuo sviluppo personale durante la gravidanza e la nascita, *hai delle potenze specifiche* verso il processo di riproduzione.
Generi la vita.
Puoi fare dono alla donna della maternità.
Puoi nutrire il tuo bambino fin dall'inizio della sua vita intrauterina con la tua energia e presenza maschile.
Puoi nutrire la tua donna con la tua sessualità e potenza ecologica.
Puoi aiutarla ad aprirsi al bambino e al parto, perché tu la conosci meglio di chiunque altro nella sua intimità.

Puoi proteggerla dai pericoli, da attacchi e da ferite reali e simboliche, a volte stando vicino, a volte stando lontano.
Come un guerriero difendi, anche a rischio della tua vita, il tuo territorio sociale e psicologico[15], ne diventi custode. Così crei lo spazio per lei per potersi aprire tutta al bambino.

Forse anche l'esempio degli animali ti può fornire immagini per la protezione della prole. Assumendoti la responsabilità della tua potenza ecologica puoi nutrire in questo modo la tua nuova famiglia. Anche questo non è un percorso spontaneo, stimolato dall'interno del tuo corpo, ma è un processo di consapevolezza, di intenzione, di relazione. Avviato in gravidanza, ti prepara alla relazione genitoriale. E ti rende più forte.

Entrare in travaglio

Siamo vicini alla data presunta. Presunta, appunto, perché in questi giorni sei teso nell'attesa. In ogni momento potrebbe succedere. Guardi con occhi smarriti la tua donna. La vedi piena del suo pancione, a volte languida, lenta e pigra come un animale, con una sua sensualità del tutto particolare, a volte inquieta e irritata... Il lavorìo della nascita è già iniziato dentro di lei e ci sono momenti nei quali te la senti scivolare via in un terreno tutto suo, dove non la puoi raggiungere. L'incognita del momento dell'evento e di quello che succederà ti richiede di esercitare la tua tolleranza e capacità di contenimento, una qualità che ti servirà nel tuo futuro mestiere di padre.

Possono tormentarti delle paure per il benessere di lei, per quello di tuo figlio. Come sarà? E se non fosse sano?
E se gli succede qualcosa durante la nascita?
E se succede qualcosa a lei?

Un misto di aspettativa intensa e di terrore ti domina. Puoi sentire il bisogno di cercare rassicurazioni dal medico o dall'ostetrica, puoi sentire il bisogno di cercare fonti autorevoli, istituzionali, per placare le tue ansie. Ma nessuno ti potrà dire che cosa sarà, perché ogni storia di nascita, di famiglia, è una storia individuale.

15. C. Risé, 1993.

Oltre a voi due gioca anche il terzo del gruppo, il vostro bambino, che entra in dinamica con le sue volontà, le sue scelte, il suo temperamento, il suo destino. E lui è un'incognita che solo voi due, nel profondo della vostra intimità, potete cogliere. Nessuna macchina ha questo potere. L'evento nascita sfugge alla razionalità e questo a volte ti fa impazzire. Ti sembra che ti sfugga continuamente dalle mani, che sfugga al tuo controllo, ti può far sentire impotente. Ti fa entrare in contatto diretto con la vita nei suoi aspetti viscerali, emozionali, irrazionali e imprevedibili.

Affrontare il senso di impotenza per te, uomo, di fronte alla tua donna che si trova all'apice della sua potenza generativa è un compito arduo. Non a caso ti senti spingere al fare. Fare per lei, per il bambino, per la vostra casa, per il vostro nido; fare per il tuo lavoro, per le tue attività. Fare per confermare la tua autostima.

Ma questa è un'opportunità per passare periodicamente dal fare all'essere. Entrando nell'essere, nella tua parte femminile, puoi paradossalmente accrescere la tua potenza generativa maschile e avviarti alla trasformazione del diventare padre.

Una delle paure maggiori, anche socialmente rappresentata dai film, dalla televisione, è la paura del sangue. Come abbiamo già visto, la paura del sangue femminile ha radici arcaiche. È legata a questo mistero femminile di segnare l'apertura, la ricettività con il sangue. La donna sanguina senza essere ferita, senza morirne. Il suo sangue è la fonte della vita, da cui hai avuto origine anche tu.

Contemporaneamente rappresenta la sua estrema vulnerabilità nella sua massima apertura, che è anche il momento della sua massima potenza femminile, della forza dell'abbandono, della forza del dare, della forza di andare oltre se stessa, della forza di essere tra i mondi. Nello stesso modo in cui lei dà la vita con il suo sangue, la vita la può anche lasciare attraverso lo stesso suo sangue.

Questa paura arcaica ha radici nel vostro inconscio e assume la forma di svariate angosce, prima e durante il parto.

Se paragoni il flusso del sangue e dei liquidi a un fiume in piena, che porta con sé il vostro bambino, sappi che tu puoi essere l'argine che contiene, la diga che ferma. La tua potenza maschile può trovare un'importante funzione di stabilizzatore dei flussi.

In un parto fisiologico l'unico sangue che si vede è quello legato all'espulsione della placenta. Quando c'è più sangue, ciò è quasi sempre dovuto a interventi cruenti, come il taglio della vagina[16] e

16. Episiotomia.

le manovre forzate per spingere fuori il bambino o la placenta. Quindi fai bene a esercitare questa tua funzione di protezione, affinché non ci sia offesa in questo momento di grande apertura e vulnerabilità.

L'inizio del travaglio

A un certo punto ci siamo. La tua donna ti sveglia o ti chiama e ti comunica che si sono "rotte le acque"[17], o che sono iniziate le doglie.

Sei eccitato e preoccupato. Il tuo primo istinto è di nuovo il *fare*. Chiamiamo il medico, l'ostetrica! Andiamo in ospedale! No? Non è ancora il momento? Allora prendi carta, penna e orologio. Cominci a cronometrare le contrazioni e a stendere un rapporto molto dettagliato. Ti occupi di cibo, valigie, telefonate. Nel frattempo osservi con la coda dell'occhio il viso della tua donna che si contrae nel primo dolore.

Un'emozione strana ti prende nella pancia. Ma vedi che passa subito e lei è quella di sempre.

Passa l'ostetrica, vi rassicura: "Va tutto bene, c'è tempo, rilassatevi e fate quello che vi fa piacere".

Un sospiro di sollievo. Ti rilassi. Metti via foglio e penna e ti avvicini alla tua donna. Allora, che cosa facciamo?

Se è giorno, potete fare una passeggiata, andare a mangiare fuori, andare al cinema o fare qualsiasi altra cosa vi faccia piacere, senza badare troppo alle doglie. Il corpo lavora da solo. Se è notte, potete appisolarvi tra una doglia e l'altra. O forse avete voglia di godere ancora della vostra intimità. Fonderti con lei, ora che è tutta aperta, entrare in lei in una profonda unione che ti porta vicinissimo al bambino che eri e al bambino tuo che sta nascendo, può avere un sapore unico e può consolarti a un livello profondo per la "perdita" che dovrai affrontare, facendo diventare lei madre.

Lentamente il lavoro del parto si intensifica e prende un suo ritmo. Ancora nell'intimità della vostra casa, quasi senza accorgerti, vieni preso da questo ritmo. Respiri con la tua donna nella doglia, la massaggi, ti rilassi con lei durante le pause e la coccoli. Il dolore di lei ti impegna, ma sempre vedi che passa, che lei ritorna dall'immersione e sta bene. Questo ti rassicura. Senti che puoi esserle molto vicino. È lei al centro della tua attenzione.

17. Si dice che si sono "rotte le acque" ma, in realtà, a rompersi sono le membrane.

Il bambino rimane più che mai un'astrazione. Sembra impossibile che da questo lavoro alla fine possa uscire un esserino in carne e ossa; è qualcosa che la razionalità non saprà mai cogliere, neanche la mia, che sono donna e ostetrica da venticinque anni. In questo senso, ogni nascita di un bambino è un miracolo che si rinnova.

Essere e fare

Una delle prime domande dell'uomo durante la preparazione alla nascita è sempre: "Che cosa posso fare?".

Questa domanda è spesso accompagnata da un velato senso di inadeguatezza.

L'idea comune è quella di dover in qualche modo offrire un aiuto di tipo assistenziale, per il quale chiaramente non ti senti preparato. Un'altra paura che ti può assalire è quella di doverti muovere in un ambiente estraneo quale quello dell'ospedale, di cui non conosci le regole e dove vige una gerarchia autoritaria con la quale è difficile rapportarsi.

Sapere che cosa fare ti tranquillizza. Calma le tue ansie e le tue paure. Risponde a una modalità d'essere a te familiare, alla tua natura di uomo. Nel fare ti senti nel tuo potere.

Quando ti fermi, senza fare, immediatamente le ansie, un senso di impotenza, guadagnano spazio. Allora, se non puoi fare tu, implori gli altri di fare: il medico, l'ostetrica... In questo senso la tecnologia del parto è una cosa che ti tranquillizza. Si "fa" qualcosa per aiutare la tua donna!

In realtà la nascita di un bambino ha assai poco a che vedere con il fare. Abbiamo visto che la nascita è un evento che si svolge nella polarità femminile, la cui caratteristica è la passività, l'abbandono, il lasciar andare e il lasciarsi aprire. Lasciare che succeda! Quindi il fare non è il comportamento adeguato per accompagnare una nascita, bensì l'essere, la passività.

Ma allora non faccio nulla? Il concetto della passività ha assunto una valenza negativa. Significa per noi, oggi, essere assenti, indifferenti, inerti. Ma se sostituiamo la parola "passività" con "ricettività", forse diventa più chiaro il significato di un accompagnamento passivo.

Al posto del fare, o dell'assentarsi mentalmente o fisicamente, subentra l'essere.

"Io sono qui per te, con tutta la mia attenzione, con tutto il mio amore."

"Sono aperto ai tuoi bisogni e pronto quando mi chiedi."
"Sono accanto a te anche quando vai da sola nella tempesta che ti attraversa, con la mia disponibilità e il mio amore."

La qualità della tua presenza e il tuo affetto saranno il migliore supporto per la tua donna.

Per te significa molto.
Significa di nuovo vivere la tua tolleranza rispetto all'incognita, all'inafferrabile.
Significa sviluppare la fiducia, in te, in lei, nel bambino, nella vita.
Significa contenere la spinta al fare, le tue paure, la tua stanchezza, la tua impazienza.

La tua donna nel processo della nascita si sta trasformando, attraverso il dolore e la fatica del lavoro del parto. Sarà diversa, dopo questa esperienza. Avrà acquisito la forza necessaria per contenere e tollerare un bambino, che con tutta la sua forza vitale, come un uragano, irromperà nella vostra vita.

Anche tu, accompagnando la tua donna nel lavoro del parto, puoi vivere una tua trasformazione, esercitando la forza del contenimento. Come abbiamo già visto, tali trasformazioni non avvengono mai senza un certo grado di fatica e di disagio.

Beppe
Io che alla vista del sangue spesso mi trovo con la testa in basso e le gambe per aria mi vedo catapultato nel bel mezzo di un parto vero, chissà con quali tragedie, urla, lacerazioni, slogature... poi non sapevo nemmeno come potesse andare a finire.
Non avevo ormai via di scampo, ero salito in rincorsa sul bob a quattro e ormai non potevo più fermarmi finché non arrivavo al traguardo. E chissà quello che avrei pagato per arrivarci prima possibile.

Naturalmente ci sono anche delle cose da fare: proteggere l'ambiente, dialogare con le persone e gli operatori, massaggiare e sostenere fisicamente la tua donna... Ma è l'atteggiamento di fondo che distingue i diversi modi di accompagnare la nascita. Scegliere se vuoi essere nel parto anche con la tua parte femminile, passivo-ricettiva, o se vuoi essere nel parto come mero osservatore.

Quest'ultimo ruolo è quello spesso proposto dagli ospedali. Non ti si può più negare l'accesso alla sala parto, ma il ruolo che ti viene assegnato in genere è quello di mimetizzarti il più possibile e di non disturbare.

Spesso tra te e la tua donna c'è una macchina, che insieme alla rassicurazione dà anche soggezione. Posto in questa condizione, non sei facilitato nel "vestire panni femminili" e partecipare direttamente al travaglio; rimani così nei tuoi "panni maschili", osservando tutto dall'esterno, e facilmente ti senti impotente, straniato, dato che quello che "fa" e "sa" è il medico, un altro uomo.

Ancora, o soggezione e impotenza, oppure competizione con lui e rabbia possono essere sentimenti che ti attraversano.

Dal tuo angolo di osservatore non si "fa" mai abbastanza e la tua impazienza può diventare incontenibile. Quando finalmente si decide per un cesareo o per l'analgesia epidurale, interrompendo il naturale processo del parto, puoi tirare un sospiro di sollievo, perché finalmente finisce questo supplizio, non importa come.

Se hai intuito l'essenza della nascita, ti rendi conto che in questo modo non puoi essere di molto aiuto effettivo alla tua donna e non sei in grado di proteggere né lei né tuo figlio. Non puoi quindi sviluppare questo aspetto della tua potenza generativa.

Se desideri invece farlo, devi creare le condizioni per te stesso e le condizioni ambientali affinché ciò sia possibile.

Supportare lei e il bambino, sopportare il dolore di lei

Il tempo passa; il ritmo delle doglie incalza; noti segni di stanchezza, punte di scoraggiamento. L'espressione del dolore di lei s'intensifica. Te ne senti invaso, ti sembra tanto, ti sembra troppo.

Le pause diventano sempre più brevi. Eccone subito un'altra! Non c'è più spazio per riposare. Il suo dolore ti prende, ti penetra dentro, ti agita la pancia, il cuore.

Vorresti aiutarla, vorresti scappare, vorresti andare a letto, a dormire, ma lei ti inchioda, ti afferra, ti pianta il suo sguardo nei tuoi occhi, ti trascina nel vortice con sé. E allora stai; stai con lei e la abbracci forte. Ti aggrappi anche tu. Condividendo con lei il ritmo delle doglie, ti trovi in un processo di apertura anche tu.

Antiche memorie possono salire dal tuo inconscio, in forma di emozioni quasi sconosciute. Il travaglio di lei ti riporta indietro alla tua nascita. Le emozioni vissute allora sono rimaste dentro di te a livello inconscio, e anche a livello cellulare.

Se hai avuto una nascita protetta, con un *imprinting* positivo, più facilmente saprai tollerare il dolore di lei.
Se hai avuto una nascita difficile, con un *imprinting* negativo, il

dolore di lei può toccare e ravvivare in te paure e angosce o dolori profondi, che si possono esprimere in estrema apprensione per lei e per il bambino, o in un malessere tuo e nell'impossibilità di tollerare l'espressione del suo dolore.

È importante che tu stia in relazione con quello che ti succede, ma è altrettanto importante che non lasci che la tua condizione interferisca in modo negativo sul travaglio di lei, che non limiti i suoi spazi, il suo processo. Esercitare la tua potenza ecologica protettiva in alcuni casi può anche significare uscire, per poco, per tanto, rispettando te e lei. Forse il ritmo ipnotico del travaglio ti induce davvero il sonno, e addormentarti può essere un tuo modo di lasciare a lei lo spazio di cui ha bisogno. Con il procedere del travaglio l'espressione del dolore diventa sempre più aperta e intensa, il rilassamento nelle pause sempre più profondo, fino al sonno.

Lei non si relaziona più con te, non attraverso le parole. Solo con gesti, con sguardi. Ti si aggrappa durante la doglia, per sprofondare nelle pause al di là di ogni contatto. Forse non vuole essere toccata per niente, forse vuole essere abbracciata stretta. Si sta avviando in quel tratto di strada dove deve andare da sola.

Al momento della massima apertura s'immerge totalmente nell'estremità della sua polarità femminile. Diventa irraggiungibile, totalmente passiva, fino all'abbandono. È anche il momento dell'apice della fatica, della sensazione di morire: un momento prima della resa e dell'attivazione di nuove, forti risorse.

Tutto questo ti può far sentire impotente, con un forte impulso a fare qualcosa. Ma proprio qui la tua capacità di contenimento e tolleranza del disagio diventa fondamentale per facilitarle questo difficile passaggio, per lasciarla nel suo potere, ma anche per una tua trasformazione.

Se ascolti bene, ti rendi conto che l'espressione del dolore non corrisponde alla sensazione del dolore, ma piuttosto alla grande forza che la attraversa, che sente sollievo nello sfogo.

Puoi vedere anche segni vicini alla gioia sul suo viso ed espressioni che conosci dalla vostra intimità. Puoi sentirti calamitato da lei, risucchiato dalla corrente inarrestabile del travaglio, puoi entrare in una simbiosi affettiva e psicofisica totale.

Seconda testimonianza di Beppe

Nonostante il dolore che provava, aveva una luce del viso particolare, non tanto di chi soffre per dolore imposto, ma consenziente, una specie di sofferenza rituale. Aveva una bellezza come non le avevo mai visto, diversa; dopo le contrazioni il viso si rilassava e assumeva una dolcezza mai riscontrata prima.

In realtà *puoi fare molto. Puoi sostenerla in tanti modi.* Forse ha molto bisogno di contatto fisico, di essere massaggiata, sostenuta, abbracciata. Fa "travagliare", cioè lavorare, anche te.
Forse non vuole nessuno vicino. Allora *puoi proteggere l'ambiente* e cercare di eliminare i disturbi. *Puoi chiudere le porte*, abbassare le luci, chiedere al personale di lasciarvi un po' soli, accompagnare lei in bagno per garantirle un'intimità altrimenti difficile.
Puoi incoraggiare il vostro bambino, parlandogli o facendogli sentire la tua mano rassicurante. Anche lui sta vivendo un momento impegnativo e può avere paura. *Puoi fargli sentire* che lo aspetti, che lo vuoi vedere, conoscere.
Puoi comunicare agli operatori i desideri di lei e informarti sull'andamento del parto.
Puoi preparare insieme all'ostetrica presente il momento dell'accoglimento del vostro bambino e i dettagli dell'assistenza che desiderate.
Puoi far presente i diritti di lei, soprattutto quello di essere informata su tutto.

Sicuramente sei anche ponte tra la vostra situazione intima e i vostri familiari in attesa. Questo comporta un uscire e rientrare frequenti. Valuta se ti è di aiuto o di disturbo. Loro sono la tua potenza ecologica. Forse ti possono rinforzare nella tua valenza ecologica, affinché tu possa rinnovare la tua potenza ecologica verso la tua nuova famiglia in arrivo.

Seguire il ritmo sessuale del travaglio

Lei si prepara alla resa, all'abbandono totale. Tu sei con lei. Avete perso la nozione del tempo, del luogo. Siete in un universo solo vostro.

Lei, del mondo esterno, vede solo i tuoi occhi. Nient'altro esiste al di fuori della tempesta che la sta attraversando.

Tu sei assorbito completamente da lei. Dalla sua intensità. Guardi il suo viso, le sue espressioni. Ti ricordano la vostra intimità. Sono le doglie. È il bambino a portare lei verso l'acme della tensione del parto, ma tu puoi, se vuoi, lasciarti andare con lei, lasciarti prendere e travolgere da questo torrente inarrestabile e fonderti nelle sue acque agitate, incontrando ancora lei e il vostro bambino.

Puoi sentire istintivamente la voce del bambino dentro di te, capire i suoi desideri.
Puoi venire in contatto diretto con la potenza procreativa, con la sorgente della vita.
Puoi tuffarti nell'essenza dell'esistenza.
Puoi affacciarti alla porta tra i mondi, di cui lei è canale e tramite.
Ti apri alla meraviglia, al rispetto di questo processo, alla sua forza, al mistero della donna che ti si svela forse per la prima volta.

Una coppia laica dopo il parto esprime il desiderio di battezzare il bambino. "Abbiamo sentito di aver toccato il divino durante la sua nascita", era la loro giustificazione.

Anche il tuo corpo partecipa, producendo ormoni simili a quelli di lei, seppure in concentrazione minore.

L'ossitocina, detto "l'ormone dell'amore", che aumenta in te ogni volta che fai l'amore, ma anche quando sei in buona compagnia, quando provi affetto, reagisce in modo empatico, quando segui il ritmo sessuale del parto. Le endorfine, gli ormoni del piacere e del legame, crescono di conseguenza, come anche la prolattina, l'ormone della tenerezza e dell'accudimento. Ti preparano ad accogliere il tuo bambino con attenzione e gratificazione.

Ma, ancora una volta, per te non si tratta di un passaggio obbligato, mediato direttamente dal corpo, come invece succede a lei, bensì di una possibilità che puoi scegliere, se vuoi, e che necessita della mediazione di lei, ovvero che puoi vivere solo attraverso di lei, entrando in sintonia corporea e intuitiva con lei durante il travaglio.

Tutto quello che hai affrontato finora durante la gravidanza e la prima parte del travaglio ti aiuterà, ed è la premessa necessaria per fare esperienza della forza sessuale del parto.

Inoltre si devono verificare condizioni ambientali simili a quelle necessarie a lei per potersi abbandonare al parto: un ambiente indisturbato, intimo, un sostegno discreto e l'assenza di macchine che fanno appello costante alla tua razionalità.

Forse la forza dell'esperienza vi fa isolare da tutto e da tutti, e riuscite nell'immersione, malgrado la mancanza di intimità. La sintonia di coppia, una buona preparazione psicofisica, la sessualità condivisa anche in gravidanza, la motivazione, ma anche la presenza, per esempio, di una vasca in sala parto, sono tutti elementi di supporto. Se guardi la nascita da questo punto di vista, ti rendi conto che in fondo essa non richiede altro, se non quanto richiede l'incontro sessuale. Il vostro bambino non può che trarne benessere. È una visione in contrasto con l'asettico modello medico, ma fa parte dell'essenza della nascita. È un grande potenziale quello che la nascita vi offre, un'opportunità unica per la vostra coppia, e il più efficace strumento di sicurezza per una buona salute in gravidanza e nel parto. Sta a te, a voi, restituirle la sua forza.

Il bambino emerge

La fatica si fa sentire, pensi di non farcela, pensi che non finirà più: il presente si è fermato nel presente. Hai perso la finalità di tutto ciò. Vedi lei alla fine delle sue forze, forse implora aiuto, forse chiede il cesareo, o qualsiasi cosa, pur di finirla. Dentro di te lo chiedi anche tu. Ma sai, perché ti è stato detto, che questo è naturale e fa parte del processo. Infatti, all'improvviso cambia qualcosa. Brividi e premiti attraversano il suo corpo. Ci siamo! Il bambino! Il bambino? C'è davvero un bambino? Oddio, diventa reale. Nasce! Si vede la testa! La testa di chi?

Guardi. Vedi trasformarsi la vagina di lei. Vedi una piccola apertura come una fessura e dietro... no, non il vuoto... il pieno. Un ciuffetto di capelli che non sono quelli di lei!

Cominci a realizzare. Rimani catturato, affascinato, incuriosito, incredulo di fronte all'avanzare della testina. Ritornano le forze, la motivazione, la fiducia. Riemergete insieme dall'immersione completa dell'apertura, per prepararvi ad accogliere il miracolo che si sta verificando. Ti viene da incitarla, da spingere con lei. Ritorni nella tua forza maschile, nel *fare*.

L'aria diventa elettrica, l'eccitazione s'impossessa di te e di chi ti è intorno. La tua attenzione si sposta sul bambino che avanza, che ti riporta al concreto. Ma ricorda che ancora si tratta di lasciare che succeda. Ancora la forza femminile insieme con quella maschile devono completare l'apertura e sostenere il bambino nel suo emergere. Può darsi che lei viva questa fase con sensazioni più vicine al piacere che al dolore, può darsi che la fatica e il dolore prendano solo ora il sopravvento.

Come tu sai, la vagina di lei è sensibile al tocco e vuole gentilezza, altrimenti si chiude, trattenendo così il bambino. Più che mai questo momento richiede protezione da forme di aggressioni che possono essere anche soltanto date dall'ambiente o dalle parole. Le aggressioni del tocco, una mano poco delicata creano chiusura istintiva, fino a uno spasmo vaginale trattenente.

Quando lei è libera nel movimento, sceglierà istintivamente un angolo e un atteggiamento che le permettono l'apertura finale senza esporsi. Tu la puoi accompagnare e sostenere fisicamente in questo.

Ancora un momento di fatica estrema. Ancora il tempo si ferma, mentre il bambino preme. La testina avanza, torna indietro, avanza, torna indietro. "Come farà a uscire da lì?", ti chiedi con meraviglia. Sembra impossibile. Vieni piccolo, ti aspettiamo! Coraggio, metticela tutta!

Il tempo della separazione si deve compiere. Ed ecco, all'improvviso, la vagina si spalanca come una grande porta e con lo slancio di una forza arcaica, con grande potenza, emerge grande, tonda, tutta la sua testa, il viso, il corpo... mio figlio... o Dio mio!!!

E in un attimo scivola fuori con una velocità inaspettata dopo la lentezza delle fasi precedenti, intero, intatto, un bambino vero che spalanca gli occhi, la bocca, emette la sua voce... è qui, è lui, è incredibile, è tuo figlio!

Sei invaso da un'onda di sollievo. Forse le lacrime scorrono dai tuoi occhi, lacrime di sollievo, di gioia, di amore, di meraviglia.

Ma quasi ancora più incredibile è la metamorfosi di lei. Si trasforma completamente in un attimo.
Dove prima c'era fatica, c'è forza.
Dove prima c'era sofferenza, c'è gioia.
Dove prima c'era immersione, c'è esplosione.
Tutta la fatica in lei è scomparsa, tutta la tensione scaricata. Come due reduci da un naufragio, due sopravvissuti, o due amanti, vi abbracciate felici prima di realizzare che c'è una nuova persona tra di voi: vostro figlio.

L'accoglimento

L'attenzione si sposta. Eccolo il bambino, sognato, immaginato infinite volte, ma mai realizzato nella sua iniziale fragilità e meravigliosa perfezione. Osservi il suo viso, le sue minuscole dita, il suo corpicino, il suo sesso. Anche se lo sapevi, hai bisogno della realtà che conferma le ipotesi. Soltanto ora senti compiersi le profezie, tutto quello che è stato detto ti si presenta come reale.

Sei padre, hai una famiglia.
Forse vorresti correre fuori e urlarlo al vento, comunicare a tutti l'incredibile novità, sfogare parte della tensione accumulata.
Forse sei ancora immerso nella vostra isola privata, catturato da lui, contagiato dall'euforia di lei, catapultato nello spazio infinito dell'innamoramento che si rinnova, fuso nella vostra nuova triade, perso, stordito, sciolto nella dimora delle emozioni vive. Desideri l'intimità, desideri restare solo con la tua donna e il tuo bambino, desideri prolungare questo momento all'infinito.

Il bambino è nell'abbraccio di lei, persi entrambi in uno sguardo profondo che parla dei mondi. Li vedi e ti rendi conto che ancora sarà così, loro due in una simbiosi inscindibile e tu il loro confine, il loro cerchio che li contiene ambedue. Tu ai margini della percezione e della relazione del bambino.

Un piccolo vuoto s'insinua dentro di te. Dopo tanta attesa del figlio, il figlio non è ancora lui, è ancora parte di lei.

Ma spesso succede che la tua nuova paternità venga chiamata rapidamente all'appello. Se siete in un ospedale, spesso viene tagliato il cordone e "sistemato" il bambino allontanandolo dalla madre, prima di restituirvelo per la prima conoscenza.

A volte vieni invitato tu a compiere il gesto rituale del taglio, della separazione tra madre e bambino. Il maschile ha in sé il principio della separazione, che significa anche evoluzione, esposizione, crescita. Interrompendo la simbiosi materna attraverso il taglio, ritualmente ti prendi la responsabilità della crescita, dell'evoluzione del tuo bambino.

Il bambino vive ciclicamente fasi di simbiosi e fasi di separazioni. Nella fase del passaggio, di circa due ore, dalla vita intrauterina a quella extrauterina, in realtà necessiterebbe ancora della simbiosi con la madre, che gli facilita l'adattamento. Dopo il taglio del cordone, il bambino può essere allontanato dalla madre.

Il bagnetto è il prossimo compito che ti aspetta. Ecco il bambino, indifeso nella sua nudità, nelle tue mani esitanti.

Lo posso toccare?
Com'è piccolo, com'è fragile, com'è forte allo stesso momento! Ancora ti incute soggezione. Vi guardate negli occhi. Ti scruta, ti vuole conoscere, ti riconosce, quando gli parli, quando gli canti, quando lo accarezzi come hai fatto nella pancia. Ti aspetta, ti chiede. Tu lo riconosci. Guardi il bambino e vedi te! Nella frazione di un secondo torni indietro di tutti i tuoi anni. Nuove emozioni sconosciute ti attraversano.
Amore?
Tenerezza?
Voglia di proteggerlo?
Timore?
Forza?
Paura?

Senti nascere un legame che va al di là di voi due. Un legame generazionale, che ti cambia, che stimola la tua potenza ecologica, il tuo senso di responsabilità.

Appena possibile lo rendi alla mamma, affinché lo possa nutrire. Questioni pratiche ti aspettano. La presenza del pediatra ti chiama in causa. Ti vengono chiesti dati, il nome; si parla di dimissioni... La tua parte maschile ritorna in piena attività. Forse ti senti scampato da un incubo e trovi sollievo in queste pratiche, forse dentro di te langui per ritrovare l'intimità con la tua nuova famiglia, per sostare ancora un po' nell'immensa apertura che avete condiviso.

Quando il tuo bambino nasce a casa, hai più spazio per questa intimità. Nonostante ciò, a volte preferisci far da mangiare, mettere a posto, occuparti di cose pratiche, concrete, semplici.

Sono tanti i modi di affrontare questi primi momenti della nascita, ma ricordati che il bambino ha una sensibilità particolare nelle prime due ore di vita e che gli dai un indelebile *imprinting* di arrivo nel mondo. Ci sono bambini che vengono di più per la madre e altri che vengono di più per il padre. Il bambino, quando entra nel mondo, vi vuole vedere entrambi, ma forse vuole vedere in particolare proprio te. Con i suoi occhi spalancati e le sue capacità sensoriali acutizzate dalle adrenaline del parto cerca di cogliere tutto di voi, ma in particolare il vostro viso. Ha una spiccata capacità di mettere a fuoco il viso umano, perché necessita della relazione umana tanto quanto del latte. Alla nascita possiede addirittura la capacità di imitare il tuo viso, la tua mimica, affinché tu ti possa riconoscere in lui e riconoscerlo quindi come figlio. Questo primissimo incontro è un'altra occasione speciale per creare dei "nodi" solidi e duraturi nel vostro legame, tinti dal piacere e dalla gratificazione. Apre in te una grande disponibilità, di cui potrai godere nei giorni successivi, quando i bisogni dell'accudimento si faranno a volte pesanti. Funge da facilitatore per tutto quello che verrà e ti rimarrà nella memoria come un punto di forza, al quale puoi tornare come risorsa nei momenti difficili.

La nascita disturbata

In tutte le culture del mondo, e da sempre, la nascita nella sua essenza viene disturbata. È una caratteristica umana; il fatto che possediamo una corteccia cerebrale ci fa ragionare, interpretare, manipolare... Attorno alla riproduzione ruotano centrali questioni culturali, di potere politico e sociale. Sono in gioco le dinamiche polari dei generi nei loro equilibri e squilibri.

Nelle società a valenza più patriarcale, come la nostra, la forza vitale della polarità femminile che emerge durante la nascita viene tendenzialmente limitata e messa sotto controllo.

È quindi possibile che nel percorso-nascita ti trovi a confrontarti anche intensamente con l'estrema polarità maschile, con la sua parte oscura, con la violenza esercitata sulla tua donna e sul tuo bambino. È possibile in ogni fase del percorso. Le violenze possono essere verbali, psicologiche o fisiche. In particolar modo durante il periodo espulsivo[18], e immediatamente dopo il parto ci possono essere episodi di violenza, come il taglio della vagina, le spinte sulla pancia, la separazione rapida tra madre e bambino, l'accelerazione dell'espulsione della placenta, la "ripulitura" dell'utero, le manovre sul neonato...

Sono tutte manovre senza alcun fondamento scientifico, anzi, si sono dimostrate dannose, ma vengono esercitate in base a una routine di tipo sociale e rituale. Da questa violenza origina un dolore per la donna non compensato dai meccanismi fisiologici, quindi mal tollerato, che rimarrà nella memoria come trauma.

Il confronto con queste violenze ti mette in una condizione di profondo disagio, che può successivamente influire in modo negativo sulla tua relazione con te stesso e con lei. Ti puoi sentire sopraffatto, impotente, aggredito a tua volta, leso nella tua potenza ecologica, nella tua capacità di protezione.

Il confronto con l'arroganza del potere di chi ti sta di fronte ti può paralizzare. Non sei preparato.

Per poter affrontare questa violenza dentro e fuori di te, hai bisogno del tuo istinto maschile intatto, del tuo guerriero interiore, della tua forza selvaggia, della tua polarità maschile integra. Sei chiamato a combattere il cavaliere nero, l'aspetto oscuro del maschile, a incontrare il Minotauro nel suo labirinto.

Le aggressioni e la violenza che ti si presentano risiedono anche dentro di te, nel tuo inconscio, come in tutti gli uomini. Soltanto quando le riconosci e le affronti dentro di te, sarai in grado di affrontarle anche fuori di te. Affrontarle richiede non soltanto la tua forza fisica e morale, il tuo rigore, il tuo coraggio, ma anche la tua astuzia e la tua capacità di tolleranza.

Se soccombi, come la tua donna, danneggi la tua stessa potenza maschile. Se affronti e batti il cavaliere nero, contribuisci alla riduzione delle violenze nel mondo. È il tuo specifico contributo a una maggiore pace nel mondo.

Il contributo femminile è proteggere, nutrire e amare la vita nel suo nascere, accogliere il bambino senza violenza, perché la violen-

---

18. Apice della tensione sessuale.

za crea le radici per sentimenti di rabbia e odio; l'amore, invece, crea le radici di altro amore e della tolleranza.

> Il saggio che vuole cambiare il mondo deve guardare verso il neonato. La vera civiltà inizierà il giorno in cui il benessere di un neonato prevarrà su ogni altra considerazione.[19]

Scaricare la tensione

Tutto è finito. Mamma e bambino riposano beati. E ora? Puoi restare con la nuova famiglia in intimità? Puoi stare ancora dentro questo spazio aperto e delicato (che è stato definito da un neo-papà "l'uovo")? Finché stai dentro "l'uovo", rimani nell'apertura emozionale, che per alcuni giorni si mantiene. Ogni volta che esci, ti sembra di entrare in un altro mondo, che ti è comunque familiare e ti rassicura. Devi lasciare la tua nuova famiglia e andare a casa da solo? Dopo aver condiviso un'esperienza così intensa, la solitudine ti pesa. Lasciarli soli, ritornare nel mondo ordinario, ti riporta anche nella tua parte più razionale, estranea a tutto quello che è successo, mentre le emozioni, ancora fresche, si muovono nella tua pancia, nel tuo cuore.

Si crea un conflitto. Tutta l'esperienza vissuta si sposta in una dimensione di irrealtà. Ti aggrappi ai fatti, alla cronaca dell'evento. Lo comunichi a tutti, con l'orgoglio di chi c'è stato. Ma non puoi elaborarne l'essenza senza di lei, e senza tuo figlio vicini.

Ti senti ancora tutta la tensione accumulata nel corpo. Il tuo corpo non l'ha potuta scaricare con l'espulsione del bambino, né con la condivisione dei primissimi giorni. Forse hai bisogno di uscire, di incontrare amici, forse ti butti nel lavoro, forse nelle tue fantasie senti il bisogno di stare con un'altra donna. È naturale. Mentre la donna vive lo scarico della tensione sessuale del parto, dando alla luce il vostro bambino in modo simile allo scarico della tensione sessuale durante i vostri incontri, tu non hai la stessa possibilità. Puoi però sentire la stessa necessità, quando hai condiviso con lei il ritmo sessuale e la tensione fisica ed emozionale del parto. E puoi proiettare questo bisogno su un incontro sessuale. Quando rimani solo dopo l'esperienza della nascita, succede più facilmente, mentre quando potete restare uniti, potete trovare una forma espressiva a questo bisogno nella vostra coppia.

19. W. Reich, 1942.

Terza testimonianza di Beppe

... E dopo il classico bagnetto ci coricammo tutti e tre abbracciati a letto. Era passata da poco la mezzanotte e non riuscivo ad addormentarmi subito, ma appena sentii il sopraggiungere di un temporale, mi lasciai andare pensando che anche il cielo era stato un po' in tensione e adesso si scaricava...

Forse scarichi la tensione verso l'interno, ti ammali, o nel tuo corpo si manifestano dei dolori. Diventi bisognoso di cure come tuo figlio appena nato. Ti identifichi con lui. Consapevole della necessità di trovare una modalità di scarico della tensione, puoi attivare le tue risorse personali per poterlo fare in modo attivo, senza mettere a rischio la tua salute, o la triade che si è appena formata, la tua nuova famiglia. Parlane anche con la tua donna in modo che sappia comprendere.

Claudio Risé così descrive un elemento del processo di crescita dell'uomo: "L'uomo deve provare anche la propria forza morale e la capacità di accettare la privazione".

Il ritorno alla propria polarità maschile

Dopo la profonda immersione nel mondo della nascita, del primo accudimento, della tenerezza, del femminile, hai bisogno di ritrovare, almeno periodicamente, la tua polarità maschile.

Antichi popoli sapevano di questa necessità. Possedevano modalità rituali per rendere accettabili eventi eccezionali e per integrarli nella vita sociale. L'uomo, in molte culture, accompagna la sua donna nel percorso della gravidanza e della nascita. Con diverse modalità rituali entra in travaglio con lei.

Una modalità conosciuta è quella della couvade[20]. L'uomo mima i dolori del travaglio, si mette a letto, geme, si contorce come se fosse lui a partorire. Manifesta così la sua simbiosi e simpatia verso la sua donna, ma cerca anche di attirare gli "spiriti cattivi", o le energie negative su di sé.
Dice con il suo comportamento, in linguaggio non verbale: "Sono io la persona in travaglio, venite da me". Esercita così una funzio-

20. Per la *couvade vedi anche* a p. 142.

ne da parafulmine, protettiva verso la donna e il bambino nascente. Questo permette alla donna di svolgere il suo lavoro del parto in modo concentrato e indisturbato, in intimità. Probabilmente era anche un modo, per l'uomo, di scaricare la tensione del parto. *Un'altra modalità rituale era quella del "vestimento"*[21]. All'inizio del travaglio l'uomo si spogliava pubblicamente dei suoi vestiti e attrezzi maschili per vestirsi con abiti femminili. Era quindi autorizzato dalla comunità a "fare la donna", ovvero a esprimersi con le sue qualità femminili per entrare nel territorio del parto. Vestito da donna non poteva assumere modalità maschili per accompagnare la sua donna. Alla fine della nascita, dopo la presentazione del bambino neonato, doveva sostenere una prova maschile pubblica di forza o di coraggio, quindi poteva rivestire gli abiti maschili e ritornare nella società dei maschi senza rendersi ridicolo.

La nostra società è priva di rituali simili ed è facile che si creino delle ambivalenze. Da una parte, la partecipazione del padre al parto è quasi un obbligo sociale; dall'altra parte non mancano "battutine" su tale partecipazione nell'ambiente di lavoro, soprattutto se ci sono delle assenze. Ma il bisogno intimo di ritornare alla propria dimensione maschile rimane in te anche oggi.

Può nascere un conflitto tra il bisogno, la tua voglia di aiutare la tua donna nell'accudimento del bambino e il tuo bisogno di "evadere" in attività tue.

L'accudimento attiva le tue qualità femminili, la tua parte materna. Può essere molto naturale per te, quando hai goduto di un accudimento materno positivo, o quando hai esercitato questi aspetti di te attraverso la professione o la vita. Può invece risultarti difficile se hai allontanato questa tua parte, o perché ti procura sofferenza, o perché ti sei orientato maggiormente verso altri aspetti.

La moderna vita di coppia, la famiglia nucleare, l'assenza di sostegni femminili per la tua donna durante il puerperio, ma anche il tuo desiderio di essere un padre presente ti invitano, quasi ti impongono, di partecipare attivamente all'accudimento.

Ma assecondare periodicamente il bisogno di tornare alla tua polarità maschile sortisce un effetto benefico sia su di te, sia sulla tua donna, sia sul vostro bambino. Per te significa affermare la tua

21. Il vestito denota la condizione personale e sociale; in moltissime culture (compresa la nostra) il vestito viene usato in modo rituale anche durante la nascita. Il vestito conferito ritualmente autorizza la persona a comportarsi di conseguenza senza diventare ridicola. Costituisce una sorta di protezione.

identità e sviluppare la tua personalità, prevenendo il rischio di confusione di ruoli. Rimetti in moto la dinamica polare. Aumenterà la tua disponibilità relazionale verso la tua donna e il tuo bambino. Per la tua donna e la vostra coppia crescerà la tensione e il desiderio sessuale, lei si sentirà confermata come donna e nutrita dal tuo affetto e interesse per lei. Il tuo bambino avrà un modello di ruolo chiaro e potrai trasmettergli la polarità maschile per la sua integrazione e completezza.

La salute relazionale, una possibile omeostasi, sta nel trovare un ritmo, un'alternanza tra bisogni personali, bisogni della tua famiglia e bisogni sociali, aiutato dalla consapevolezza di chi sei. Un vero lavoro da equilibristi! Che, sempre in nome della parità, svolgerà anche lei, con la ripresa del suo lavoro, delle attività sociali essendo adesso madre e donna. Ma con differenti accenti polari.

Adriano

La solitudine attende il padre: i modelli ereditati non prevedono una sua presenza "sostanziosa" accanto al neonato. La pressione sociale lo induce a demandare alla madre, in modo da riprodurre il cliché del padre assente, che lavora, e della compagna frustrata che sacrifica al ruolo materno ogni altra forma di realizzazione. La convenzione preferisce la ripetizione di uno squilibrio sofferente alle possibilità inesplorate del maggior coinvolgimento paterno. Ma né il padre è realmente costretto a vivere soltanto di lavoro, né alla donna una maternità "sufficientemente buona" preclude ogni altro orizzonte. Se il padre ricava uno spazio con il neonato, o nell'economia familiare che accoglie il neonato, libera uno spazio equivalente perché le esigenze femminili non si riducano al ruolo materno. In fondo è sufficiente la presenza simbolica di questo spazio, che indica la solidarietà fra uomo e donna. Oggi non è possibile eludere la questione della realizzazione personale, ed è difficile trovare questa realizzazione esclusivamente nel ruolo genitoriale. Questo ruolo riceve impulso e vitalità dal minimo spazio, simbolico appunto, che il padre riesce a garantire per la realizzazione extra-materna della madre.

La contemporaneità offre i due ruoli contrapposti (e sostanzialmente identici) dell'uomo che lavora soltanto oppure dell'uomo che si è trasformato in una madre, cioè in una figura affettiva (almeno in apparenza), ma non contenitiva. Tuttavia andate per giardini, piazze, ludoteche e giostre nei giorni lavorativi; incontrerete mamme, nonne e nonni, ragazze baby-sitter, solo occasionalmente qualche padre che trascorre con i bambini un po' del tempo miracolosamente sottratto al lavoro. Il padre che tenti di avere uno spazio più ampio, seppur secondario rispetto alla madre, non ha alcun riferimento. Né all'esterno, né nella gestione dell'economia familiare.

La regolazione del sé è un meccanismo fondamentale dello sviluppo umano e la capacità del bambino di regolare i propri stati emozionali rappresenta l'acquisizione principale dell'infanzia.
Allan Shore

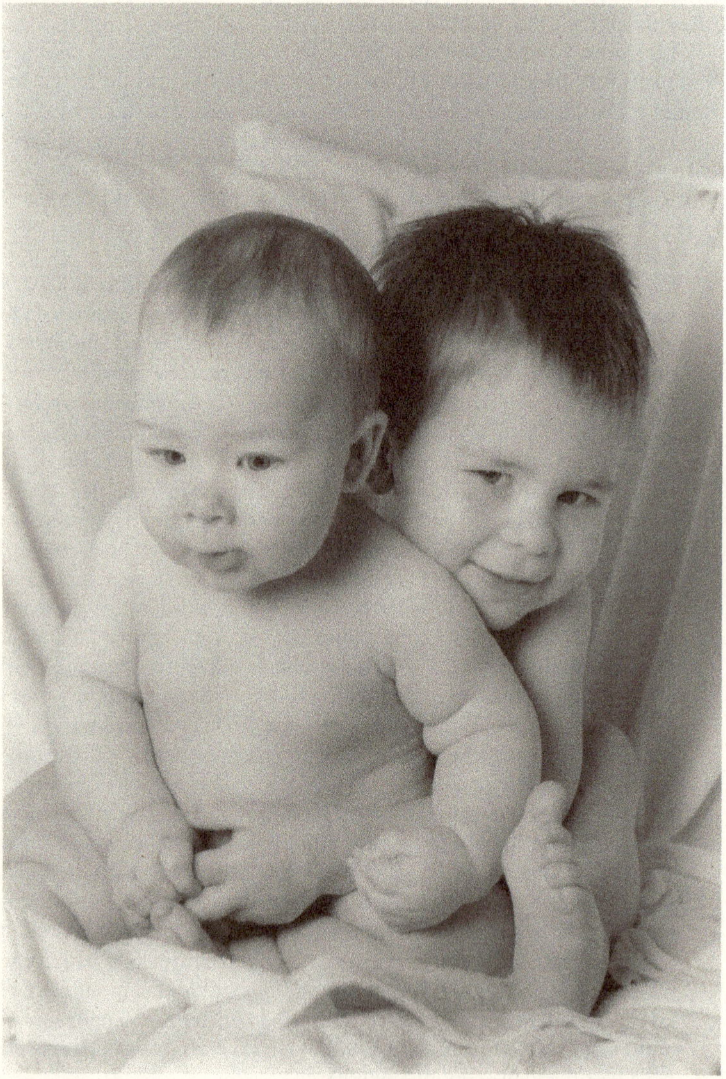

Capitolo 7

Ricevere un fratellino o una sorellina

Se avete già altri bambini, può darsi che vi chiedano *se possono assistere alla nascita* del fratellino o della sorellina.
Forse vi ponete il problema: riflettete su questo.
Forse sono ancora bambini piccoli e la mamma può preoccuparsi per la separazione necessaria.
Forse avete deciso di far nascere il nuovo bambino in casa e quindi vi chiedete come e dove collocarli.
Forse vi interrogate sul tema della gelosia.

Per un bambino l'arrivo di un nuovo fratello è sempre un evento straordinario, che gli richiede di riorganizzare il suo mondo, la sua posizione e la sua identità.

Le sue reazioni sono legate al tipo di temperamento, alla fase di sviluppo in cui si trova, all'età, al grado di simbiosi con la madre, ma anche alla modalità in cui è nato.

Il bambino estroverso

Ci sono temperamenti focosi, egocentrici, estroversi, che occupano il mondo per intero e non ammettono intrusi. Sono pieni di sé e possessivi verso di voi. Un bambino di questo tipo dirà spesso, con idee e con immagini, del nuovo bambino che dovrà essere messo via, da una parte, che dovrà essere tenuto e nutrito da una persona diversa dalla sua mamma. Questi bambini si possono preparare all'arrivo del fratellino inserendo nuove presenze nel suo mondo, con cui impara a dividere il suo spazio. Possono essere altri bambini, animali, può essere l'inserimento in un nido, una ludoteca, un "gruppo giochi". Uno spazio suo dove il fratellino non entrerà. Anche nei primi tempi con il nuovo bambino sarà importante che abbia degli spazi solo suoi, con la mamma, con il babbo, o con un'altra persona dedita a lui. Dovrà imparare gradualmente a inserire questa nuova presenza nel suo spazio. Gelosie passeggere e lotte per l'autoaffermazione saranno inevitabili. Assistere alla nascita può essere importante per lui per diminuire la gelosia, anche se non avrà la costanza di essere sempre presente durante il travaglio e avrà sempre bisogno di una persona che si dedichi a lui.

Il bambino introverso

Altri temperamenti più introversi, bambini meno accentratori, più altruisti, chiederanno un fratellino, lo desiderano. Vogliono condividere con lui giochi e giocattoli. Sono affettuosi fin dalla gravidanza. Non vogliono perdersi nulla. Possono desiderare di essere presenti alla nascita, ma soprattutto non vogliono che la mamma si allontani da casa. Ci sono vari modi di coinvolgerli nella nascita, anche a distanza.

Ma il bambino non deve avere l'impressione di essere dimenticato ed escluso per la presenza del nuovo bambino. Più che alla gelosia, questi temperamenti tendono alla regressione. Vivono una forte identificazione con il neonato e riprenderanno atteggiamenti del bambino piccolo. Avranno bisogno di differenziarsi nuovamente nel periodo dell'adattamento alla nuova situazione familiare che segue la nascita e di ridefinire la propria identità di fratello o sorella grande.

Quando il bambino può assistere alla nascita?

L'età del bambino va posta soprattutto in relazione con il luogo del parto.

Un bambino ancora piccolo ha senz'altro bisogno di un ambiente di tipo domestico e possibilmente dei suoi spazi familiari.

Se la nascita avviene al proprio domicilio, il bambino piccolo ha un ampio margine, anche istintivo, per una sua partecipazione. Può "casualmente" essere nella stanza, quando il bambino nasce, oppure può "casualmente" essere fuori, può addormentarsi nel sonno più profondo della sua vita, oppure andare in cucina a mangiare in piena notte.

In una "casa maternità"[1] l'ambiente familiare si avvicina a of-

---

1. Per quanto riguarda le "case maternità" in Italia, *vedi* "Indirizzi utili" nella *Parte quarta. Schede per approfondire.*

frire simili possibilità. In un ospedale questa flessibilità ambientale è più difficile e la partecipazione del bambino piccolo è da valutare bene insieme con gli operatori presenti.

Un bambino più grande invece, se lo desidera, può accompagnarvi anche in un ospedale. Un assetto di tipo chirurgico o la presenza di pratiche ostetriche invasive, tuttavia, lo potrebbero traumatizzare molto più della nascita stessa. Sono pochi gli ospedali che ammettono bambini, anzi, in genere non sono previsti, ma questo è un tema che potete affrontare con il personale, almeno laddove esiste una stanza familiare, arredata normalmente per il parto naturale.

Quando un bambino, al momento della nascita del fratellino, si trova in uno stato di particolare simbiosi con la mamma, o perché è ancora molto piccolo, o perché sta attraversando una fase di sviluppo che lo riporta dentro la simbiosi, l'arrivo del nuovo bambino e la sua presenza alla nascita possono rappresentare un problema sia per lui sia per la mamma. La mamma è assorbita da lui e si preoccupa di doverlo lasciare temporaneamente, di recargli un disagio. Le è difficile concentrarsi sul nuovo bambino.

Il bambino può avere angosce di morte, con la paura di perdere la mamma. Se questo bambino è presente durante la nascita, la mamma si può sentire inibita e incapace di concentrarsi su di sé.

È importante riconoscere questa condizione prima della fine della gravidanza e stimolare una relazione maggiore del bambino con il padre, o, se lui per qualche motivo non può, con un'altra figura, meglio se maschile. Una figura cui il bambino si possa attaccare, ma che lo porta dolcemente verso l'uscita dalla simbiosi materna, verso la separazione, la differenziazione, la crescita.

Spesso avviene che il bambino cerchi spontaneamente di più il padre nelle ultime settimane della gravidanza. Il ruolo paterno è quello di portare il bambino fuori dalla simbiosi materna, verso il mondo. Se questo ciclo è incompiuto al momento della nascita del fratellino o della sorellina, probabilmente sarà meglio che il bambino non sia presente durante il parto. Non sarebbe in grado di cogliere l'accadimento e di lasciare la mamma libera nel suo lavoro. Ne cercherebbe sempre l'attenzione.

Anche la modalità di nascita dei bambini incide sulla loro qualità di presenza e sul loro desiderio di assistere. I bambini ricordano la nascita, le emozioni provate, gli *imprinting* sensoriali, che non sempre sono di una qualità tale da voler essere riesumati.

Ma, come sempre, assistere a una nascita senza violenza può offrire a ogni bambino anche una opportunità di risanamento.

I bambini sanno

Ma è traumatico, per un bambino, assistere alla nascita del fratellino? La gravidanza materna, ma soprattutto la nascita e la presenza di un bambino neonato, producono nel bambino una regressione immediata. Quello che succede attorno alla nascita e al bambino neonato fornisce numerose ancore che risvegliano la memoria arcaica, la memoria delle impressioni sensoriali, delle emozioni e delle pulsioni inconsce, degli impulsi istintivi.

Il bambino, stimolato da queste memorie, può quindi ritrovarsi sommerso da un caos interiore che non riesce ancora a controllare, oppure a esprimere in modo chiaro e ordinato.

Contemporaneamente, con facilità, riapre la porta tra i mondi e, se è già nell'età della parola, può esprimere dei concetti di una profondità esistenziale che vi lasceranno a bocca aperta. Possiede una saggezza originaria genuina. È ancora molto vicino alla sua esperienza dell'essere nato. La capisce meglio di voi, la teme meno di voi. È ancora viva nel suo corpo.

> *Il bambino in simbiosi con la mamma*
> Mi ricordo una nascita a domicilio: era in arrivo il secondo bambino di questa famiglia, e il primo bambino aveva appena un anno. Mentre la mamma era nella fase del travaglio, al piano superiore, il bambino stava al piano di sotto in braccio al padre. Non poteva sentire la mamma, ma, in sincronia con ogni sua doglia, il bambino piangeva, e appena passata si chetava; piangeva e stava tranquillo nel ritmo preciso del travaglio della mamma. Era ancora in simbiosi fisica con la madre. Ma percepiva anche il ritmo delle contrazioni della sua nascita, ancora fresco e impresso nei sistemi sensoriali del suo corpo. Non aveva ancora potuto organizzare questa memoria. Quindi reagiva con tutto il suo corpo e il suo essere in modo globale.
>
> *"Vieni mamma, ti aiuto io..."*
> Una bambina di tre anni, nata a casa anche lei con un parto molto veloce, mi apre la porta. Trovo la sua mamma già in travaglio avanzato, seppure iniziato solo mezz'ora prima, ed era chiaro che il bambino sarebbe nato di lì a poco. Le doglie erano intense, lei concentrata nella respirazione e vocalizzazione forte. Era sola in casa, perché non aveva avuto il tempo di avvisare il marito al lavoro.
> La bambina non dava il minimo segno di spavento o disagio. Aveva un perfetto controllo di sé ed era bene in contatto con quello che stava succedendo. A un certo punto chiedo alla mamma se vuole restare là, in bagno, per la nascita della nuova bambina o se desidera spostarsi in

camera. Lei mi rispose tra una doglia e l'altra che avrebbe voluto spostarsi in camera, ma non sapeva se ce l'avrebbe fatta. La bambina disse senza esitare: "Vieni mamma, ti aiuto io, appoggiati a me".
Vedendo la fiducia e la forza della bambina, la mamma sorridendo la seguì e immediatamente nacque la sorellina. La bambina la accolse con la meraviglia e la tenerezza totale di cui solo l'anima pura di un bimbo è capace. La prese letteralmente "in carico". Solo dopo questo accoglimento arrivò di corsa il marito e si trovò di fronte alle nuove dinamiche familiari già stabilite. Questa bambina ha dimostrato una buona organizzazione interiore, una buona identificazione e una buona capacità di interagire con l'evento nascita, tutti segni di un ottimo potenziale di salute e di maturità.

I bambini sanno e dispongono di risorse spesso superiori alle vostre. Ma non tutti i bambini sanno organizzare bene il loro sapere. Per l'organizzazione interiore a volte hanno bisogno dell'adulto. A volte hanno bisogno che parliate con loro della loro nascita, di tutto quello che è successo, anche delle cose spiacevoli, dei perché di vostre scelte e comportamenti, delle differenze che ci potranno essere questa volta...

Insomma, dovete raccontare loro la verità, tutta la verità, non importa quanto piccoli siano. Possono capire. Questo li aiuta a riorganizzarsi, a orientarsi, a collocare le cose al loro posto. Hanno bisogno di avere la sensazione che il mondo sia prevedibile e controllabile. Questo dà loro la capacità di interagire con gli eventi in modo attivo. Naturalmente, per poter fare questo, dovete avere fiducia che loro siano in grado di sapere, di capire, di elaborare. In questo modo non solo aiutate loro nell'adattamento alla nuova situazione, ma prevenite anche la gelosia o il senso di esclusione che il bambino può vivere.

La capacità di scegliere

I bambini sono capaci di scegliere. Esercitano questa capacità in modo implicito oppure in modo esplicito.

Se hanno una buona organizzazione interiore lo chiedono direttamente, esprimono il desiderio, oppure danno per scontato di esserci, non concepiscono l'essere esclusi.

Se pensate che non ci sia la possibilità di una loro partecipazione, dovete spiegarglielo, discutere con loro le vostre scelte, motivarle e offrire dei compromessi accettabili del tipo: " Sarai il primo cui telefono per dirlo, non appena è nato"; "Potrai venire subito dopo a salutarlo", "Ti tengo informato su tutto"; "Vorrei tanto che tu fossi con noi, ma là non è proprio possibile"...

Nel caso invece ci sia la possibilità che il bambino (o i bambini) possa essere presente, anche se lo vedete deciso e sicuro di sé, è necessario prepararlo. Sebbene si ricordi della sua nascita a livello istintivo, il bambino può essere sorpreso dalle espressioni della mamma, più che dall'intensità dell'evento. È anche possibile che dica chiaramente di non voler essere presente, o di voler essere coinvolto solo a un certo punto, per esempio subito dopo la nascita.

Quando un bambino si trova in una fase di transizione nello sviluppo, fase in cui perde facilmente l'orientamento, sceglie in modo implicito, istintivo. Non si esprime a proposito. Quando toccate l'argomento con lui, fa finta di niente o parla d'altro. Significa che ancora non si sente in possesso di tutti gli elementi per decidere. Deciderà con il suo istinto al momento.

Quando la nascita avviene a casa, questo tipo di bambino sviluppa dei comportamenti del tutto al di fuori dalla sua *routine*, indipendentemente dall'età. Per esempio, un bambino che dorme sempre profondamente tutta la notte, si sveglia esattamente nel momento in cui affiora la testina del nuovo bambino ed è là per dargli il benvenuto. Sogno e realtà si mescolano e si trova in uno stato estremamente ricettivo. L'intensità, la tenerezza e la meraviglia che i bambini esprimono di fronte al neonato sono profondamente commoventi. Oppure c'è il bambino con il sonno leggero, che si sveglia spesso e invece, quella notte, dorme profondamente senza svegliarsi mai, nonostante i suoni forti e il pianto del neonato.

Può essere che un bambino sia stato presente per tutto il travaglio e al momento dell'espulsione sparisca in un'altra stanza.

Può darsi che un bambino ancora molto piccolo si svegli piangendo nel momento della nascita del fratellino, non perché è spaventato, semplicemente per la memoria che si accende. Questi comportamenti mi hanno insegnato che i bambini si sanno autoregolare. Sanno esattamente che cosa possono tollerare e che cosa no. Quando l'evento dovesse diventare traumatico per loro, si sanno proteggere. Naturalmente devono avere la libertà di muoversi e il giusto sostegno.

Spesso, durante le doglie, quando la mamma vocalizza, canta, o esprime in altro modo il dolore, ho visto puntati su di me gli occhi dei bambini presenti, con un punto interrogativo. Vedendomi tranquilla, mentre confermavo loro che era normale e che succede così quando il bambino vuole uscire, si tranquillizzavano immediatamente. Avevano solo bisogno della conferma. Spesso li ho visti cantare con la mamma, massaggiarla, incoraggiarla, con una costanza e un amore incredibili. Come se conoscessero il duro lavoro del parto, e forse è proprio così! Affrontano l'intensità del momento con grande naturalezza e confidenza, più di tanti adulti.

Sicuramente un bambino non si sente escluso se gli viene data la possibilità di esserci o non esserci, la possibilità della scelta. Si sente rispettato, sente la fiducia in lui, oppure si sente protetto, se voi genitori capite che non è in grado e lo affidate a una persona in un luogo sicuro per lui. Rispetto, relazione, attenzione, considerazione e dialogo sono le premesse per accogliere insieme, nel nucleo familiare, il nuovo membro. È un'esperienza che può rinsaldare i legami, facilitare l'adattamento futuro e unirvi nell'amore che sgorga da un'avventura intensa condivisa insieme.

I ricordi della nascita

Possiamo tutti ricordare la nostra nascita. Oggi anche le nuove ricerche psicologiche lo confermano. Tecniche come l'ipnosi, lo psicodramma, le respirazioni profonde tratte dallo yoga, l'immersione in acqua, tecniche corporee specifiche ci possono mettere in contatto con le nostre memorie inconsce.

Ma da sempre queste memorie emergono nei nostri sogni, sotto forma di sensazioni forti. Passare attraverso una strettoia e uscire in una grande luce, oppure rimanere intrappolati senza possibilità né di tornare indietro né di andare avanti, cadere nel vuoto, sentire il proprio corpo invaso da mani, sonde e altro, essere sommersi sott'acqua cercando di salire alla superficie con la paura di non farcela, trovarsi in una stanza buia sono immagini oniriche ricorrenti.

Non sempre le memorie rievocate nei sogni e nelle terapie coincidono con il racconto dei genitori. Ciò indica che il bambino ha un proprio vissuto nel suo venire al mondo e proprie percezioni della sua nascita, indipendenti dai vissuti materni.

Le memorie sulla nascita di tipo fisico, sensoriale, che affiorano raccontano di percezioni come l'essere afferrati per la testa, essere spinti violentemente, essere afferrati dai ferri[2], essere bloccati senza più via d'uscita. Senso di soffocamento o di confusione improvvisa e nausea, in caso di arrivo di un'anestesia, sensazioni di disgusto per l'arrivo di farmaci nel liquido amniotico, sensazioni di paralisi quando sono stati usati tranquillanti o sedativi del dolore,

2. Sicuramente un riferimento al forcipe.

sensazione di essere afferrati bruscamente e di cadere nel vuoto, e tante altre ancora, emergono nel *ricordare*. Ma anche la memoria emozionale affiora: paura di non farcela, paura di morire, paura di soffocare, paura di essere abbandonato, scoraggiamento, sensazione di essere bloccato nello slancio, di essere spinto contro volontà, forzato, sono le emozioni di una nascita difficile.

Sensazioni di forza, propulsione, direzione, determinazione, gioia, soddisfazione, accoglienza, sensazione di approdare sono le emozioni di una nascita fisiologica. Nella realtà questi elementi si mescolano, perché le esperienze si svolgono sempre tra due polarità. Una particolare suscettibilità sensoriale verso determinati stimoli può riflettere il tipo di *imprinting* natale.

Spesso queste sensazioni si manifestano nei sogni in momenti particolari dalla vita, prima di prendere delle decisioni, nelle situazioni difficili, durante l'incontro sessuale. Fanno parte della matrice di base della personalità.

Ma, dalle ricerche svolte da un noto psicologo perinatale[3], sembra che i bambini ricordino anche le scene ambientali che si svolgono nel luogo della nascita, ancora prima di essere usciti dalla pancia. Sentono e capiscono le frasi degli operatori e le vostre, dicono di vedere l'operatore che si mette i guanti, che prende i ferri. Questa realtà potrebbe trovare coincidenza con la teoria antroposofica, la quale sostiene che l'anima dei bambini è situata attorno al corpo materno ed entra nel loro corpo solo al momento della nascita. Secondo questa visione è immaginabile una coscienza e una capacità di osservazione del bambino non nato molto più ampia, che spazia dall'interno della madre all'ambiente esterno.

L'adulto sotto ipnosi riesce a dare parole alle memorie sensoriali e fisiche, un bambino piccolo non ne è ancora capace.

Moltissimi racconti riferiscono il disagio del trasferimento in ospedale, della scomodità della macchina, dove si sente la testa compressa, dell'agitazione in accettazione, dell'intrusione degli operatori. Molti raccontano disagio e preoccupazione quando non sentono la presenza del padre.

Al momento dell'espulsione non amano essere afferrati, vogliono fare da soli, con le proprie forze, vogliono seguire il forte impulso del loro corpo. Si sentono frustrati se qualcun altro lo fa per loro. Quando c'è un contatto sgradevole con la loro testa, preferiscono tornare indietro, bloccano lo slancio dell'espulsione.

3. D. Chamberlain, 2000.

Sentono facilmente freddo alla testa, quando emerge. Alla nascita la maschera sul viso degli operatori dà loro particolarmente fastidio. Un neonato infatti è molto focalizzato sul viso umano. La separazione dalla madre, la preoccupazione per il taglio del loro cordone, le procedure assistenziali come l'aspirazione, le gocce negli occhi, le punture, luci forti, freddo, la culla ospedaliera, la *nursery* sono tutti eventi riferiti come traumatici.

Molti adulti regrediti nel loro essere bambini riferiscono di veri e propri sentimenti di lutto, quando non vedevano più la madre ed erano soli in *nursery*. Non capivano il perché.

Per contro, ogni parola gentile, ogni gesto affettuoso risultava di grande conforto e la ripresa del contatto con la madre, ma anche con il padre, rimetteva tutto a posto.

Le parole pronunciate durante la nascita sono di grande importanza. In molti ricordi il bambino si lamentava perché si parlava di lui, ma non con lui. Rivolgete la parola direttamente al bambino, sia in pancia sia da neonato, e ditegli frasi di benvenuto e di apprezzamento. Lo renderete felice. Spiegategli sempre che cosa sta succedendo e dov'è la mamma, come sta e dov'è il papà, in caso di divisioni. Se accordate ai vostri bambini questa capacità di consapevolezza, la capacità di comprendere i propri bisogni e di percepire le dinamiche ambientali attorno a loro, potete parlare loro di qualsiasi cosa sia successo, a qualsiasi età. Li aiutate a capire quello che per loro era o è incomprensibile. Essi percepiscono sempre la verità, la vostra verità emozionale e di pensiero, ma hanno bisogno di voi per capirla, per darle un ordine, per inserirla in un loro schema del mondo e della vita che si stanno costruendo.

Quando arriva un nuovo bambino in famiglia, i bambini più grandi vi osserveranno per come vi comporterete con lui e vorranno che gli diate cure e attenzioni quante e più di quelle che avete dato loro. Può darsi che vi tratteniate nelle coccole per la paura di creare gelosia. Ma i bambini più grandi si rivedono nel neonato ed è come se vi mettessero alla prova: "Voglio vedere se lo amano veramente, allora ho la conferma che amano anche me, che hanno amato anche me, quando ero piccolo".

La nascita di un fratellino offre un'opportunità unica per rielaborare con i bambini già presenti le loro memorie della nascita e per superare insieme con loro eventuali traumi che ci sono stati.

Per i bambini che sono nati senza traumi, assistere alla nascita del fratellino può voler dire poter rivivere l'estasi provata al loro arrivo nel mondo e la esprimono con un'intensità e una gioia eccezionali, e sono anche capaci di trasferirla sul nuovo nato e su di voi, restituendovi il vostro amore a piene mani.

La donna incinta e partoriente è una forza elementale
come la gravità, le tempeste tuonanti, i terremoti e i tornado.
Per comprendere le leggi del suo flusso energetico devi amarla
e rispettarla per la sua magnificenza e allo stesso momento
studiarla con l'accuratezza di uno scienziato.
Ina May Gaskin

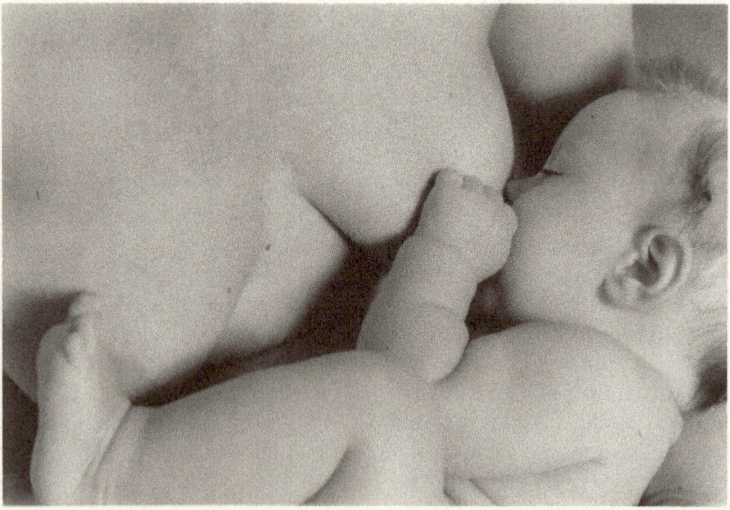

Capitolo 8

Il racconto di una nascita elementale[1]

Sento che sono vicina. Le onde crescenti delle ultime settimane all'improvviso si sono calmate. Anche il bambino dentro di me è immobile, siamo in ascolto, in attesa. La calma prima della tempesta. Mi sento come un fiume prima della cascata. Le mie acque appaiono immobili, un lucido specchio del mondo, ma nella profondità sento che tirano, sento una forza che mi trascina sempre più vicino alla voragine, un po' con il desiderio di raggiungerla, un po' con la paura di perdere la terra sotto di me, di liberarmi nell'aria, nell'incognita, senza più confini né argini. Una fitta decisa, ecco che tutto comincia. Sono sull'abisso e una forza arcaica mi spinge, mi trascina in un vortice irresistibile, è più forte di me. Il torrente libera spumeggiante la sua forza e cade nel vuoto.

Sento l'eccitazione come quel giorno, quando ho fatto il test di gravidanza e ho saputo di aspettarti, bambino mio. Ero orgogliosa, felice, eccitata, ma allo stesso momento piena di paura. Pensavo: e ora? Che cosa mi succederà? Sarò in grado? Come cambierà la mia vita? Roberto mi vorrà ancora bene? Gli piacerò sempre? E poi mi sono sentita un po' depressa, mi sono sentita anche male, il mio corpo sembrava non appartenermi più, sembrava andare per i fatti suoi, mi sembrava di essere troppo debole per un compito così grande, a volte non capivo più se veramente ti volevo ancora e mi vergognavo a quel pensiero. Anche allora ho perso la terra sotto i piedi e le acque del cambiamento mi hanno travolto. Poi ho capito che dovevo fermarmi un attimo, per permetterti di mettere le tue

1. È il racconto della nascita di Alessandra: rappresenta la sintesi di un'esperienza fisiologica, di una vera nascita elementale.

radici dentro di me, di creare le basi per la tua esistenza, per permettermi di trovare un adattamento e di aprire dentro di me uno spazio per te. Non è stata facile questa passività per me che sono una donna attiva. Avevo paura di perdere la mia autonomia, di dipendere da Roberto, di perdere la mia identità e libertà. Ma poi ho capito che era per ricevere te, bambino mio, e quando ti sei fatto sentire, mi hai aiutato; le forze sono tornate. Speriamo che succeda così anche ora.

Un'altra fitta, un respiro, fai sul serio! Nascerai e fra poco ti vedrò. Ma prima so che devo affrontare un viaggio difficile, un viaggio attraverso la forza trasformatrice del fuoco, del dolore, un viaggio al mio centro e dal mio centro fuori da me, verso la vita. Sono affascinata e curiosa del mistero che appartiene solo a noi donne. Una fatica, una condanna per le donne, diceva mia madre, un'esperienza elementale profonda di me, spero io.

E tu, bambino mio? Qual è per te il viaggio? Da dove vieni veramente? Dov'eri prima di essere in me?

So che anche tu sentirai il cambiamento, imparerai qualcosa sui contrasti e sui ritmi di questa vita, attraverso le contrazioni e le pause di rilassamento, imparerai a lottare e a decidere. Dal tuo mondo acquatico conoscerai il fuoco, dinamico, ardente, veloce, lo sentirai nelle tue vene e nel tuo corpo, ti aiuterà a vivere. Ma io ti proteggerò ancora con le mie acque, con le acque del mio grembo, spero, fino alla fine, e con le acque dei miei ormoni protettivi, frutti del mio dolore. Volentieri affronterò il dolore, sapendo che protegge te e anche me dai pericoli di questo nostro viaggio.

Un'altra fitta, un respiro più profondo, certo, fa male. Per fortuna passa presto, e ora sto di nuovo bene. Roberto dorme, non sa ancora niente. Voglio aspettare a dirglielo, sennò si spaventa e mi vuole portare subito in ospedale. E poi ho voglia di assaporare queste prime sensazioni da sola, con me e con te, bambino mio. Come quando ho saputo di aspettarti. Per qualche giorno volevo sentire, capire, sola nella mia intimità. Non so ancora bene come prendere il dolore, mi ci devo abituare. E poi mi devo abituare all'idea di quest'esperienza che mi porterà in terre sconosciute. Devo prepararmi all'immersione. Per ora ho ancora bisogno della terra familiare di casa mia, di sentirla sotto i miei piedi, sentirne l'odore abituale; ho bisogno di fare i gesti della vita quotidiana, mangiare cibo solido, preparare le riserve energetiche. Tutto ciò mi dà sicurezza, fiducia; guardo gli oggetti della mia casa, la culla che ho preparato per te. So che rimarranno lì, stabili e sempre uguali, e che li ritroverò ancora uguali, mentre io sarò cambiata. Mi danno sicurezza e fiducia anche i miei “strumenti”, che ho elaborato durante gli incontri con le altre donne in gravidanza. So come comportarmi per adattarmi alle varie fasi del travaglio, conosco le incredibili capacità del mio corpo e mi fido di lui, ho sperimentato la penetrazione profonda del mio respiro e la sua capacità di sciogliere le tensioni e i piccoli dolori, le vibrazioni della mia voce e il senso di apertura e benessere che mi dona il canto, la libertà che trovo nel movimento e nella danza; ho contattato la stabilità della terra che mi offre forza e coraggio, la fluidità dell’acqua che m’invita all’abbandono e mi porta dentro alle mie emozioni, la volontà del fuoco che mi aiuta a decidere, a scegliere, a lottare, il sapere dell’aria e il suo onnipresente respiro, che mi porta al di là di ogni difficoltà.

Ma nonostante tutto questo sono di fronte a un’incognita: la mia esperienza. Nessuno può dirmi come sarà, la posso solo vivere. Mentre le fitte vanno e vengono e il tempo passa, mi lascio gradualmente aprire verso quello che viene, comunque sarà. E poi so che alla fine verrai tu, bambino mio.

Le fitte si addensano, mi coinvolgono sempre di più, quando ne arriva una mi sento travolgere e devo fare appello al mio respiro, sento il bisogno di aggrapparmi a qualcosa, qualcuno, un argine, un appiglio, una presenza, l’altra faccia del fuoco: l’affetto e l’amore di Roberto.

Lo sveglio. In un primo momento si spaventa, si agita, vuole chiamare aiuto, ma lo rassicuro, gli dico che ci vuole tempo e che ho solo bisogno di sentirlo vicino a me. Il silenzio della notte ci aiuta a immergerci nella nostra intimità e sento con grande sollievo come, nel nostro abbraccio, le prime tensioni accumulate si sciolgono e ritrovo la fiducia nella mia possibilità di affrontare quest’esperienza che mi coinvolge sempre di più. Piano piano ci lasciamo prendere dal ritmo ipnotico del susseguirsi delle contrazioni e delle pause di benessere tra un dolore e l’altro: immersione-emersione, dentro di me-fuori di me con Roberto, apertura verso di te, bambino mio-ritorno a me, donna. Quando ho cominciato a sentirti muovere nel mio grembo, bambino mio, mi hai chiamato a te con i tuoi calcetti, alla fusione tra noi, e quando mi sono immersa in me per poterti sentire e poter parlare con te, ho perso i contorni della mia individualità e mi sono tuffata in una dimensione più ampia, infinita, incontrandoti. So che ancora appartieni a un mondo a me sconosciuto, che sei in mezzo tra i due mondi e fino al tuo primo respiro non si saprà quale mondo sceglierai. Ma io già ti amavo quand’eri un puntino invisibile dentro di me, ti volevo e ti voglio con me in questa vita e così ho imparato presto come nutrirti, attraverso i tuoi sensi molto aperti, con i quali fai esperienza di questa nostra vita. Attraverso i miei pensieri e le mie immagini ho cercato di inviarti frammenti di bellezza, attraverso il cambiamento dei miei ritmi quotidiani ti ho insegnato l'essere attivi e passivi, attraverso gli incontri intimi con Roberto ho continuato a nutrire la tua forza vitale, la stessa con la quale sei stato concepito e che ti porterà al mondo, la stessa che ora mi sta attraversando con una potenza mai sperimentata prima. Anche Roberto, tuo padre, lo sai, ti è vicino e aspetta di abbracciarti, come ha fatto tante volte, quando abbiamo respirato insieme, quando le sue mani si sono avvicinate a te e ti hanno rassicurato sulla sua presenza e guida, quando ci siamo amati e ti ha nutrito con il suo sperma, con la sua forza maschile, di cui sei fatto per metà. Ma anche quando c'erano delle ombre tra di noi, quando le paure e le preoccupazioni hanno preso il sopravvento, tu eri sempre al centro dei nostri pensieri. Se abbiamo lottato, era per crearti uno spazio dentro di noi e con noi.

Che emozione, quando abbiamo cominciato a riconoscere il tuo corpicino, la tua schiena, i tuoi piedini, quando Roberto, appoggiando l'orecchio sulla mia pancia ha potuto sentire battere il tuo cuoricino, che da allora ha ascoltato ogni giorno, quando la mia pancia, il mio corpo, il mio essere, ha cominciato a espandersi, ad aprirsi a dimensioni nuove di me, di te e della vita! Incontrando te, ho incontrato me! Che incredulità e meraviglia, quando nei miei sogni ti ho incontrato già più grande, quando mi hai detto chi sei, quando mi hai parlato attraverso simboli e immagini antiche quanto il mondo, quando ho capito che sai! Mai sospettavo l'esistenza di tali dimensioni!

Adesso, in modo più concreto, attraverso il dolore mi sento ancora proiettata in questa dimensione, verso di te, verso un'apertura ancora più grande, che mi cambierà ancora di più. È più difficile e non so se posso resistere, ma il dolore mi spinge inesorabilmente verso la meta, non posso che abbandonarmi alla sua forza e determinazione. Ma so che ci sei tu, che mi aiuti, quindi anch'io cerco di aiutarti, so che il mio dolore protegge te dal dolore della nascita attraverso le meravigliose risorse che vengono attivate nel mio corpo, capace di proteggerci tutti e due. Le acque del mio corpo, i miei ormoni, spengono il fuoco del dolore e lo trasformano in aria, gioia pura.

La tensione cresce, la corrente aumenta, mi trascina via con forza sempre maggiore, ho paura! Ho paura di annegare, di non poter più respirare, di morire! Il mondo esterno è scomparso. Io non sono più. Sono in balìa di una tempesta di vita che mi scuote e mi fa girare in tutte le direzioni; tu, bambino, sei lontano. Non esiste più il tempo, più lo spazio, più contorni, solo la tempesta, una forza potente mai sospettata, e Roberto, la mia unica ancora, le sue mani, il suo corpo, la sua voce, il suo respiro. Lui è l'unica cosa che conosco veramente in questo momento.

Eppure respiro, eppure canto, eppure il mio corpo si muove in una danza arcaica. Sento vampate di calore inondarmi[2], sento svegliarsi emozioni potenti: rabbia, esaltazione, terrore, disperazione; le lacrime scorrono[3], sento il bisogno di aggrapparmi, di trovare un argine, di sentire la terra sotto i piedi[4], sento di appartenere a un rito antico che mi collega all'universo intero, e respiro, respiro, respiro[5]... Sono in balìa degli elementi. L'intensa corporeità e l'intensa emozionalità si fondono nel mio dolore organico. Il dolore mi spinge, mi spinge incessante verso il movimento, mi fa piegare, ruotare, camminare senza sosta, mi indica la strada in ogni secondo: "Per di qua, no, là no, c'è troppa pressione, spostati, fai spazio, il bambino scende, ruota, girati, aprigli la strada, dagli la precedenza, così va bene, ah, è meglio!".

Passano le ore, sono stanca, ho paura di non avere la forza per andare avanti ancora così. Il mio corpo mi aiuta, le contrazioni diradano, posso riposare un po'. Ma ecco subito la paura: si fermerà tutto? Non sarò in grado di farti nascere, bambino mio? Potresti soffrire? Oh no, piuttosto soffro ancora io per te. Roberto sente la mia paura. Mi rassicura. Mi aiuta a riposare e a recuperare le energie. Mi dà coraggio. Dolcemente mi massaggia i piedi e riesco a distendermi, ad appisolarmi un po'. Il suo amore è un grande conforto per me. È un momento di riposo anche per te, bambino mio. Ancora un momento di calma prima della tempesta finale. Sono felice di vederti presto, spero che tu sia pronto per venire da noi.

La pace dura poco. Le contrazioni riprendono con vigore. Mi spingono nel buio. La tensione cresce, cresce..., mi sommerge, è troppa, no! Non è possibile! Non ce la posso fare, ho bisogno di aiuto. Voglio smettere, voglio uscire da questa situazione, mi arrendo, fate di me qualsiasi cosa, non ce la faccio più!

Il mio corpo comincia a tremare, dalla sua base erompono scosse come da un terremoto e con i primi premiti si annuncia l'ul-

2. L'elemento fuoco.
3. L'elemento acqua.
4. L'elemento terra.
5. L'elemento aria.

tima fase del parto. Allora capisco che sei lì, molto vicino alla porta del mondo e che mi lascerai, bambino mio. No, non mi lasciare! Sì, vai! Prenditi la tua vita! Ancora un attimo di dispiacere, di paura: come sarai? Sarai quello che ho sempre pensato? O sarai diverso? Che cosa porterai nella mia vita? Pensieri fuggevoli, attimi, non mi posso più fermare, è iniziata la scarica dell'immensa tensione accumulata. Onde di contrazioni involontarie, ritmiche, attraversano tutto il mio corpo e la mia vagina. Un po' le riconosco dai momenti d'amore con Roberto, anche se sono di una potenza infinitamente maggiore, quindi mi ritrovo in una parte di me. Posso indirizzare la mia attenzione verso quello che succede. Un'altra onda potente che attraversa il mio corpo, uno scoppio, uno scroscio di acque limpide lungo le mie gambe, la tua casa acquatica non c'è più, dispiacere, sollievo, la tensione molla per un attimo, ma poi riprende subito, la tua testina che avanza, avanza, la posso toccare! Ti posso sentire con le mie dita, ancora dentro di me. Che sensazione incredibile, sentire un'altra persona dentro di me! Perché altro da me sei diventato da questo momento. Come altro ti ho sentito quando hai cominciato a premere con la tua testolina verso il mio bacino alla fine della gravidanza, quando il tuo corpicino si poteva sentire ben distinto dal mio, quando hai cominciato a dormire e a stare sveglio in momenti diversi da me, quando hai cominciato a manifestare le tue preferenze rispetto a suoni, musiche, cibi, movimenti, posizioni, voci e persone, negli ultimi mesi prima di nascere. Ti sei fatto conoscere e ora so chi sei, so chi nasce, ti saprò riconoscere. Ora con la mia mano ti posso dare il benvenuto ancora dentro di me. Roberto può intravedere la tua testolina e rimane esterrefatto. Per lui è la prima percezione concreta di te. È già commosso.

Non c'è tempo per i pensieri. Le ondate sono ancora dolorose, il tuo avanzare mi procura un forte bruciore in vagina. Roberto mi ricorda: piano! Vai piano e respira. Respira e lasciati aprire ancora un po'. Apri la strada al nostro bambino con il respiro! Cantiamo insieme, cantiamo il benvenuto, cantiamo il dolore, cantiamo l'eccitazione, cantiamo lo sfogo, cantiamo... le ondate si trasformano in spinte, tutto il mio corpo spinge, è un movimento involontario, viene da sé, non sono io che lo faccio, è la forza della vita che mi attraversa. Cedo, lascio che succeda, sento, sento, sento, sento, la tua testa, ah, quant'è grande, canto ancora, poi un urlo primordiale, autentico, fuori da ogni schema e controllo, erompe dal profondo della mia pancia, segue un sollievo improvviso, poi ancora un'ondata, poi uno scivolare caldo e morbido, uno scroscio d'acqua, ah! sollievo, sollievo... Una vocina! Un pianto! Una musica celeste! Sei arrivato! Sei con noi in questo mondo! Sei tu? Sì, sei proprio tu, sei quello che ho incontrato nei sogni, sei quello che ho incontrato dentro di me, nella mia profondità, sei quello che ho pensato insieme a Roberto, sei anche altro, ma sei tu.

Quasi non oso toccarti nella tua purezza. Ma ecco, apri gli occhi e mi cerchi, le mie braccia si protendono, le mie mani ti accarezzano e poi ti prendono e ti portano sul mio cuore; ce l'abbiamo fatta! Roberto, dove sei, unisciti a noi. Siamo tre, siamo uno. La felicità ci travolge con la stessa forza con la quale ci ha travolto il dolore. Ma rimane solo la gioia e un'infinita gratitudine e tenerezza.

È nata Alessandra

Tutto si calma attorno a noi. Anche Alessandra è silenziosa e mi scruta con i suoi occhioni grandi e intensi. Vi vedo i riflessi dell'infinito. Vi vedo un essere che viene da lontano e sa tante cose. Più di quante ne sappiamo noi, io e Roberto. Sarà lei a guidarci? Saremo noi a guidare lei?

Sicuramente vogliamo proteggerti e nutrirti, affinché tu possa crescere serena. So che il mio corpo è ancora il tuo rifugio, anche se ora non sei più dentro di me, ma nelle mie braccia. So che hai bisogno di ritrovare il mio odore, la mia voce, per capire dove sei. So che hai bisogno delle mie braccia, che ti tengono e ti avvolgono simili all'utero, del calore del mio corpo simile alle acque, del mio seno pieno di prezioso colostro, simile alla placenta che ti nutriva. Infatti le tue manine cominciano a esplorare e a muoversi lievi sul mio seno con una carezza di tenerezza infinita; con la tua boccuccia cominci a leccare e a cercare il capezzolo, lo annusi, lo lecchi, lo esplori finché all'improvviso lo prendi tutto in bocca e cominci a succhiare vigorosamente. Che forza! So che ce la metti tutta per assicurarti la sopravvivenza su questa terra, che significa nutrimento e una persona che ti cura e ti ama. Per questo dobbiamo conoscerci subito, per cementare questo nostro legame d'amore che già da molti mesi abbiamo coltivato. I nostri corpi sono particolarmente predisposti a ciò, la natura ti ha dotato di una forza biologica straordinaria, originata dalle mie contrazioni, che ti aiuta a orientarti nelle primissime ore e a procurarti tutto quello di cui hai bisogno; il mio dolore mi ha aperta fisicamente ed emozionalmente e mi ha preparata ad accoglierti dentro di me, all'immensa gioia e allo sgorgare di un amore che durerà per sempre, mi ha permesso di toccare un momento di eternità.

Non ci sono parole per descrivere la gioia pura, questo momento in cui il mondo si è fermato. Non esiste più né tempo, né luogo, solo questa gioia indescrivible e irripetibile che fa scomparire la stanchezza, il dolore, la fatica. Anche Roberto di fronte a me, perso nell'adorazione di te, entra in questa dimensione e il nostro comune abbraccio rinnova e ricementa anche il nostro amore, di cui tu sei l'espressione vivente e concreta. È incredibile! Sei noi due! Con ulteriori potenziali! E intanto succhi, succhi con vigore.

Ancora il tuo cordone, simbolo del nostro legame interiore, pulsa, ancora ti nutri anche del tuo nido uterino.

Il tuo viso si sta rasserenando sempre di più. È passata poco più di un'ora da quando sei con noi, e già sei cambiata.

Un "morso" nella mia pancia mi sottrae per un attimo al limbo euforico. Ricerco il mio respiro, ecco, si stacca la placenta, le tue radici dentro di me, la tua compagna di viaggio, che è divenuta insieme con te e con me una parte di te e di me in un unico organo, il nostro legame uterino. Una spintina, una cosa calda, molle, aah, ancora sollievo, ora mi sento veramente libera, leggera, la tua nascita si è conclusa. Il cordone può essere reciso, tu hai dato il segnale del momento del distacco ora che hai trovato le nuove basi per la tua esistenza, puoi lasciare quelle vecchie. La transizione tra i due mondi è compiuta. Sei qui. Sei saggia, Alessandra.

Voglio vedere il tuo nido che era dentro di me. La placenta è bellissima. Le arterie formano il disegno delle radici di un albero, che si uniscono nel tronco dove inizia il cordone ombelicale. Le membrane che ti avvolgevano sono sottili e morbidissime. Il cordone ora è bianco e sottile, ma lo immagino pulsante, pieno di vita per te. Voglio riunire la placenta alla terra e piantarci sopra un alberello che crescerà con te e che sarà nutrito come te dalla tua, nostra placenta. Ti sei addormentata. Il tuo viso è sereno e disteso e si apre in un leggero sorriso. Benvenuta Alessandra, spero che tu sia soddisfatta delle prime impressioni che hai ricevuto di questo mondo e di noi. Che tu possa avere fiducia nella vita e affidarti a essa con gioia e passione.

Anche per me e Roberto è arrivato il momento del riposo. Siamo troppo eccitati per dormire, però, nonostante la notte in bianco e le lunghe ore del travaglio. Sentiamo il bisogno di stare abbracciati e di guardare ancora la nostra piccola bambina, increduli della novità e nell'intensità del nostro amore. È stata l'esperienza più intensa e più bella della nostra vita di coppia e costituirà di certo un punto di forza nella nostra vita, al quale tornare nei momenti di difficoltà e di crisi, che non mancheranno nei prossimi mesi.

Ma seguire le forze della natura ci ha insegnato la conoscenza della ritmicità e della capacità di trasformazione delle nostre risorse e la potenza integra delle forze dentro di noi.

Grazie, Roberto, per questo dono che mi hai fatto.

Parte quarta
Schede per approfondire

Scegliere come, dove e con chi avere il tuo bambino
è molto vicino alla sessualità.
Una mamma

Il vento del sapere rinfresca, rinnova, porta potere,
informazione porta scelta,
scelta porta conflitto,
conflitto porta crescita,
crescita porta gratificazione
e la forza di contenere un figlio.

Ogni vera conoscenza viene dal cuore.
L. Da Vinci

La placenta

La placenta è un organo incredibilmente prezioso e completo, ed è l'unico organo "usa e getta" che abbiamo. Rappresenta le radici del bambino nel terreno della madre. È fatto di due organismi differenti e incompatibili, ma funziona come un unico organo, in completa armonia.

Svolge tutte le funzioni di un corpo umano.
Fa da polmone, fornendo al bambino l'ossigeno.
Fa da cuore, aiutandolo a spostare la massa sanguigna e mantenendo la circolazione tra lui e lei.
Fa da rene, depurando e regolando i liquidi nel suo corpo.
Fa da apparato digestivo, procurando e fornendogli cibo.
Fa da ghiandola endocrina, producendo tutti gli ormoni necessari al mantenimento della gravidanza e alla crescita del bambino.
Fa da cervello, guidando con intelligenza il sistema informativo tra mamma e bambino, ed elaborando tutti i dati.
Fa da sistema immunitario, fornendo al bambino anticorpi, linfociti e macrofagi, le grandi cellule che possono distruggere o edificare il tessuto, i mostri tanto temuti dall'embrione.
Coordina un proprio sistema neurovegetativo.
Inoltre è la sorgente del liquido amniotico e lo rinnova ogni due ore completamente.

La placenta è un organo attivo, è in grado di pompare glucosio e ossigeno verso il bambino, in base ai suoi bisogni. Fino alla nascita fa parte integrante del corpo del bambino, anche nella sua parte materna. La placenta conserva il grande segreto della contemporanea unità e dualità tra madre e bambino.

Al momento della nascita, la placenta continua a svolgere tutte le sue funzioni, aiutando il bambino a regolare il suo metabolismo e il suo organismo fino a un punto di equilibrio; da quel punto in poi può procedere in modo autonomo. Quando i suoi polmoni respirano, quando il suo cuore riesce a regolare la circolazione da solo, quando il bambino riceve zuccheri, sostanze nutritive e anticorpi dal seno materno, quando gli acidi prodotti dal parto sono scaricati e i reni del bambino funzionano, ecco, allora (e solo allora) la può lasciare. Naturalmente se il cordone viene lasciato integro.

Quando il bambino non ha più bisogno della placenta, non solo ferma la comunicazione, e quindi la circolazione, ma fa distaccare la placenta dal corpo materno e la fa espellere. Solo allora è il momento di tagliare il cordone ombelicale.

Sicuramente la placenta è un organo prezioso che merita rispetto, attenzione e conoscenza.

Rituali, usanze e virtù terapeutiche

Le usanze legate alla placenta sono infinite. In Africa ci sono popoli che la considerano la parte spirituale del bambino, quella parte di lui che lo ha accompagnato dal Cielo alla Terra. Quindi la conservano e la usano per svariati rituali personali e sociali.

In altre società tutte le placente vengono seppellite su una collina, la "collina delle placente". La collina è l'equivalente dei nostri cimiteri, solo che è orientata verso la vita, non verso la morte. Ci sono metodi empirici usati dalle levatrici tradizionali dell'America centrale e meridionale per rianimare un bambino nato morto: dando fuoco alla placenta espulsa, con il cordone ancora integro, collegato al bambino, sembra che il bambino riprenda vita.

È indubbio che permanga una forma di scambio tra placenta e bambino anche dopo l'espulsione dal corpo materno. Tant'è vero che in altre usanze si conserva la placenta accanto al bambino fino al distacco del cordone, senza mai reciderlo (la nascita Loto[1]), come segno di estremo rispetto per le risorse endogene e per i tempi del bambino, e anche nella convinzione che la placenta nutra ancora il bambino e gli passi ancora sostanze preziose per il suo sistema immunitario fino al suo completo essiccamento, dopo di che potrà essere trasformata in rimedi che cureranno il bambino per lunghi anni per svariate malattie.

Oggi qualcuno di questi rituali è riemerso nella nostra società.

---

1. Si tratta della modalità di lasciare cordone e placenta attaccati al bambino nei primi giorni di vita fino a quando il cordone non si stacca da sé. Con queste modalità si vuole favorire al massimo l'adattamento del bambino al mondo fuori dalla matrice e il primo legame con la mamma, rispettandone i tempi individuali.

Ci sono parchi dove vengono piantati alberi sopra le placente. Qualcuno lo fa nel suo giardino o nel bosco.

In America negli ultimi anni si sono creati gruppi di cosiddetti *placentaeaters,* mangiatori di placenta, che si trovano insieme dopo la nascita del bambino per consumare un pasto fatto con la placenta[2]. In Europa, in modo più sottile ed elaborato, le puerpere hanno ricominciato a prendere dosi minime di polvere di placenta per il rapido recupero dopo il parto.

La placenta ha moltissime virtù terapeutiche, purtroppo poco esplorate dalla scienza.

Nell'uso empirico non solo è ritenuta un forte ricostituente, un antiemorragico, un antidepressivo e un eccellente stimolatore del latte, quindi ideale per le cure in puerperio, ma viene usata anche nelle cure delle diverse malattie delle donne e dei bambini, da quelle ginecologiche a quelle da raffreddamento, allergie, eccetera.

Le ostetriche messicane tradizionali usano la tintura di placenta per guarire infezioni vaginali da *papilloma virus*.

Oggi in Italia è nata una certa discussione sull'appartenenza della placenta. Alcuni ospedali non la vogliono consegnare alle donne che la richiedono. Ma è indubbio che un organo prodotto nel corpo della donna e da esso proveniente è di sua proprietà. Lo conferma anche un parere legale richiesto appositamente[3]. L'unica responsabilità che devi assumerti, quando tieni la tua placenta per te, è quella di eliminarla secondo le regole delle leggi vigenti, nel caso non la volessi più. Per rendere la placenta fruibile, puoi essiccarla al forno a temperatura bassa, conservarla all'aria e polverizzare dei piccoli pezzettini per l'uso. Oppure puoi mettere un pezzettino di placenta fresca in alcol e produrne una tintura madre, dalla quale si possono produrre in seguito dei rimedi omeopatici.

Se ne vuoi sapere di più, il libro di C. Enning, *Rimedi dalla placenta per l'autoterapia*, contiene tutte le ricette che puoi preparare da sola e tutti i campi e modi d'impiego.

In questo modo essa rimane ancora una risorsa preziosa per il bambino e per te, per lunghi anni.

---

2. Mentre in alcuni popoli, come quello cinese e vietnamita, è ancora uso comune cucinare e mangiare la placenta dopo il parto, nelle società occidentali quest'usanza suscita disgusto. Negli anni Novanta tuttavia negli Stati Uniti e in Gran Bretagna questo antico uso è stato ripreso da alcune famiglie. Data l'alta valenza terapeutica della placenta, si stanno comunque diffondendo altre modalità del suo utilizzo dopo il parto (*vedi anche* C. Erning, 2005 e "D&D" n. 36, marzo 2002).
3. C. Lombardo, avvocato, Firenze, "D&D" n. 48, marzo 2005.

I luoghi della nascita

Attualmente quasi tutti i parti avvengono in ospedale ed è credenza comune che questa sia la modalità più sicura. Tale supposizione non è confermata dalle evidenze scientifiche, anzi, le ricerche rilevano che per un parto fisiologico l'ospedale non aumenta la sicurezza, e a volte la mette a rischio attraverso una medicalizzazione non adeguata.

L'OMS raccomanda, per la sicurezza della donna sana, il luogo più decentrato possibile e il numero più basso possibile di operatori coinvolti. Scegliendo il luogo del parto, scegli anche delle modalità assistenziali precise.

Ci sono due ambiti principali dove si può svolgere il parto.
Intraospedaliero.
Extraospedaliero.

Il nostro sistema sanitario prevede gratuitamente solo il parto in ospedale, con pochissime eccezioni, ma diverse Regioni italiane hanno predisposto una legislazione che prevede anche altri luoghi: si tratta delle regioni Piemonte, Lombardia, Emilia Romagna, Marche, Trentino Alto Adige, Umbria, Lazio, Campania.

In molti Paesi europei si sta diffondendo il parto extraospedaliero come valida alternativa al parto tecnologico, nella forma delle Case Maternità e nel parto a domicilio.

Nel parto intraospedaliero le scelte possibili sono tra:
ospedale di terzo livello, grande, attrezzato per le grandi patologie ostetriche, utile quando ci sono rischi effettivi in gravidanza o nel parto;
ospedale di secondo livello, di grandezza media, attrezzato per le patologie di gravità media (le più comuni);
ospedale di primo livello, attrezzato per il parto fisiologico e il ta-

glio cesareo, in genere piccolo, spesso arredato con vasca per il parto in acqua o stanza per il parto naturale;
all'estero esistono anche reparti ospedalieri di fisiologia, gestiti da sole ostetriche; spesso manca però la continuità dell'assistenza. In Italia attualmente ce ne sono soltanto due, ma nei prossimi anni se ne potrebbero sviluppare altri.

La conduzione del parto in questi ambiti è medica, fondamentalmente direttiva anche quando si svolge in ambienti alternativi.

La promessa del modello medico del parto è: "*Se fai tutto quello che io ti dico, avrai un bambino sano e bello*".

Nel parto extraospedaliero le scelte, per ora, sono soprattutto legate al parto a domicilio e alle Case Maternità.

Il parto a domicilio può essere offerto:
da équipe di ostetriche, o da ostetriche singole libero professioniste private, specializzate in assistenza fisiologica. Le ostetriche specializzate ti seguono con continuità dell'assistenza, si rendono reperibili dalla trentottesima alla quarantaduesima settimana, seguono il travaglio, il parto e anche il puerperio a domicilio, con criteri assistenziali internazionali, riconosciuti come sicuri dalla ricerca scientifica. Collaborano con un ospedale e con i medici specialisti nel caso insorgessero dei problemi, ma soprattutto promuovono attivamente la salute;
da alcune aziende sanitarie che offrono il parto a domicilio gratuito (Torino, Reggio Emilia, Parma, Modena), anche se spesso manca la continuità dell'assistenza e c'è una tendenza maggiore alla medicalizzazione.

La casa maternità è una nuova possibilità, da creare ancora in Italia, ma già diffusa in Europa. Si tratta di luoghi extraospedalieri, di case dove si trova assistenza e condivisione per tutta la gravidanza; qui si può partorire e vi si può ritornare anche dopo, con i bambini. *Sono luoghi sociali per la nascita*, dove si può vivere tutto il percorso maternità in condivisione e accompagnate. Ne esistono due piccole, per ora, in Italia (a Milano e a Induno Olona, in provincia di Varese); altre due, a Firenze e a Bologna, sono attualmente in fase di studio di fattibilità.

La conduzione del parto e del percorso maternità in questo ambito è relazionale, partecipativa.

La promessa del modello sociale del parto è: "*Io ti accompa-*

gnerò e ti supporterò nel tuo intero percorso maternità, ti aiuterò a comprendere meglio il tuo corpo e a fare le tue scelte, vigilerò sulla tua salute e su quella del tuo bambino, ti faciliterò i passaggi difficili e ti sarò vicina nei momenti di gioia e di dolore".

La paura dell'incognita spesso ti spinge all'uso di tecnologia in più. Ma la tecnologia, in un parto fisiologico, di fatto è rischiosa. Lo dice la ricerca. La scelta del parto extraospedaliero, più sicura quando sei sana, viene ritenuta rischiosa, perché non c'è ancora una cultura di condivisione sociale. I media divulgano esclusivamente parti medici e già nei libri di scuola c'è scritto che il parto è un evento vulnerabile che necessita dell'ospedale. Quando partorisci, hai bisogno di sentirti sicura e protetta, non esposta e aggredita. Devi cercare di capire dove sono le tue sicurezze.

I risultati delle ricerche

Tutti i tentativi di dimostrare l'associazione tra diminuzione della mortalità perinatale e aumento di interventi della tecnologia ostetrica nei Paesi industrializzati sono falliti[4].

Gli studi sul parto sociale, extraospedaliero, portano risultati incoraggianti. Le evidenze scientifiche dimostrano che l'assistenza di base dell'ostetrica è sicura quanto o più di quella del medico, nelle gravidanze fisiologiche. Inoltre l'assistenza dell'ostetrica è associata a minori interventi nel parto.

Secondo la ricerca, quindi, non c'è nessuna evidenza che indichi l'ospedale come il posto più sicuro per tutte le donne che partoriscono. Il parto extraospedaliero risulta almeno altrettanto sicuro, a condizione che non venga lasciato al caso, ma sia scelto consapevolmente, che vi siano la continuità dell'assistenza e l'uso di precisi criteri di selezione.

L'OMS raccomanda come fattori di sicurezza che il luogo del parto sia un luogo dove la donna si sente sicura, il più decentrato possibile, e che la donna sana riceva il livello più basso d'assistenza compatibile con un adeguato accompagnamento. Per le donne con gravidanze fisiologiche può essere la casa, la casa maternità, un piccolo ospedale o un reparto di maternità[5].

Quindi, se sei sana, puoi scegliere il luogo che più ti rassicura tra le offerte intraospedaliere ed extraospedaliere con la stessa sicurezza; se invece hai un problema medico, è più sicuro l'ospedale.

---

4. M. Wagner, 1998.
5. OMS, 1992, 1996.

In base alle ricerche, *nel parto ospedaliero puoi ridurre il rischio di subire qualche intervento medico, un taglio cesareo o un parto vaginale operativo, inutili quando*:
ti ricoveri dopo la prima fase del travaglio (dopo la fase latente), quando le contrazioni sono più intense e regolari;
partecipi attivamente alle scelte e alle decisioni assistenziali;
disponi liberamente del tuo corpo (movimento libero);
sei sostenuta da persone a te vicine.

L'85-90% delle gravidanze al primo bambino e il 95% delle gravidanze al secondo o più bambino potenzialmente sono fisiologiche, e quindi la possibilità di un parto spontaneo dovrebbe essere almeno dell'85-90%. Con la medicalizzazione della gravidanza questa percentuale è scesa molto, fino a dimezzarsi. La continuità dell'assistenza diventa quindi importante proprio per mantenere e incrementare la salute in tutto il percorso della maternità.

La ricerca scientifica e le raccomandazioni dell'OMS sottolineano l'importanza di lasciare il neonato con la mamma e invitano a non separarli mai. Nonostante ciò, in Italia solo circa il 50% degli ospedali rispetta tale bisogno con il *rooming in*[6].

Quando si parla di sicurezza, bisogna tenere conto del fatto che una piccola percentuale di morte inevitabile e imponderabile ci sarà sempre nella nascita, nel parto intraospedaliero e nel parto extraospedaliero. Ma è la qualità della salute e dell'accompagnamento che la può ridurre al minimo. E qualche volta l'uso della tecnologia ostetrica, in rari casi e con indicazioni specifiche.

La qualità dell'esperienza per donna e bambino

La nascita, benché rappresenti un momento di separazione dal bambino, ha bisogno di unità, intesa anche come integrità. Il passaggio dalla vita intrauterina a quella extrauterina richiede rispetto e le modalità con cui avviene incidono sulla qualità della salute fisica e relazionale attuale e futura. L'unione madre-bambino non solo è da salvaguardare, ma da incrementare, per cementare il nuovo nucleo familiare. *Imprinting* e *bonding*[7] sono processi che incidono profondamente nel tessuto emozionale del neonato e formano le matrici di base della sua vita intera. Oggi la mortalità perina-

6. *Rooming in*: il neonato rimane nella stessa stanza della mamma in una culla accanto al suo letto.
7. Il primo legame.

tale è a un livello talmente basso, che difficilmente potrà essere ridotta ulteriormente. Quindi l'attenzione va spostata dalla mera sopravvivenza alla qualità della salute, che diventa obiettivo importante e può essere migliorata moltissimo con un'assistenza rispettosa dei bisogni. E tale qualità è data dalla protezione del legame madre-bambino in ogni fase del percorso maternità e dal rispetto delle leggi della fisiologia.

Che cosa puoi fare tu?

Scegli con attenzione il luogo del tuo parto e le persone che ti assisteranno e ti accompagneranno.
Chiedi al tuo bambino dove vorrebbe nascere e come vorrebbe essere accolto.
Informati sulle procedure assistenziali e i risultati in percentuali di interventi (per esempio la percentuale di tagli cesarei) effettuati nei vari luoghi per il parto, sulla percentuale di trasferimenti in ospedale nel parto a domicilio, eccetera.
Informati presso i collegi provinciali delle ostetriche, attraverso i libri, attraverso Internet, sulle scelte possibili nella tua zona di residenza.
Se partorisci in ospedale, porta con te cuscini, musica, teli, o altro che ti faccia sentire "a casa".
Se partorisci a casa, tieni lontane tutte le interferenze negative e cerca solo chi ti sa sostenere, chi sa "condividere" con te.

Che cosa può fare il tuo partner?

Può aiutarti nella ricerca del posto giusto per il parto; potete andare insieme a vedere i vari posti.
Può esprimere i propri bisogni e cercare di capirli.
Può sostenerti nelle scelte, nelle tue, nelle vostre, e comunicarle agli operatori.

Quali sono le domande da porre?

Per il parto in ospedale:
Posso vedere gli ambienti per il parto?
C'è un unico ambiente per il travaglio e il parto?
Posso portare le mie cose con me?
Come viene garantita l'intimità?
Quante persone sono presenti durante l'assistenza e al momento del parto?

Posso tenere il mio bambino sempre con me fino al momento delle dimissioni?
Quanti parti si fanno in questo ospedale?
Quanti tagli cesarei (episiotomie e altro) vengono effettuati?
Quali sono le pratiche comuni di assistenza?

Per il parto in casa:
Quante ostetriche saranno presenti al parto?
Mi seguite anche in gravidanza?
C'è un ospedale di riferimento in caso di bisogno?
Quali modalità assistenziali usate a domicilio?
Le mie scelte vengono rispettate in modo prioritario?
Mi seguite anche nel dopo parto e per l'allattamento?

Quali sono i tuoi diritti?

Hai diritto alla libera scelta del luogo in cui vuoi partorire (diritto sancito da tutte le leggi regionali e nazionali sulla partoriente).
Hai diritto a essere accompagnata nel parto da un'ostetrica, o altro personale ostetrico, e dalle persone a te affettivamente vicine.
Hai diritto di dare o negare il tuo consenso a qualsiasi intervento sul tuo corpo, o esame da eseguire.
Hai diritto a essere informata sulle indicazioni, sui pro e sui contro, sulle possibilità alternative di ogni procedura medica; il consenso informato non è soltanto la firma di un foglio, puoi pretendere esaurienti spiegazioni.
Hai diritto al tempo. Molte decisioni hanno bisogno di maturare, prima di essere prese.

Alcuni numeri

Uno studio americano[8] su 11.814 parti nelle case maternità extraospedaliere, condotte da ostetriche, *riporta i seguenti risultati*:
nessuna mortalità materna;
1,3 per mille di mortalità perinatale;
i tassi di punteggio di APGAR[9] e il numero dei bambini con basso peso alla nascita risultano uguali o migliori del gruppo di controllo nei centri ospedalieri;

---

8. Stephenson et al, 1995.
9. Punteggio di APGAR: una scala di valutazione del benessere del neonato basata sull'osservazione (va da 0 a 10).

la soddisfazione delle donne rispetto all'esperienza del parto risulta essere del 99%;
il 63% delle donne ha vissuto un incremento dell'autostima, rispetto al 18% delle donne nei parti ospedalieri;
il 99% dei parti risultano spontanei, rispetto al 55% di quelli in ospedale;
meno del 4% dei parti sono stati indotti, contro il 40% dei parti in ospedale;
il tasso di tagli cesarei risulta inferiore al 5% contro il 21% dei parti ospedalieri.

Un altro studio americano[10] su 4 milioni di nascite dimostra una notevole differenza nella mortalità infantile, neonatale e nel ritardo di accrescimento intrauterino tra gruppi di donne a basso rischio assistite dal medico e assistite dall'ostetrica. *I gruppi seguiti dall'ostetrica dimostravano*:
il 19% di mortalità infantile in meno...
il 33% di mortalità neonatale in meno...
il 31% di ritardo di crescita intrauterino in meno...
... rispetto al gruppo assistito dal medico.

Una ricerca su 9.456 parti extraospedalieri in Germania[11] *rileva i seguenti dati*:
mortalità perinatale 2 per mille;
bambini con APGAR superiore a 7 il 98,6%, a 10 minuti 99;
esiti fetali: 90% ottimo, 3,6% buono, 4,8% trasferimento in pediatria (immaturità, ipossia, problemi cardiaci, osservazione);
parto spontaneo 93,5%, taglio cesareo (TC) 3,4%, parto vaginale operativo 2,1%;
prematurità (prima della trentaseiesima settimana) 0,2%;
durata del periodo espulsivo: inferiore a 15 minuti nel 53,9%, tra 15 e 60 minuti 31%;
numero di trasferimenti in ospedale: 12,9%, di cui il 90% con calma e l'8,1% in emergenza;
11 dei parti erano gemellari, con esiti buoni, senza trasferimenti.

Susanne Houd, maestra ostetrica danese, opera in una comunità Innuit nel Nord del Canada, dove l'ospedale più vicino sta a cinque-sei ore di trasporto con l'aereo, non ci sono strade tra i vil-

10. M.Dorman, 1998.
11. BDH e V. (Bund Deutschen Hebammen), 1999.

laggi, molto distanti tra di loro. Le donne vogliono partorire a casa, perché considerano il bambino nato lontano un bambino senza famiglia. *Attraverso un'accurata selezione in gravidanza, il 25% delle donne viene inviata all'ospedale e il 75% può restare a casa. Nei parti a casa, negli ultimi tre anni non c'è stata nessuna mortalità materna né neonatale; il tasso di taglio cesareo per tutta la popolazione è del 3%.*[12]

Poi c'è l'esperienza del Professor Rockenschaub, primario della clinica universitaria di Vienna fino al 1984, studioso e osservatore della fisiologia. *Nel suo reparto ospedaliero non veniva applicata la cardiotocografia, egli non ha mai eseguito un taglio cesareo per indicazione fetale, il suo tasso di cesarei era del 2%, con risultati di mortalità e morbilità neonatale migliori rispetto agli altri ospedali della città*[13].

> L'epidemia mondiale di parti operativi merita maggiore attenzione, poiché donne e bambini possono essere danneggiati da interventi inutili. Questi interventi si possono evitare quando l'assistenza professionale è affidata a persone che non sono qualificate a eseguire interventi operativi, ma che lavorano per mantenere situazioni fisiologiche.[14]

Non esiste una sola ricerca che dimostri un esito peggiore con l'assistenza ragionata dell'ostetrica, rispetto all'assistenza del medico, per donne a basso rischio.[15] Tutte le ricerche comparative tra assistenza del medico e dell'ostetrica dimostrano una maggiore soddisfazione della donna e una maggiore autostima nelle donne seguite dall'ostetrica. La continuità di assistenza offerta da un'ostetrica o da un piccolo team di ostetriche con supporto costante e il coinvolgimento attivo della madre nelle scelte assistenziali offrono quindi ottime garanzie per un buon esito per madre e bambino, in presenza di gravidanza fisiologica.

---

12. Da una mia conversazione con Susanne Houd nel 2003.
13. A. Rockenschaub, *Gebaeren ohne Aberglauben*, Aleanor Verlag, Vienna 1998.
14. OMS, 1996.
15. M. Wagner, 2002.

L'ambiente della nascita e le persone di supporto

Oltre alla scelta del luogo, è importante scegliere l'ambiente per la nascita di tuo figlio, perché la tua, e quella del tuo partner, sia un'esperienza unica, personalissima.

Seguire le strade tracciate può voler dire subire l'esperienza, più che esserne protagonisti, e quindi non poterla vivere al meglio.

Se vuoi dare spazio all'essenza della nascita e vivere la nascita del bambino come un'esperienza completa, se vuoi vivere il parto insieme con il tuo partner come un'esperienza di coppia, l'ambiente in cui si svolge è di fondamentale importanza.

Le condizioni ambientali ideali per una nascita fisiologica sono analoghe a quelle della vostra camera da letto: l'ambiente deve essere intimo, familiare, con luci basse, porte chiuse, senza disturbi, alla presenza di persone scelte da te.

In queste condizioni il tuo corpo può attivare tutte le sue risorse endogene, tu ti puoi esprimere e aprire all'esperienza e il dolore può essere espresso e compensato. Di conseguenza la nascita per il bambino sarà più facile e senza stress.

Una vasca di acqua può ulteriormente facilitare la nascita, in particolare modo aiuta l'apertura nella fase dilatante.

Le condizioni ambientali incidono direttamente sulle dinamiche fisiologiche del parto attraverso il sistema endocrino e il sistema nervoso autonomo. Stimoli acuti, disturbanti, attivano gli ormoni dello stress, il sistema simpatico contraente e innescano una reazione fisiologica istintuale di "fuga", che chiude la strada al bambino. Il parto diventa quindi difficile e doloroso.

Stimoli calmanti, rassicuranti, invece attivano gli ormoni del piacere, le endorfine, e il sistema parasimpatico, espansivo; innescano la reazione fisiologica istintiva di "abbandono" e aprono la strada al bambino. Tra questi due stimoli quelli calmanti devono prevalere su quelli eccitanti per arrivare all'apertura del parto.

Le persone che ti sono affettivamente vicine possono offrirti sostegno e farti da ancora. È importante che non abbiano paura del parto e che non abbiano avuto esperienze di nascita negative non elaborate, perché la riattivazione di queste esperienze durante il tuo travaglio potrebbe creare delle tensioni che si trasmettono in modo negativo su di te. La libertà di uscire in ogni momento dalla stanza, in base a un tuo (o a un loro) bisogno, ti garantisce uno spazio libero da tensioni. Oltre a queste considerazioni ti devi chiedere quale tipo di assistenza ti trasmette maggiori sicurezze e tranquillità, e quindi da quali operatori vuoi essere assistita.

Criteri per scegliere l'ambiente

Dove mi sento al sicuro?
C'è sufficiente intimità perché mi possa lasciare andare?
Posso portare con me le persone per me importanti? Il mio bambino? I miei bambini?
Posso portare con me qualche oggetto personale?
Ho la possibilità di muovermi liberamente, e sempre?
Posso portare con me bevande e qualche cibo da assumere durante il travaglio?
Chi mi assiste?
Posso restare con il mio bambino e il mio partner subito dopo la nascita? Per quanto tempo?
Posso fare la "dimissione precoce" se lo desidero? E quindi tornare subito a casa?
E alla fine... una domanda da porre al tuo bambino: "Dove vorresti nascere?".

Le persone di assistenza

Tradizionalmente, nella nostra società, in gravidanza ti rivolgi a un medico e hai "il tuo ginecologo" per il parto. Senti fortemente il bisogno di avere accanto una persona che ti conosce, quando partorisci. Il medico è una figura professionale che cura. Forse ti conosce già da tempo. Ma lo senti anche tu: quando sei in gravidanza non sei malata e quindi non sempre l'atteggiamento medico ti corrisponde. L'ostetrica è la figura tradizionale che dai tempi dei tempi ha assistito le donne nel parto. Nel periodo della medicalizzazione del parto è sparita come protagonista dell'assistenza alla gravidanza, al parto e al puerperio, e ha operato in sottofondo, sotto l'egida del medico. Attualmente spesso la incontri per la prima volta in sala parto. Questa condizione oggi sta cambiando.

Il parto medicalizzato ha prodotto un altissimo numero di parti cesarei (il 32%), una donna su tre partorisce attraverso un intervento chirurgico, e dei restanti parti molti sono medicalizzati.

Una ricerca condotta in Germania[16] rileva che il 97% di tutte le donne subiscono qualche forma di intervento medico durante il parto. Il numero delle complicanze aumenta vertiginosamente. Mentre un tempo si considerava la gravidanza "fisiologica" nel 90% dei casi, oggi questo è vero per il 40% dei casi circa. Questo significa che più del 50% delle gravidanze sane si trasformano in gravidanze con complicanze a causa della medicalizzazione. L'ostetricia si è avviata in un vicolo cieco: più aumenta la medicalizzazione e più aumentano le patologie, più aumentano gli interventi ostetrici e più aumenta la morbilità.

Ecco che l'ostetrica riemerge, ridiventa necessaria per la sua specificità di promuovere la salute e il parto fisiologico.

Oggi l'ostetrica sta diventando di nuovo una professionista autonoma. Segue un percorso formativo universitario di tre anni con laurea breve.

Opera nei servizi pubblici, in ospedale e nei consultori, o come libera professionista, nel parto domiciliare, nelle case maternità o in centri di ostetriche con servizi vari per le donne.

Una larga parte delle ostetriche oggi è coinvolta in un movimento che ricerca le basi fisiologiche di gravidanza e nascita, e promuove un approccio globale, non soltanto medico, alla persona e all'esperienza della maternità e della paternità. L'ostetrica si "riforma" su un nuovo modello di assistenza, che ti mette maggiormente al centro del percorso assistenziale, ti offre strumenti per fare le tue scelte, conoscere meglio il tuo corpo, trovare un legame interiore con il tuo bambino, suggerisce modalità nuove di comunicazione per la vostra coppia. Ma soprattutto cerca di offrirti la continuità dell'assistenza, dalla gravidanza fino a tutto il primo anno di vita del bambino, poiché è la professionista competente sia per te, sia per il bambino, che ti può seguire, sia prima, sia dopo la nascita, senza segmentazioni.

Non sono ancora tantissime le ostetriche che ti possono offrire tutto questo, ma nelle maggiori città italiane le trovi, e comunque nei luoghi pubblici molte ostetriche stanno ampliando le offerte di assistenza salutogenica.[17]

---

16. C. Schuecking e B. Schwarz, 2003.
17. Per quanto riguarda il modello "salutogenico" (A. Antonowsky, 1987), *vedi anche* il capitolo "La genesi della salute" nella *Parte quarta. Schede per approfondire*.

Questa cura di base dell'ostetrica alle gravidanze e ai parti fisiologici ridurrà molti interventi inutili e permetterà al medico di occuparsi, meglio e in modo più efficiente, delle vere e proprie patologie.

Che cosa ti può offrire l'ostetrica?

Può accompagnarti in gravidanza con i controlli e con i corsi di gravidanza e di preparazione alla nascita. Nei controlli si accerta della salute tua e del tuo bambino attraverso una serie di test clinici e la palpazione manuale.

Interpreta i risultati delle tue analisi. Inoltre a ogni visita ti offre uno spazio per parlare di quello che vivi, per leggere e interpretare insieme con te i segni di adattamento alla gravidanza del tuo corpo e del tuo essere, per aiutarti a trovare il modo migliore per te di rispondere ai nuovi bisogni.

Nei corsi, che ti propone già dall'inizio della gravidanza, ti insegna a usare al meglio le tue risorse interiori psicofisiche, ad ascoltarti e ad ascoltare il tuo bambino, ad avere uno scambio attivo con lui attraverso i sensi, a godere della tua gravidanza con piacere.

Gli strumenti che utilizza sono il lavoro corporeo mirato, i rilassamenti, le visualizzazioni mediante immagini positive e immagini dal profondo, il canto o altre forme espressive, lo scambio di esperienze nel gruppo.

Nei corsi di preparazione alla nascita, invece, ti darà strumenti sia corporei sia cognitivi per affrontare il parto con le tue forze, per avere dei punti di riferimento nel viaggio del travaglio, per affrontare le doglie attivamente e contenere al minimo fisiologico il dolore, per accogliere il tuo bambino e offrirgli un *imprinting* positivo, per orientarti nelle offerte sanitarie, per fare le tue scelte.

Spesso ti offre anche la possibilità di prepararti insieme con il tuo partner, offrendo anche a lui strumenti per orientarsi meglio, per poterti sostenere e per affrontare l'esperienza del travaglio.

L'ostetrica può assisterti in modo autonomo al parto fisiologico in ospedale, a casa tua, in casa maternità e, con il sostegno del medico, al parto con problemi.

Anche se il tuo bambino deve nascere con il taglio cesareo, l'ostetrica sarà con te e curerà il primo contatto tra te e il tuo bambino, ti accompagnerà nel tuo divenire madre. Continua a seguirti durante il puerperio in ospedale, e successivamente a casa. È esperta dell'allattamento e ti potrà aiutare a trovare un ritmo con il nuovo bambino, anche tenendo conto della conoscenza di lui già dalla gravidanza. Con i corsi dopo parto per mamme e bambini ti accompagnerà per tutta l'esogestazione[18], in un gruppo di mamme con le quali potrai condividere i vissuti della maternità.

Nell'ottica con cui l'ostetrica ti segue c'è sempre tutta la tua famiglia, il tuo ecosistema umano.

Ma anche quando il tuo bambino crescerà, l'ostetrica può restare punto di riferimento per tutte le questioni che riguardano la tua salute: alimentazione, contraccezione, controlli ginecologici, pap test, questioni femminili, e altre. Si occupa di adolescenza, di educazione sessuale nelle scuole, di menopausa... Quello che distingue il suo approccio è la genesi della salute. È orientata a sviluppare il tuo potenziale di salute e ad attivare tutte le tue risorse di benessere. Quando c'è uno squilibrio, ti sostiene nell'adattamento ai cicli di cambiamento. Il suo approccio relazionale è empatico, maieutico, accogliente. Ti facilita quello che può sembrare (oppure che è) difficile, ti rinforza nelle tue potenzialità, ti sostiene in tutte le situazioni che si possono creare.

Che cosa ti può offrire il medico?

Il medico è un punto di riferimento specifico quando vuoi fare la diagnosi prenatale o altre diagnosi particolari, che richiedono l'uso di macchinari e la capacità diagnostica medica. Inoltre è riferimento prezioso e indicato quando c'è qualche problema medico in gravidanza, che non puoi affrontare con le tue sole risorse interiori e che richiede quindi un trattamento. È riferimento nelle rare situazioni in cui si crea un'emergenza per te o per il bambino, o quando è necessario un taglio cesareo. Ti può offrire l'analgesia farmacologica, l'epidurale, la medicalizzazione attiva del parto.

È focalizzato sulla patologia, sul problema in sé, e quindi sulla diagnosi e sui trattamenti. Ricerca il problema. La relazione è più di tipo terapeutico-gerarchico (autoritario, direttivo).

Assiste il parto medico in ospedale. Dopo il parto il ginecologo viene sostituito dal pediatra, il quale opera secondo la stessa ottica.

---

18. La "gravidanza fuori dall'utero", che dura altri nove mesi, si definisce "esogestazione".

I controlli appropriati per una nascita normale

Nel 1985 sono state redatte le *Raccomandazioni dell'OMS* per l'assistenza al parto. Sono stati condotti una serie di studi che hanno provato l'inutilità o la nocività di molte pratiche di *routine* messe in atto durante il parto, tra cui la rasatura del pube, il clistere, la posizione supina per partorire e molte altre.

Successivamente, nel 1995, un gruppo di epidemiologi ha analizzato tutta la ricerca esistente in ostetricia degli ultimi venti anni, scegliendo gli studi più seri, e ha pubblicato delle revisioni scientifiche raccolte in un volume dal nome *Cure appropriate per la gravidanza e il parto*[19].

Queste ricerche proseguono e sono aggiornate nella *Cochrane Library.*[20] Tutte queste ricerche hanno confermato ampiamente le raccomandazioni dell'OMS e sono entrate nella storia dell'ostetricia sotto il termine "*evidenze scientifiche*". Sono oggi punto di riferimento per un'assistenza efficace in base alle conoscenze disponibili. Purtroppo sono ancora largamente inapplicate.

Molte delle pratiche attualmente in uso nell'assistenza ostetrica non hanno una base scientifica, ma sono più motivate dalla *routine*, legate a fattori di natura non scientifica e di tipo rituale.

M. Wagner (OMS) descrive quattro di questi fattori.
Abitudine: pratiche mediche perpetuate per abitudine, spesso trincerate dietro "l'esperienza"; in realtà sono spesso mantenute per convenienza, per non mettersi in discussione, o altro.
Comodità nell'organizzazione del lavoro: questo fattore è ancora più esplicito nell'assistenza privata. Induzioni, tagli cesarei, acce-

---

19. M. Enkin et al, 1995.
20. *Vedi* nota 17 a p. 74.

lerazioni del parto spesso seguono i bisogni dell'organizzazione del lavoro e degli impegni dei professionisti.

Paura medico-legale: questa paura condiziona la pratica medica in modo irrazionale e aumenta l'interventismo, incrementando così ulteriormente il rischio medico e quello di denunce, in un circolo vizioso. Il 99% delle cause legali sono fatte per mancato intervento o un ritardato intervento.

Soldi: l'interesse economico, non soltanto del medico, ma anche dell'industria farmaceutica e delle tecnologie mediche che sponsorizzano convegni e ricerche, preme verso l'uso di sempre maggiore tecnologia e interventi farmacologici nel parto.

L'introduzione delle evidenze scientifiche nella pratica assistenziale ostetrica porterebbe a una diminuzione della medicalizzazione, al dimezzamento dei tagli cesarei e a una maggiore assistenza di base non medica, così come anche a un maggior coinvolgimento della donna. *Dalle evidenze è emerso con chiarezza che*:

la tecnologia medica non ha migliorato gli esiti materni e fetali negli ultimi venti anni nei Paesi sviluppati;

la tecnologia medica ha portato invece a un'alta medicalizzazione, e soprattutto a un alto numero di cesarei con le loro complicanze per madre e bambino.

Una metodologia dimostratasi utile nel miglioramento degli esiti materni e fetali è invece la continuità di assistenza *one to one*, con il supporto costante di una persona di cura e il coinvolgimento attivo della donna nelle scelte assistenziali.[21]

Il miglioramento della mortalità perinatale è dovuto a migliori condizioni socioeconomiche, di abitazione, cure sanitarie e stato di salute, a un numero più basso di figli e a una migliore educazione e formazione[22].

Le statistiche, quindi, non sono a favore della tecnologia ostetrica, bensì a favore del miglioramento sociale, dell'educazione alla salute e del sostegno.

Per tutti questi motivi le cure più appropriate per te durante la tua gravidanza, il parto e il puerperio, quando sei sana, sono quelle di base che ti può offrire un'ostetrica o un medico di base. L'ascolto del tuo corpo, del tuo bambino, è uno strumento più preciso di qualsiasi macchina tecnologica.

---

21. R. Johanson, 2002.
22. B. Beech, 2000.

I controlli utili in gravidanza

Gli esami del sangue: in ogni Regione esiste un libretto, che ritiri all'inizio della gravidanza, con gli esami da fare per la gravidanza fisiologica. Con la firma del tuo medico di base puoi fare gli esami senza pagare il *ticket*. Ma sappi che questi esami non sono obbligatori, sono solo raccomandati. La lista degli esami è frutto di tanti compromessi e mediamente gli esami sono troppi. Quindi puoi scegliere tra questi, quali e quanti fare o non fare, parlandone con la tua ostetrica o il tuo medico.

I controlli clinici: i segni clinici provengono dal tuo corpo (che, come abbiamo visto, ti sa parlare...).
I controlli clinici di base sono i seguenti:
misurazione della pressione sanguigna;
controllo del peso;
misurazione della pancia con il metro a nastro;
palpazione addominale per percepire il bambino, la sua posizione, i suoi movimenti;
auscultazione del battito cardiaco fetale dalla ventiquattresima settimana in poi;
osservazione del tuo colorito, della cute, della circolazione, degli eventuali edemi.
L'esame delle urine, il test biochimico più importante, completa la possibilità di valutare così la tua salute, il tuo adattamento alla gravidanza, la crescita regolare del bambino e il suo benessere.

I controlli clinici permettono anche di individuare segni di eventuali squilibri ben prima che diventino problemi patologici, a meno che non si tratti di alterazioni acute.

È quindi possibile attivare in tempo strategie per recuperare la salute con le tue stesse risorse.

Un controllo risultato inutile è invece la visita vaginale in presenza di segni di benessere; la visita serve solo quando ci sono contrazioni anomale, o sintomi sospetti per altre disfunzioni. In condizioni di salute essa non porta nessun utile elemento di valutazione. Verrà poi eseguita verso termine della gravidanza per valutare come si presenta il parto. Le evidenze scientifiche a proposito della visita vaginale si esprimono in questo modo.

> Non c'è nessuna giustificazione razionale per effettuare una visita vaginale a ogni controllo, in assenza di sintomi clinici sospetti. In una gravidanza fisiologica è sufficiente esplorare il collo uterino all'inizio

della gravidanza per conoscere la situazione di base, e alla trentaseiesima-trentottesima settimana per verificare la presentazione e la preparazione al travaglio.

Gli ultrasuoni: lo stesso vale per l'uso dell'ecografia. Tutti i protocolli (italiani) ne indicano tre durante la gravidanza.
Ma le evidenze scientifiche parlano chiaro.

> Non c'è nessuna evidenza che lo screening ecografico di routine cambi l'esito di gravidanze a basso rischio, mentre non si conosce ancora con certezza se gli ultrasuoni siano potenzialmente dannosi. Non si possono escludere con certezza lievi danni neurologici. Il rischio di diagnosi "falsamente positive" è elevato in una popolazione a basso rischio e comporta un aumento di medicalizzazione, costi, ansia. Un uso vantaggioso dell'ecografia è quello su indicazione in base a un sospetto clinico. L'ecografia del secondo trimestre è da intendersi un esame di diagnosi prenatale, e come tale va sottoposta alla discussione e alla scelta della donna.
> Valutazione dell'accrescimento fetale: la misurazione sinfisi-fondo insieme con la palpazione addominale è un mezzo valido per controllare l'accrescimento fetale, è facile, a basso costo, non invasivo e applicabile spesso. La sua attendibilità per la diagnosi di ritardo di accrescimento va dall'85 al 96%. Quando c'è un sospetto di ritardo di accrescimento del bambino un'ecografia di controllo è indicata.

In presenza di segni di salute rilevati dai controlli clinici puoi anche scegliere di non fare nessuna ecografia, senza ridurre la sicurezza per l'esito della tua gravidanza.

La *prima delle ecografie* proposte è prevista per la dodicesima settimana. Non può far vedere niente di più di utile, che non si possa vedere anche dai controlli clinici, con eccezione di alcuni indicatori per eventuali malformazioni. Quindi puoi scegliere di usarla semmai come diagnosi prenatale, se questo risponde ai tuoi bisogni. Ecografie più precoci della dodicesima settimana non hanno nessuna indicazione valida e sono da considerare con cautela, data l'incertezza rispetto alla loro sicurezza.

La *seconda* è dichiaratamente un esame di diagnosi prenatale. Vengono osservati tutti gli organi interni del bambino.

La *terza* dovrebbe attestare le misure, il peso e la posizione del bambino, con un margine di errore piuttosto ampio. Gli stessi elementi si evincono con maggiore precisione dai controlli clinici.

Quindi, se vuoi fare la diagnosi prenatale, le prime due ecografie possono esserti utili; per quanto riguarda la terza, se non la vuoi fare, puoi anche evitarla (naturalmente sempre in presenza dei segni clinici di salute). L'ecografia diventa invece un importante strumento diagnostico quando esistono dubbi clinici e si indaga su un fattore specifico. Considerando che si tratta di un esame, la cui sicurezza non è ancora dimostrata, e che reca visibilmente disturbo al bambino, conviene farne un uso parco e mirato.

Motivazioni come quella di conoscere il sesso del bambino o di girare la videocassetta, benché di grande tentazione, non costituiscono un'indicazione valida per l'esecuzione di un'ecografia e l'uso di ultrasuoni a tale scopo è chiaramente sconsigliato dalla ricerca, poiché l'esposizione frequente, e soprattutto prolungata, agli ultrasuoni potrebbe aumentarne i rischi e sicuramente disturba il bambino. Soprattutto l'ecografia tridimensionale a colori, usata per le videocassette, bombarda il bambino di ultrasuoni potenti e lo espone a lungo ai loro effetti.

La diagnosi prenatale: oggi subisci una forte pressione sociale rispetto al "buon prodotto" della tua gravidanza. Naturalmente desideri un bambino sano e vitale, e fortunatamente hai altissima probabilità di averlo. Ma sembra quasi che tu lo debba dimostrare al mondo, per essere autorizzata a godere della tua gravidanza.

Attualmente ci sono molte possibilità di esami diagnostici, ma scarsissime possibilità di cura; la scelta dell'aborto terapeutico proposto come risoluzione del problema è una scelta dolorosissima per te e non risolve di fatto il "problema". Fare la diagnosi prenatale o non farla è una decisione che tocca questioni esistenziali, tali da richiedere un confronto di coppia approfondito e anche un buon contatto con il bambino che porti dentro. È una decisione spesso conflittuale, di cui puoi anche parlare con la tua ostetrica o con il tuo medico.

Dalle evidenze scientifiche sui controlli in gravidanza

Controllo del peso: non esiste nessuna giustificazione scientifica per limitare l'aumento del peso a 9-12 chili. Oggi si ritiene fisiologico un aumento compreso tra 9 e 18 chili. Diete restrittive possono comportare una riduzione del peso fetale fino a 550 g, con esiti su un aumento della mortalità perinatale sospettato, ma non ancora documentato.

Pressione arteriosa: l'osservazione della pressione diastolica è fondamentale per una diagnosi di ipertensione indotta dalla gravidanza; un valore superiore a 80 induce a un aumento di vigilanza, un valore superiore a 90 è considerato patologico. Il Roll-over test eseguito alla ventottesima settimana di gravidanza ha un valore predittivo del 93% sulla possibilità di sviluppare un'ipertensione nel terzo trimestre.

Alimentazione: i criteri di un'alimentazione sana, equilibrata, senza sostanze tossiche non si possono limitare alla sola gravidanza; da un punto di vista della salute sono validi in tutti i momenti della vita. L'alimentazione durante la gravidanza influisce in misura minima sull'aumento del peso fetale, quindi l'autoregolazione della donna e il buon senso sono sufficienti come norme.

I controlli utili durante il parto

È importante che aspetti l'inizio spontaneo del travaglio. Oggi è molto diffusa l'*induzione del travaglio* con farmaci in forma di gel vaginale. Non è una pratica giustificata dalle evidenze e può recare danno al bambino.

È lui che dà il via al parto, nel momento in cui ha messo a punto tutta la sua situazione fisiologica per poter affrontare il travaglio e respirare alla nascita. I parti indotti aumentano la nascita di bambini prematuri e le sindromi di stress respiratorio, e il travaglio diventa spesso distocico, o difficile, con un'aumentata possibilità di finire con il taglio cesareo.

La durata effettiva della gravidanza varia da donna a donna e da bambino a bambino. In gran parte è determinata dallo stato della placenta. Finché la placenta lavora bene, il bambino continua a crescere e a stare bene. Quindi finché il bambino cresce ancora, non è ancora il momento per lui di nascere.

Se tu e il tuo bambino avete attraversato felicemente la gravidanza e vi trovate in buona salute al momento del parto, i controlli durante il travaglio consistono soprattutto nelle osservazioni che farà l'ostetrica per accertarsi del vostro benessere.

Osserverà il ritmo delle doglie e delle pause, i tuoi atteggiamenti corporei, le tue reazioni emozionali, la tua modalità di reagire alle doglie, il progressivo cambiamento dello stato di coscienza, i movimenti del bambino, i segni corporei del tuo metabolismo, come l'evacuazione ripetuta, quando e che cosa hai mangiato prima del travaglio, se urini frequentemente, la sudorazione e l'alito, il polso. Saprà leggere dal tuo corpo i segni del funzionamento ormonale e del sistema nervoso neurovegetativo, e quindi capire se l'evoluzione del travaglio si svolge in modo fisiologico.

Il tuo dolore, la sua localizzazione e la sua intensità le indicano la progressione del bambino. Dalle perdite vaginali, o di liquido amniotico, oppure di muco e sangue capirà la progressione della dilatazione e della discesa del bambino.

Anche durante un travaglio fisiologico, la visita vaginale può essere ridotta al minimo in presenza di segni di progressione fisiologici. Può essere eseguita all'inizio per verificare che il bambino si presenti bene, e all'inizio del periodo espulsivo, sempre per verificare che il bambino lo affronti in una posizione corretta.

Qualche volta una visita interna è necessaria per verificare la buona progressione.

Quando viene eseguita è importante che venga fatta nella pausa tra le doglie e con il tuo consenso. Altrimenti rischi che il tuo perineo si chiuda in una reazione inconscia di difesa e annulli il lavoro di molte ore.

Per accertarsi della sana reazione del bambino al travaglio, l'ostetrica controlla il suo battito cardiaco a intervalli regolari, dopo la doglia.

Non è necessario il "tracciato", o monitoraggio continuo. Durante il periodo espulsivo questo controllo si intensifica. Inoltre l'ostetrica osserva la graduale distensione del perineo e coglie così la progressione del bambino fino alla nascita. Valuterà se hai bisogno di essere aiutata con il sostegno della sua mano sul perineo, o se il bambino uscirà senza rischi per la tua integrità.

Non appena nato il bambino, mentre te lo mette davanti, ne osserverà i parametri vitali e la reattività. Durante il *bonding* (il primo legame) tra voi tre continuerà a osservare i segni di distacco della placenta per accoglierla, non appena è pronta. Vigila sul vostro benessere nelle prime due ore dopo il parto.

Dalle evidenze scientifiche sui controlli durante il parto

Clistere: non vi sono evidenze in letteratura che giustifichino l'uso sistematico di questa procedura. Non è stato dimostrato che il clistere riduca i tempi del travaglio, né si sono riscontrate maggiori infezioni o contaminazioni fecali nei gruppi senza clistere.

Tricotomia: non c'è nessuna indicazione per la rasatura del pube; essa rappresenta un disagio inutile per la donna, con il rischio di infezioni cutanee e di pruriti.

Alimentazione durante il travaglio: la restrizione alimentare durante il travaglio è finalizzata all'eventualità di un parto operativo. Non trova nessuna giustificazione razionale in un parto fisiologico, anzi può risultare dannosa, dato l'alto consumo energetico del metabolismo in travaglio, e può produrre disidratazione e acidosi. Non c'è nessuna evidenza che il digiuno assicuri uno stomaco vuoto. Non è stata fatta nessuna ricerca sui bisogni alimentari della donna in travaglio, quindi si consiglia di lasciare libertà alla donna nella scelta dei cibi da assumere.

Posizioni materne e libertà di movimento: diversi studi suggeriscono che la posizione litotomica[23] in corso di travaglio riduce l'intensità e l'efficacia delle contrazioni uterine, pur aumentandone la frequenza. Inoltre è dimostrata una maggiore incidenza di asfissia neonatale in parti condotti in posizioni supine. L'OMS raccomanda di non mettere la donna incinta nella posizione dorsale litotomica durante il travaglio e il parto; si deve incoraggiare la donna a camminare durante il travaglio e ogni donna deve decidere liberamente quale posizione adottare durante il parto. Il libero movimento durante il travaglio riduce il dolore, rende il travaglio più breve, favorisce l'impegno e l'ossigenazione del bambino, e ne migliora la variabilità del battito cardiaco.

Controllo di frequenza e qualità del battito cardiaco fetale: non c'è nessuna prova che il monitoraggio elettronico fetale, fatto di routine, abbia un effetto positivo sull'esito della gravidanza. Si raccomanda di controllare il battito cardiaco fetale attraverso auscultazione clinica sistematica frequente durante il primo stadio del travaglio, e più frequentemente durante l'espulsione. Le evidenze disponibili fanno ritenere che il monitoraggio elettronico continuo utilizzato sui travagli fisiologici non comporti un sostanziale miglioramento nella mortalità e morbilità neonatale, mentre determina un significativo incremento di parti operativi a causa di diagnosi falsamente positive. L'auscultazione intermittente del battito cardiaco fetale tramite fetoscopio o *sonycaid* rappresenta un'efficace sorveglianza del benessere fetale nei parti fisiologici.

La rottura del sacco amniotico: normalmente la rottura delle membrane non è necessaria fino a uno stadio avanzato del travaglio o fino a parto avvenuto. La rottura artificiale precoce delle membrane non ha nessuna giustificazione scientifica. Non è dimostrata una riduzione del tempo del parto eseguendo l'amnioressi precoce.

La durata del periodo dilatante: è dimostrato che l'imposizione di tempi rigidi durante il travaglio porta a un maggior numero di parti operativi[24], mentre tempi flessibili senza limiti non motivati dalle condizioni materne o da quelle fetali danno maggiore esito in parti vaginali spontanei.

---

23. Posizione supina con le gambe sollevate sui gambali del lettino ostetrico.
24. Parti vaginali con ventosa, forcipe, episiotomia, spremitura dell'utero...

Dolore e analgesia: la soddisfazione della donna nel parto non coincide necessariamente con l'assenza del dolore. Molte donne vogliono vivere l'esperienza del dolore del parto, ma non vogliono essere "sommerse" dal dolore. Per quelle donne che vogliono vivere il parto e il dolore in modo attivo, autogestito, senza l'uso di farmaci, e per le donne che non hanno accesso a metodi farmacologici di analgesia, molte delle tecniche analgesiche non farmacologiche (movimento, contropressione,[25] calore locale, immersione in acqua calda, massaggi, agopuntura, ipnosi, audioanalgesia[26]) possono essere delle alternative valide.

Sostegno durante il travaglio. Il sostegno emozionale, informativo, fisico della donna, prima e durante il parto, porta a:
minor uso di farmaci e analgesici in travaglio;
meno parti vaginali operativi, meno cesarei;
più bambini con APGAR superiore a 7;
maggiore soddisfazione della donna;
minore trauma perineale;
donne che allattano più a lungo;
minore depressione post partum;
minori difficoltà nell'accudimento del bambino;
migliore relazione madre-bambino.

25. Forte pressione contro i punti dolenti.
26. L'ascolto di musica o di un rumore bianco attraverso le cuffie produce un effetto antidolorifico.

I problemi della nascita

Qualche volta le cose non vanno come hai sognato.
Sorgono problemi in gravidanza.
Il tuo bambino nasce prima.
Non hai avuto il parto che volevi.
Hai bisogno di interventi medici che avresti voluto evitare.
Sono nati problemi in famiglia.
Le tue aspettative sono state deluse.

Può darsi che all'inizio tu non voglia neppure pensarci e ti focalizzi sul tuo bambino. Ma prima o poi sentirai rabbia, frustrazione, forse ti senti violentata, forse proverai sensi di colpa, di inadeguatezza.
"Dove ho sbagliato?"
"Avessi dato retta a..."
"Non sono buona a..."
"Se non avessi fatto..."
Forse proietti la rabbia su un'altra persona.
"...Se non mi avessero fatto..."

Quando avrai preso un po' di distanza dall'accaduto, capirai che tutto quello che ti succede ha a che fare con te, con il tuo partner, con la tua famiglia, che è frutto di percorsi precedenti, a volte anche distanti, e che può avere un senso per te, per voi, quando puoi impararne qualcosa e inserirlo nel ciclo delle tue esperienze.

Un corso dopo parto per mamme e bambini è un buon luogo per elaborare la propria esperienza, confrontandosi con le esperienze di altre donne madri.

Mentre vivi le difficoltà, ti può aiutare sempre attivare le tue risorse interiori, il tuo potenziale di salute. Anche se hai bisogno di cure mediche, le leggi della fisiologia sono forse ancora più importanti, perché ti aiuteranno a contenere il tuo problema, aumentando la tua capacità reattiva e quella del tuo bambino. Puoi così aspirare al migliore esito possibile rispetto alla situazione in cui ti trovi. La medicina invece tende a prospettarti spesso l'esito peggiore possibile.

Il pensiero possiede una forza modellatrice della materia.
Focalizzare l'attenzione solo sul problema lo aggrava.
Focalizzarla invece sulle risorse di salute ti rinforza.

Non sempre una gravidanza a rischio, con un problema medico, porta a un parto con dei problemi; non sempre un parto difficile porta a dei traumi. La salute si può ristabilire in qualsiasi momento. La tua partecipazione attiva in questo è però fondamentale.

La perdita di un bambino

E qualche rara volta succede l'imponderabile: perdi il tuo bambino, oppure il tuo bambino vive con gravi danni fisici.

La perdita di un bambino è un dolore devastante, un evento scioccante, impossibile da cogliere con la mente. Dove aspettavi la vita, all'improvviso c'è la morte. Tutto si rovescia. Rimani completamente disorientata. Tutto si azzera. È come se fossi morta tu stessa. Eppure sei qui e lui è là. Vorresti andare là con lui. Ti si spalancano le porte tra i mondi, hai delle percezioni extrasensoriali forti. Ma non puoi attraversare queste porte.

Ci vorrà molto tempo per realizzare a pieno la perdita. Crea una grande ferita dalla quale, lentamente nel tempo, devi guarire. All'inizio non ne avrai assolutamente voglia. Il tuo dolore ti lega al bambino scomparso. Ma prima o poi inizierà questo percorso. Ti farà attraversare territori sconosciuti, deserti e montagne aride, dove si attiveranno nuove risorse profonde. Ritmicamente, come nel travaglio, vivrai delle pause dal dolore. In queste pause puoi "medicare" la ferita. Puoi riprenderti cura di te, del tuo corpo.

Per iniziare il processo di guarigione è fondamentale che tu abbia visto il tuo bambino, che tu abbia avuto la possibilità di realizzarlo e di congedarti da lui, che lo abbia seppellito, che abbia qualche ricordo concreto del suo breve passaggio sulla terra. Se questo non fosse stato possibile, cerca i testimoni, quelli che hanno visto, che c'erano, e fatti raccontare tutti i dettagli. Prenditi il tempo per guarire, prima di pensare a un nuovo bambino.

Il processo di guarigione ti porta attraverso tutte le tappe dell'elaborazione del lutto: la rabbia, la depressione, i sensi di colpa, il dolore bruciante, la ricerca di una ragione, il vuoto, il desiderio di sostituire la perdita con un nuovo bambino. Poi, lentamente, passerai a una sorta di accettazione che gradualmente ti permette di ricostruire la tua identità e di rivolgere la tua attenzione verso il mondo sociale. Metterai in campo le nuove risorse acquisite e probabilmente attuerai dei cambiamenti nella tua vita, o nei tuoi obiettivi, o nella tua filosofia esistenziale. Questo ti porta lentamente alla comprensione di ciò che quest'esperienza ti sta dando e, infine, ultima tappa del lutto, arrivi al perdono e all'accettazione completa.

A volte, in questa ultima tappa di guarigione, l'arrivo di un nuovo bambino ti può aiutare a completarla, senza più il rischio di gravarlo con degli aspetti luttuosi irrisolti. Ogni bambino che viene porta un dono ai suoi genitori, alla famiglia, a te. Il bambino che torna indietro sa di recarvi un grande dolore. Vi sarà vicino e non vi farà mancare il suo dono specifico.

La morte può essere una grande apertura. Crea un grande vuoto. Da questo vuoto può crearsi un altrettanto grande pieno. È la legge della polarità. Occorrono però la forza, il coraggio e il necessario sostegno per stare in questo vuoto, senza evadere, per tutto il tempo necessario.

Un gruppo di persone con esperienze simili può offrire un riferimento di aiuto efficace. Gruppi di autoaiuto si trovano in molte città italiane. Ma usa qualsiasi strada, mezzo, persona per aiutarti ad attraversare questa via difficile, che la vita ti ha posto. Alla fine ti renderà più ricca.

La genesi della salute

Le radici della salute sono nelle capacità reattive dell'individuo. Le basi di tali capacità si acquistano nel periodo attorno alla nascita e nel primo anno di vita.

Il modello salutogenico di Antonowsky[27] ce ne offre un'interpretazione interessante.

Valuta il rapporto tra stress e risorse, il rapporto tra gli eventi della vita e la capacità reattiva del singolo.

La vita è un costante caos, pieno di stimoli destabilizzanti per i quali non disponiamo di risposte adattive automatiche, e ai quali dobbiamo reagire. La forza reattiva individuale permette di tenere testa a questi stimoli.

Tiene l'individuo vicino a un centro immaginario che raffigura l'omeostasi in un cerchio che rappresenta la vita, attorno al quale oscilla in una dinamica di adattamento costante.

Il cerchio della vita contiene il *continuum* salute-malattia. Il pendolo dell'oscillazione a volte si sposta verso la malattia, ma in una persona sufficientemente reattiva tenderà sempre a spostarsi di nuovo verso la salute, usando la stessa malattia allo scopo.

Il compito generico dello stressore è quello di creare movimento, di mobilizzare il corpo e la psiche per contrastare la tendenza all'entropia. Gli eventi di stress genericamente sono considerati patogeni. Ma nel modello salutogenico tutto è in relazione con la forza delle risorse, o le capacità adattive. Da questo rapporto dipende l'ampiezza delle oscillazioni rispetto al punto centrale. Una buona reattività terrà la persona più vicina al centro; una scarsa reattività la porterà più spesso verso la periferia, gli estremi. Un alto livello di presenza di stressori insieme con un alto livello di so-

---

27. A. Antonowsky, 1987.

stegno sociale è potenziante, salutogenico, ti rende più forte. Adattatori rafforzanti sono il gioco, l'amore, la fantasia, la volontà, il significato, la motivazione, il piacere, la sessualità, l'affettività... Portano a un adattamento con successo.

La differenza tra tensione e stress

La tensione è uno stato di all'erta del cervello, che indica la necessità di rispondere a un bisogno insoddisfatto, di agire per raggiungere uno scopo preciso.

La trasformazione di tensione in stress dipende dalla capacità di adattamento. Quando la tensione viene ascoltata e compresa, quando nasce la motivazione per affrontarla, si creano le basi per l'azione stessa. L'azione mirata alla risoluzione della tensione impedisce che la tensione si trasformi in stress. Qualora non vi siano né la capacità, né la motivazione per affrontare la tensione, essa si trasforma in stress. Lo stress attiva il sistema istintivo di adattamento "attacco e fuga". Qualora non vi sia nemmeno allora la capacità reattiva profonda per scaricare lo stress con un'azione mirata al problema e non vi siano nessuna azione correttiva (nessuna reattività), nessun adattamento, si sviluppa la patologia.

Ci sono quindi diversi passaggi di tipo comportamentale e istintuale prima dello sviluppo di una patologia. Una buona reattività e un buon adattamento comportamentale sono dunque salutogenici. Il fattore che determina la qualità delle capacità adattive individuali è chiamato "*senso di coerenza*".

I princìpi della genesi della salute

La genesi della salute esce dalla dicotomia sano-malato (fisiologia-patologia), dato che eterostasi, invecchiamento ed entropia progressiva sono le caratteristiche di tutti gli organismi viventi, *per entrare in un concetto multidimensionale di un continuum sano-malato-sano.*

Non si limita all'eziologia di una malattia o patologia, ma guarda sempre la storia intera di una persona.

Si domanda quali fattori contribuiscono alla permanenza nel *continuum* sano-malato, oppure al movimento verso la polarità della salute. *Vengono poste quindi nel centro dell'attenzione le risorse per l'adattamento.*

Lo stile di vita è elemento centrale della salute (medicina comportamentale, salute comportamentale).

Gli stressori non sono eccezioni, ma sono presenti sempre e ovunque. Importante è lo scioglimento della tensione con successo.
Il rilassamento è necessario alla salute. Anche in caso di forti emozioni positive è importante il rilassamento. Senza rilassamento c'è esaurimento.
Anziché cercare delle soluzioni ai problemi, si cercano le risorse per un adattamento attivo.

Il senso di coerenza

Il senso di coerenza è un orientamento globale, che esprime una sensazione di fiducia costante, penetrante e dinamica rispetto al fatto che:
gli stimoli della vita siano percepiti come strutturati, spiegabili e prevedibili;
siano disponibili risorse per poter affrontare le sfide che questi stimoli comportano;
tali sfide valgano il nostro impegno e il nostro sforzo, perché hanno per noi un significato.

Il senso di coerenza viene acquisito nel periodo perinatale e durante la prima infanzia, attraverso il contenimento affettivo e comportamentale. Matura nel periodo adolescenziale e si consolida nella prima età adulta. Dopo non è più modificabile, se non in fasi di crisi e con la presenza di un forte sostegno.

Il senso di coerenza si basa su tre fattori:
comprensione di ciò che accade (organizzazione del mondo);
sensazione di avere il controllo sugli eventi e sull'ambiente (interazione con il mondo);
capacità di dare un significato a ciò che accade con emozione (motivazione).

Comprensione di ciò che accade

Si riferisce alla comprensione di quello che accade nel proprio mondo, alla capacità di inserirlo in un proprio schema mentale, in un ordine interiore. Ciò dà l'impressione che gli eventi siano "predicibili", o almeno che si possano comprendere, spiegare e ordinare nel proprio schema mentale. I bambini passano molto tempo a costruire questo ordine, nei loro giochi e con le loro domande.

Il neonato nasce con comportamenti che richiedono il legame

e la stabilità (concetto del *continuum*). La soddisfazione delle sue aspettative, certe *routine* e la ritmicità dell'organizzazione della sua giornata, insieme con esperienze concrete e consistenti, rinforzano questo aspetto. Comportamenti prevedibili dell'adulto (ripetizioni), avvenimenti prevedibili durante il giorno e la settimana favoriscono direttamente la salute. Ne nasce una fede che certi elementi della vita siano permanenti. La fede dà significato alla vita (terza componente del *senso di coerenza*.) Sviluppa la consapevolezza del sé come affidabile e consistente. Crea la fiducia di base e un senso di sicurezza. Azioni rituali, aspetti familiari, conosciuti, aiutano nel superamento di crisi.

Una forte presenza di questo fattore nel senso di coerenza permette di vivere la vita come una sfida, o un qualcosa di gestibile e con cui ci si può confrontare. La persona tende a dare una valutazione positiva agli eventi.
Una presenza debole di questo fattore fa temere la vita e alimenta la paura di soccombere. La persona si paralizza. Manifesterà atteggiamenti di fuga anche nella malattia. Tenderà a dare una valutazione negativa agli eventi.

Sensazione di avere il controllo sugli eventi e sull'ambiente

La comprensione di ciò che accade, cioè la sensazione di capire il mondo, è la premessa per sentirsi in grado di interagire con esso. Lo strumento per raggiungere tale obiettivo, per controllare gli eventi esterni, è la consapevolezza di possedere delle risorse proprie per affrontare gli stimoli provenienti dall'ambiente.

Partecipare attivamente agli eventi con successo è nutrimento. Ti rende protagonista attivo rispetto alla vita. Crea autostima.

Le persone con il senso del controllo cercano delle risposte alle cose che accadono. Il bambino costruisce questo aspetto di sé, potendosi sperimentare nell'ambiente in cui vive, con ampie possibilità, però entro una cornice protetta, contenuta, che si allarga gradualmente, in modo armonico con le sue crescenti capacità, fino a che si approda alla fase della responsabilizzazione.

Nella vita di una persona con un forte senso di coerenza il cambiamento è la norma; esperienze sempre nuove portano alla crescita, allo sviluppo. Esse creano un senso crescente di sicurezza nelle proprie capacità di interagire con il mondo. Creano tolleranza e flessibilità cognitiva rispetto alle ambivalenze. La società, così come la famiglia, con i suoi valori e con i suoi disvalori, con la sua

chiarezza o confusione influiscono fortemente su questo secondo aspetto del senso di coerenza. Chiari valori familiari e sociali condivisi e molte esperienze sociali lo rinforzano.
La disapprovazione sociale, un atteggiamento passivo, difensivo lo indeboliscono. La passività porta a un adattamento regressivo. La persona con questo aspetto poco sviluppato si sente vittima, impotente, paralizzata. Tende a subire gli eventi della vita.

Dare un significato a ciò che accade con emozione

È la percezione del senso delle cose, non tanto a livello mentale (come nella "comprensione di ciò che accade"...) quanto a livello emozionale. Capire il mondo, sentirsi capaci di interagire con esso con successo crea una buona motivazione per affrontare la vita, per combattere e per impegnarsi per qualcosa. La partecipazione attiva ai processi decisionali e il riconoscimento sociale (quello che faccio ha valore, significato) rafforzano questo aspetto. La partecipazione a iniziative socialmente significative fa percepire il proprio lavoro come significativo.

L'impegno è la capacità di credere alla verità, al significato e al valore di ciò che si è e di ciò che si fa, con la conseguente tendenza di coinvolgersi in molte situazioni e di muoversi in modo mirato.
Una misura scarsa di capacità d'impegno porta all'estraniarsi. Ed estraniarsi da sé è legato all'essere senza norme, senza alcuna identità culturale, senza motivazione, senza significato, e all'isolamento sociale.
Più è forte il senso di coerenza, più la persona tenderà ad analizzare i fattori di tensione, a ricercare delle risorse adatte, a essere attiva, a promuovere uno stile di vita orientato alla salute, a essere aperta a un nuovo orientamento e al cambiamento. Flessibilità e adattamento sono la sua caratteristica. Il suo potenziale di salute è elevato.
Più è debole il senso di coerenza, meno la persona si esporrà. Non è consapevole delle proprie emozioni e tende alle proiezioni. Non assume responsabilità. Tende ai sensi di colpa.

I disturbi nel sano sviluppo del senso di coerenza costituiscono un cosiddetto "stressore primario". Gli stressori primari creano delle tensioni profonde, inconsce, sempre presenti. Incidono sul sistema endocrino, neurovegetativo e immunitario, riducendone il potenziale reattivo e quindi di salute.

I confini

Tutti tracciano dei confini attorno alla propria vita. Quello che succede al di fuori di questi confini viene lasciato all'esterno e la persona non si lascia toccare nelle sue percezione, né da realtà, né da informazioni, né da scelte possibili. Ampiezza e flessibilità del tracciato di questi confini dipendono di nuovo dalle tre componenti del senso di coerenza. Quello che non posso capire... Quello che non so affrontare (gestire)... Quello che non significa niente per me... lo lascio fuori; mi metterebbe in una condizione di stress, senza la possibilità di reagire, di adattarmi.

Una persona con senso di coerenza forte può mantenere flessibili questi confini, ed eventualmente allargarli.
Una persona con un senso di coerenza debole li manterrà invece sicuramente più rigidi.

I confini possono essere dati da una dottrina o da una fede con regole precise, che offrono un ordine e un senso, sebbene entro limiti molto stretti e non commisurati all'individuo. Ci si può attaccare in modo rigido a queste dottrine, che creano l'illusione di proteggere la persona dalle paure esistenziali. Non lasciano spazio alle strategie di adattamento e quindi, quando il sistema si spezza, si crea il caos. Ericson[28] definisce questa strategia una "pseudointegrazione come protezione contro la disperazione".

Una cosa simile succede con la medicalizzazione del parto. Ti promette protezione e sicurezza (rispetto alla disapprovazione sociale, alla violenza emozionale, al disordine, alla confusione, al senso di inadeguatezza) per poi lasciarti delusa e frustrata, sola.

Le risorse

Il modello salutogenico ti può offrire sia strumenti di comprensione, sia risorse di tipo sociale, comportamentale. Ti può far vedere in che modo il tuo stile di vita incida sulla salute. Ti può offrire strumenti per migliorare la tua salute nel percorso maternità. Il sostegno in questo periodo particolare della maternità può incrementare il tuo senso di coerenza, quindi la tua capacità di adattamento ai nuovi processi che avvengono nel tuo corpo, e la capacità

---

28. E. H. Ericson (citato in A. Antonowsky p. 48), *The life Cycle Completed: A Review*, Norton, New York.

di mantenerti in salute. Nell'interpretazione tradizionale il sostegno funge da intervento esterno e da cuscinetto verso stressori forti della vita, e riduce la possibilità di sviluppare patologie.

Durante il percorso maternità, se fornito da una persona specifica, che conosce già il percorso che tu hai davanti, e che per te è invece nuovo, questo sostegno ti dona una maggiore prevedibilità degli accadimenti e maggiore motivazione, aumentando la tua capacità di interagire con l'ambiente attorno a te e di gestirlo attraverso delle strategie attive.

I corsi di educazione alla nascita orientati alla genesi della salute fanno esattamente questo. I rilassamenti, modalità attive per scaricare le tensioni, la ritmicità nell'alternanza delle polarità, il movimento, l'ascolto di te e del bambino, la relazione di coppia, il pensiero orientato alla salute e alla bellezza, il contatto fisico, la musica, il cibo buono, la gioia, il piacere, la ricerca di nuove possibilità, l'esplorazione e la sperimentazione, la tua partecipazione attiva agli eventi sono diretti alleati della tua salute.

Hai quindi tanti strumenti potenti in mano per il tuo benessere: strumenti che ti vengono dal tuo corpo, strumenti che ti vengono dal tuo mondo emozionale e relazionale, strumenti che ti vengono dal tuo bambino, strumenti che ti vengono dal tuo partner e dal tuo ecosistema umano, strumenti che ti vengono dal tuo mondo sociale e dall'ambiente naturale. Tutti questi strumenti regolano l'equilibrio fisiologico del tuo corpo, l'orchestra dei tuoi ormoni, il benessere globale tuo e del vostro bambino, e sono tuoi.

Se vuoi, puoi essere il direttore dell'orchestra.

Libri consigliati

- D. Chamberlain, *I bambini ricordano la nascita*, Bonomi, Pavia 2002.
  Chamberlain, noto ricercatore e psicologo, presidente dell'Associazione Internazionale di Educazione Prenatale, ti introduce nel mondo meraviglioso dello sviluppo del cervello e dei "pensieri" del bambino neonato. Ti fa vivere con lui la sua consapevolezza e la sua ricca memoria. Racconta come i bambini ricordano i particolari della loro nascita, emersi dai racconti dei suoi pazienti in ipnosi e correda il libro di interessanti esperienze. Dopo averlo letto, ti rapporterai diversamente ai bambini piccoli e piccolissimi.
- G. Soldera, *Conoscere il carattere del bambino prima che nasca*, Bonomi, Pavia 1995.
  Gino Soldera, psicologo prenatale, racconta la vita psichica del feto e offre spunti per la comunicazione intrauterina sia per la madre sia per il padre. Offre una visione dello sviluppo dei sensi del bambino e delle sue modalità di apprendimento. Un libro utile per accompagnare la gravidanza, basato sulle nuove ricerche nel campo della psicologia prenatale.
- T.R. Verny, P. Weintraub, *Le coccole dei nove mesi*, Bonomi, Pavia 1996.
  Un altro libro per accompagnare il bambino nel suo divenire. Meno fluido di quello di Soldera, presenta alcuni esperimenti scientifici per dimostrare l'ovvio, quello che ogni madre può percepire facilmente, quando pone l'attenzione all'ascolto. È comunque piacevole da leggere e soddisfa alcune curiosità.
- J. Relier, *Amarlo prima che nasca. Il legame madre-figlio prima della nascita*, Le Lettere, Firenze 1994.
  Jean-Pierre Relier è un pediatra di Parigi, primario di una neonatologia di terapia intensiva che ospita molti bambini prematuri. La sua lun-

ga esperienza professionale lo porta a considerare la qualità del legame madre-bambino fin dall'inizio della gravidanza come fattore determinante della salute dei bambini. Il libro è corredato di molti casi clinici e di considerazioni umanistiche nate dalla profonda partecipazione di questo medico ai vissuti dei suoi piccolissimi pazienti.

– J. Relier, *Adrien o la collera dei neonati*, Le Lettere, Firenze 2002.
In questo secondo libro Relier si mette nei panni di un bambino molto prematuro, di appena 700 grammi, e ne racconta il dramma in prima persona. Se dopo la lettura del libro di Chamberlain hai ancora qualche dubbio sulla consapevolezza dei bambini piccolissimi, Relier te lo toglie definitivamente. Relier avanza poi un'ipotesi sulle trasmissioni generazionali e porta il nostro sguardo oltre le situazioni individuali verso le generazioni che ci hanno preceduto e che agiscono ancora sul nostro presente.

– G. Ferrari, *Dalla grande madre al bambino. Significato, poesia e pratica della maternità e della nascita*, Mediterranee, Roma 1992.
Gabriella Ferrari è insegnante di yoga e presidente dell'associazione per l'educazione prenatale ANEP. Il suo è un libro olistico, scritto con il cuore, anche con esercizi pratici per la preparazione alla nascita.

– A. Bini, M.C. Lottici, *Nascere nella musica. Itinerari sonori per la preparazione al parto*, Xenia, Milano 1998.
Un'ostetrica e un musicoterapeuta vi accompagnano attraverso la gravidanza con la musica, un elemento centrale per la relazione interiore con il bambino e per il suo sviluppo armonioso, ma anche strumento di apertura durante il parto. Al libro è allegato un Cd.

– J. Balaskas, Y. Gordon, *Avremo un bambino*, Red Edizioni, Milano 2004.
L'enciclopedia della gravidanza e del parto attivo: ci trovi tutto, è un manuale classico, corredato di molte fotografie. Non prenderlo però come la "bibbia"; le conoscenze cambiano velocemente e non tutto è proprio aggiornato "all'ultima tendenza".

– J. Balaskas, *Manuale del parto attivo*, Red Edizioni, Milano 2003.
Un "classico" del parto attivo, maneggevole e leggero, ti offre strumenti per le posizioni libere durante il parto anche in situazioni ospedaliere non attrezzate.

– P. Nathanielsz, *Un tempo per nascere*, Bollati Boringhieri, Torino 1997.
Nathanielsz, ginecologo, ha scritto questo libro di fisiologia "dalla parte del feto" per le donne e per le ostetriche. Con un linguaggio ri-

gorosamente scientifico, ma allo stesso momento comunicativo, di fluida lettura, racconta la vita del bambino in utero, la funzione della placenta, le modalità di dare il via al parto dal punto di vista biochimico e funzionale. Offre un quadro affascinante delle complesse e intelligenti funzioni del corpo che non può che nutrire la fiducia nelle capacità del bambino di sapersela cavare egregiamente. Un "*must*" per le ostetriche, ma non solo!

- L. Braibanti, *Parto e nascita senza violenza*, red edizioni, Como 1993.

  Lorenzo Braibanti, un medico di ampie vedute, primario di un reparto di medicina con annessa ostetricia a Ponte dell'Olio (PC), racconta in questo libro la fisiologia del percorso maternità con un linguaggio scientifico, ma accessibile e senza trascurare gli aspetti esperienziali. Mette l'accento sui fattori che producono salute e sugli aspetti pratici. In allegato sono pubblicate alcune delle sue ricerche. Precursore dei suoi tempi è rimasto l'unico medico italiano ad assumere e mettere in pratica gli stimoli di Leboyer per una nascita senza violenza.

- I.M. Gaskin, *La gioia del parto*, Bonomi, Pavia 2004, con una prefazione di Verena Schmid.

  Dopo il suo celebre libro *Spiritual midwifery*, pubblicato intorno al 1970 e diventato un classico dell'ostetricia naturale, Ina May presenta questo suo nuovo libro, più maturo e attuale per *togliere alle donne giovani la paura del partorire*. Infatti, la prima metà contiene tante storie di nascite, tutte vissute nella piena potenzialità e quindi positivamente, anche se qualche volta si trattava di affrontare qualche difficoltà. Circondate come siamo di storie brutte sul parto, questi racconti sono una vera medicina, non solo per la donna in attesa, ma anche per chi ha già avuto bambini o per chi i bambini li vede nel suo lontano futuro. Nella seconda parte del libro, Ina May offre molti strumenti pratici e scientifici di comprensione per poter meglio scegliere.

- S. Kitzinger, *La gioia della nascita*, Fabbri, Milano 2004.

  Un libro classico in nuova edizione: Sheila Kitzinger, nota antropologa, si occupa da sempre della nascita. Il libro si avvicina di più a un manuale, ti prende per mano e ti accompagna attraverso i nove mesi della gravidanza e attraverso il parto. Ma proprio per la sua formazione antropologica, l'aspetto emozionale è sempre incluso nei vari capitoli. Un libro leggero, di facile lettura.

- F. Leboyer, *Per una nascita senza violenza*, Mondadori, Milano 1974.

  È il libro che ha rivoluzionato le modalità della nascita in Italia e nel mondo. Uscito nel 1974, all'apice della medicalizzazione del parto, questo libro si mette nei panni del bambino. Leboyer racconta in toni drammatici e poetici le sensazioni del bambino quando esce dal suo nido protetto dentro la sua mamma e affronta i cosiddetti "abbagliamenti sensoriali" del nostro mondo. Un'esperienza che tutti abbiamo vissuto e che giace nel nostro inconscio. La lettura di questo libro va a toccare queste nostre memorie e quindi tocca profondamente ognuno di noi.

– M. Odent, *Il bébé è un mammifero*, red edizioni, Como 1992.
Michel Odent, medico chirurgo e responsabile del reparto di ostetricia di Phitiviers, Francia, diventato famoso per essere stato il primo in Europa ad aver introdotto il parto in acqua, ha una formazione di tipo reichiano che lo porta a focalizzare la nascita dal punto di vista istintivo e sessuale. Esplora quindi quegli aspetti della nascita che noi donne abbiamo in comune con gli animali e li racconta in questo libro, offrendo una base esperienziale per tutto il percorso della gravidanza e della nascita. Offre una visione globale del processo.

– A. Robertson, *L'ostetrica e l'arte del sostegno durante il parto*, McGraw-Hill Companies, Milano 1998, con una prefazione di Verena Schmid.
Andrea Robertson è un'educatrice prenatale australiana. Il suo libro nasce sempre dalla sua lunga esperienza nel preparare le donne alla nascita e nell'accompagnarle nella loro esperienza. Il libro spiega l'importanza del sostegno in questo periodo della vita e offre infiniti strumenti pratici per offrire assistenza, ma anche per potersi districare da sole nei meandri delle istituzioni sanitarie. Gli strumenti forniti vanno dalle modalità di comunicazione, alle posizioni libere durante il parto alla scelta informata. Un libro molto pratico, concreto, rivolto alle ostetriche e alle persone di supporto, ma interessante anche per le donne in attesa per le ricche informazioni e i suggerimenti pratici.

– V. Schmid, *Il dolore del parto: una nuova interpretazione della fisiologia e della funzione del dolore per la donna moderna*, Centro Studi Il Marsupio, Firenze 1998.
In questo libro ho cercato di offrire una visione completa del tema del dolore del parto, partendo dagli aspetti culturali e dalle interpretazioni del dolore, conducendo attraverso la fisiologia e le funzioni del dolore del parto verso le forme di analgesia sia farmacologia sia fisiologica. Corredano il libro schede riguardanti la storia della preparazione al parto attraverso i diversi concetti di considerazione del dolore, le modalità di assistenza e la loro influenza sul dolore. In chiusura sono presentate alcune modalità di lavoro corporeo per affrontare il dolore attivamente e ridurlo al suo minimo fisiologico, ovvero per trasformare il dolore in doglia.

- M. Wagner, *La macchina del parto*, red edizioni, Como 1998.
Un libro scientifico, scritto da Marsden Wagner, pediatra ed epidemiologo che ha lavorato a lungo per l'OMS. Padre single, con 4 figli cresciuti da lui, nonché scienziato rigoroso, in questo libro critica e dibatte, ricerche alla mano, le pratiche ostetriche in uso oggi denunciandone la non scientificità. Un libro razionale indispensabile per chi si muove nell'assistenza ostetrica.

- J. Liedloff, *Il concetto del continuum*, Meridiana, Bari 1994.
Un viaggio avventuroso alla ricerca dei diamanti porta l'autrice in una tribù indigena del Venezuela che vive molto isolata. Osservando che gli adulti sono sempre gioiosi, non si arrabbiano mai, non conoscono la frustrazione o la competizione, si mette a studiare il modo in cui crescono i bambini. Giunge a delle conclusioni non convenzionali e a delle ipotesi affascinanti che possono dare nuove direzioni per la modalità di vivere la nascita e il primo anno di vita con il bambino.

- C. Northrup, *Guida medica da donna a donna. Noi donne, il nostro corpo, la nostra mente*, red edizioni, Como 1998.
Christiane Northrup è ginecologa. Si è sempre occupata della salute della donna. In questo libro, quasi un'enciclopedia, affronta tutte le principali tematiche e patologie della donna dalla nascita fino alla terza età, nell'ottica della ciclicità tipicamente femminile. Il suo approccio è un approccio di donna, rotondo, globale. Ogni aspetto viene esposto dal punto di vista della fisiologia, della eventuale patologia, della psicologia e della psicosomatica, della terapia, offrendo cure sia convenzionali sia naturali. Porta molta attenzione ai fattori di salute come l'alimentazione, lo stile di vita, il movimento o lavoro corporeo. Anche gli aspetti culturali ed educativi non mancano. Il libro offre una modalità completa di affrontare le tematiche della donna come forse non è mai stato fatto. Un libro saggio.

- R. Papa, R. Arsieri, *Stringo i denti e diranno che rido. L'accidentato percorso della nascita*, Guida Editori, Napoli 2003.
Una ginecologa attiva nei consultori e una neonatologa offrono una lettura della realtà istituzionale della nascita, basata sulla loro esperienza professionale quotidiana e filtrata attraverso l'analisi femminista, o l'orgoglio femminile. In un certo senso questo libro è l'opposto del presente, descrive le distorsioni della nascita e i suoi perché. Tra le difficoltà delle istituzioni dove fondamentalmente manca il tempo, il tempo per tutto, e le numerose difficoltà delle neomamme che sono senza riferimenti, le autrici propongono un percorso attraverso la continuità dell'assistenza fornita dal consultorio alla socializzazione dei corsi preparto. Chiedono e stimolano un dibattito culturale attorno alla nascita.

Per il padre

- L. Zoja, *Il gesto di Ettore*, Bollati Boringhieri, Torino 2000.
  Un libro che non fornisce nessuna risposta alle domande sulla nascita, ma invita a una ricerca sul tema della paternità. Conduce attraverso la storia, toccando modelli antichi, archetipi di rappresentazioni paterne senza proporli per la modernità, ma suggerendo una riflessione sull'immaginario del paterno e sui possibili ruoli di oggi. Il padre eroico, con l'armatura, guerriero, che ferisce ed è distante, ma ammirato, insieme con il padre che depone l'armatura e si avvicina, ma perde autorità: queste sono due polarità attorno alle quali scorre la riflessione.
- M. Andolfi, a cura di, *Il padre ritrovato. Alla ricerca di nuove dimensioni paterne in una prospettiva sistemica relazionale*, Franco Angeli, Milano 2001.
  Ventuno autori diversi, tra psicologi e psichiatri, affrontano temi legati alla paternità. Meno concettuale del libro di Zoja, gli autori entrano in merito di situazioni sociali e familiari concrete del nostro mondo moderno, come anche di altre culture, e analizzano il ruolo paterno in relazione a tali situazioni. Un libro che offre molti spunti e fa riflettere sugli aspetti relazionali e le loro conseguenze.
- A. Barrocci, *Parto di testa, la gravidanza del padre*, Nuovi Equilibri, Viterbo 2003.
  Un racconto della propria esperienza del divenire padre, leggero, frizzante, ironico... può divertire, pur dando una dimensione precisa dei travagli maschili, fino a quando Barrocci non s'improvvisa a dare consigli. Questi ultimi non sono basati sul sapere e dedotti dalla propria esperienza, quindi non sono applicabili ad altri.

Indirizzi utili

Centri di ostetriche con continuità dell'assistenza

Piemonte

Gruppo Ostetriche Asl N. 5
Via Martiri 30 Aprile 30, 10093 Collegno (TO), Tel. 011.4017552; 011.4017456

Studio Ostetriche Associato P. Maccario
S. Bonino - Via Roma 56, 12100 Cuneo, Tel. 0171.698445

Oriens
Via Giada 4, 12084 Mondovì (CN), Tel. 337 249773

La Cicogna 2
Via Chiebbia 12, 13051 Ronco Biellese (BI), Tel. 0124.512239

Associazione Madre Terra
Via Buonarroti 15, 10036 Settimo Torinese (TO), Tel. 338 4184908

Associazione La Cicogna
Via Catania 24, 10144 Torino, Tel. 011.282683

Gruppo Ospedale Civ. S. Anna (servizio pubblico di assistenza al parto a domicilio) - 10144 Torino, Tel. 011.3134521

Liguria

ANALP Associazione Nascita Attiva Liguria-Piemonte
Via Padova 24/r, 17100 Savona, Tel. 019.848319

Lombardia

Centro Gesta
Via Al Lago 6/A, 23900 Lecco Maggianico (LC), Tel. 0341.423145

Associazione Gepo
Via S. Giovanni sul Muro 5, 20121 Milano, Tel. 02.8057045

Casa Maternità La Via Lattea
Via Margantini 14, 20148 Milano, Tel. e Fax 02.89077589, e-mail: info@casamaternita.it

Studio Associato La Lunanuova
Via Settembrini 3, 20124 Milano, Tel. 02.66984453

Associazione Gepo
Via S. Giovanni sul Muro 5, 20121 Milano – Tel/Fax. 028057045

Casa Maternità La Via Lattea
Via Margantini 14, 20148 Milano - Tel/Fax 0289077589,
email: info@casamaternita.it

Studio Associato La Lunanuova
Via Settembrini 3, 20124 Milano – Tel. 0266984453, Fax. 0266984451
email: info@lalunanuova.it – www.lalunanuova.it

Trentino Alto Adige

Associazione L'Acqua Che Balla
Via Malfatti 8, 38100 Trento – Tel. 0461237460

Friuli Venezia Giulia

Associazione Mamma Si Diventa
Via Monte Tricorno 19, 33100 Udine – Tel. 335686819
email: mammasidiventa@iol.it

Veneto

Le ostetriche di Acquaria, Associazione Acquaria
Via Vivaldi 3, 31011 Asolo (TV) – Tel. 0423529859
email: acquaria@libero.it

Matriosca
Via Don Zorzi 2, 30030 Malcontenta (VE) – Tel/Fax. 041923659
Tel. 041453752

Centro Sophia
Via Durando 20, 30176 Marghera (VE) – Tel. 041538142

Il Melograno
Via Villa 12, 37125 Verona – Tel. 0458300908, Fax. 0458303227

Emilia Romagna

Il Nido
Via Zanardi 56, 40121 Bologna – Tel/Fax. 0516350911

Associazione Futura
Piazzale Matteotti 9, 43100 Parma – Tel. 0521285318
albertinibattai@libero.it

Toscana

La Natura dei Bimbi
Via dell'Arcingrosso 65, 50100 Firenze – Tel. 055.7874953
Fax. 055785028 – ilcentro@lanaturadeibimbi.it

Scuola Elementale di Arte Ostetrica
Via Piero Capponi 17, 50132 Firenze
Tel. 055576043, Fax. 055576266
email: info@marsupioscuola.it – www.marsupioscuola.it

Associazione Progetto Casa Maternità
Presso la Scuola Elementale di Arte Ostetrica di Firenze

Associazione Le Dieci Lune
Via Mossa 5, 56124 Pisa

La Via Lattea
P.zza Savi 245, 55049 Viareggio (LU) – Tel. 0584383649

Lazio

Artemide
Via Sannio 61, 00185 Roma – Tel. 0670497233, 0670476220
Fax. 067002403

Il Melograno
Via Saturnia 4, 00183 Roma – Tel. 0670475606

Il Nido Associazione Mamme-Bimbi
Via Marmorata 169, 00153 Roma – Tel. 065758648, Fax. 065758648

Campania

Associazione Nascita Dolce, Natura e Scienza
Presso Giuseppina Di Lorenzo, Viale Ascione 2, Traversa destra,
80055 Portici (NA) – Tel. 0817763640, 3476360271 – email: svodi@tin.it

Sicilia

Origine
Piazza Manganelli 13, 95131 Catania – Tel. 095311128

Centro Studi Egeria
Via Marchese di Villabianca 9, 90143 Palermo – Tel. 091308507

Altre associazioni che si occupano di maternità

ANEP Italia (Associazione Nazionale Educazione Prenatale)
Piazza Mattarella 3/A, 43100 Parma – Tel/Fax. 0521250150
www.anep.org
Finalità: educazione prenatale (del feto, del bambino)

Associazione Centro Nascita Montessori
Via G.B. Benedetti 9, 00197 Roma – Tel. 068077050, Fax. 068080390
email: asscnm@tin.it
Finalità: corsi prenatali e postnatali, servizi per genitori

Melograno Centro Educazione Nascita e Maternità
Finalità: servizi per le donne e le famiglie prima durante e dopo la nascita
Sedi
Gallarate (VA), Via Giusti 10, 21013 – Tel/Fax. 0331701542
email: melograno@gallarate.it
Verona, Via Villa 12, 37125 – Tel. 0458300908
Roma, Via Saturnia 4, 00183 – Tel. 0670475606
Ancona, Viale della Vittoria 48, 60100 – Tel. 07135333
www.melograno.org, www.logic.it/melograno

Associazione Culturale Spazio Nascita
Via Usiglio 4, 41100 Modena – Tel. 059224498
email: spazio.nascita@fastwebnet.it, http://spazionascita.free.fr
Finalità: corsi prenatali e postnatali, lavoro corporeo, antiginnastica

ANPEP (Associazione Nazionale Psicologia ed Educazione Prenatale)
Via Mazzini 2, 31053 Pieve di Soligo (TV) – Tel. 043883423,
email: anpep@tiscalinet.it – www.anpep.it
Finalità: studio della psicologia prenatale

MIPA Centro Studi (Movimento Internazionale Parto Attivo)
Via Castello 183, 25080 Serle (BS) – Tel. 0306896597
email: info@mipaonline.com – www.mipaonline.com
Finalità: seminari e corsi di aggiornamento per educatrici prenatali e altri operatori

Associazione ANDRIA
Via Servais 112, 10146 Torino – email: postmaster@associazioneandria.it
www.associazioneandria.it
Finalità: gruppo integrato medici-ostetriche per una pratica ostetrica basata sulla EBM (*evidence based medicine*)

Associazione Nascere in Casa – Umbria
Sangemini (TR), Via Roma 24, 05029 – Tel. 0744334128, 3282513246
email: nascereincasaumbria@libero.it

Associazione Nascere in Casa – Torino
www.nascereincasa.it
Finalità: associazioni di genitori che promuovono la libera scelta, la naturalità della nascita, e forniscono informazioni sulle possibilità territoriali.

Siti Internet

Verena Schmid, ostetrica: www.catpress.com/verenaschmid
Finalità: articoli e progetti per un'ostetricia al femminile e per la salutogenesi durante la maternità e i cicli di cambiamento delle donne

"D&D": donna e donna, il giornale delle ostetriche
Finalità: rivista professionale per ostetriche con approccio globale

Scuola Elementale di Arte Ostetrica: www.marsupioscuola.it
Finalità: formazione permanente e corsi di specializzazione da ostetriche per ostetriche per una nascita fisiologica e consapevole

Scelta Informata nel Percorso Maternità: www.lostetricainforma.it
Finalità: offrire informazioni, basate sulla ricerca e sulla fisiologia, alle donne in attesa per poter fare delle scelte informate rispetto alle procedure assistenziali

Marilia Zappalà: www.mariliazappala.it
Finalità: interviste e scritti sul tema della nascita

www.ilmioparto.it www.vitadidonna.it www.novemesi.it
www.lostetricainforma.it www.areas.it, sito scientifico

Periodici

"D&D", Donna & Donna, il giornale delle ostetriche

Scuola Elementale di Arte Ostetrica Edizioni
Redazione: Via Piero Capponi 17, 50132 Firenze
Tel. 055576043 – Fax. 0556266
email: redazione@marsupio.it
La rivista si riceve per abbonamento, da ordinare presso la Scuola Elementale di Arte Ostetrica, oppure presso www.marsupioscuola.it.

Riferimenti bibliografici

1. Parte prima. Venire al mondo

O.M. Aïvanhov *L'educazione inizia prima della nascita*, Prosveta, Frejus 1985.

D. Bauer, M.Hofmeister, H.Goerg, *Gespräche mit Ungeborenen*, Urachhaus Verlag, Stoccarda 1994.

T. Blum, *Prenatal Perception Learning and Bonding*, Leonardo, Berlino, Hongkong, Seattle 1993.

D. Chamberlain, *I bambini ricordano la loro nascita*, Bonomi, Pavia 2000.

"D&D" n. 18, *La vita prenatale*, settembre 1997.

"D&D" n. 31, *Capire la fertilità, il concepimento naturale e artificiale*, dicembre 2000; in particolare D. Degranges, *Coscienza e concepimento*, pp. 30-31; V. Schmid, *Fare un bambino, ricevere un bambino*, pp. 34-40.

"D&D" n. 36, *Il secondamento e il taglio del cordone*, marzo 2002.

C. Enning, *Die Plazenta als Heilmittel*, Books on demand GmbH, Norderstedt 2003.

F. Fornari, *Psicanalisi della musica*, Longanesi, Milano 1984.

A. Givaudan, *I nove scalini*, Amrita, Torino 1991.

L. Huxly, P. Ferrucci, *The Child of your Dreams*, CompCare Publishers, Minneapolis (Minnesota) 1987.

L. Janus, *Come nasce l'anima*, Mediterranee, Roma 1997.

R.D. Laing, *I fatti della vita, sogni, fantasie, riflessioni sulla nascita*, Einaudi, Torino 1978.

F. Leboyer, *Per una nascita senza violenza*, Mondadori, Milano 1974.

J. Liedloff, *Il concetto del continuum*, Meridiana, Bari 1994.

A. Montagu, *Il linguaggio della pelle*, Vallardi, Milano1989.

N. Norbu, *Nascere e vivere secondo la medicina tibetana*, Shang Shung, Arcidosso1992.

P. Nathanielsz, *Un tempo per nascere*, Bollati Boringhieri, Milano 1997.

M. Odent, *Il bebé è un mammifero*, red edizioni, Como 1992.

M. Prelec Paccagnella, M. Paccagnella, *L'attaccamento ai figli, l'importanza dei primi contatti: un fattore sottovalutato*, La Nuova Italia, Firenze 1992.

J. Relier, *Amarlo prima che nasca. Il legame madre-figlio prima della nascita*, Le Lettere, Firenze 1994.

J. Relier, *Adrien o la collera del neonato*, Le Lettere, Firenze 2002.

V. Schmid, *I sistemi fisiologici di adattamento e le risorse endogene*, "D&D" n. 29, giugno 2002, pp 45-52.

L. Schwarz, *Bonding before birth*, Sigo Press, Boston 1991.

G. Soldera, *Conoscere il carattere del bambino prima che nasca*, Bonomi, Pavia 1995.

G. Soldera, *Le emozioni della vita prenatale*, Macro, Diegaro di Cesena (FC) 2000.

T. R. Verny, J. Kelly, *Vita segreta prima della nascita*, Mondadori, Milano 1980.

T. R. Verny, P. Weintraub, *Le coccole dei nove mesi*, Bonomi, Pavia 1996.

T.J. Weihs, *Embriogenesi, lo sviluppo embrionale nel mito e nella scienza*, Filadelfia, Milano 1986.

2. *Parte seconda. Dare alla luce*

Capitolo 4: La gravidanza

T. Anderson, *Peeling back the layers: a new look at midwifery interventions*, MIDIRS, 12 febbraio 2002.

D. Bauer, M. Hofmeister, H. Goerg, *Gespräche mit Ungeborenen. Kinder kündigen sich an*, Urachhaus Verlag, Stoccarda 1994.

B. Beech, *Over - medicated and under-informed*, "AIMS Journal", vol.11, n. 4, inverno 2000.

F. Bottaccioli, *Psiconeuroimmunologia. La grande connessione tra psiche, sistema nervoso, sistema immunitario, sistema endocrino*, red edizioni, Como 1996.

R. Briffault, *The Mothers*, Atheneum, New York 1977.

S. Buckley, *Undisturbed birth*, "Midwifery Today", 63, autunno 2002.

A. Cattabiani, *Acquario*, Mondadori, Milano 2002.

B. Chalmers, *Appropriate perinatal tecnology: a World Health Organization perspective*, "J. of Obstet. and Gynecol.", Canada, vol.23, n.7, luglio 2001, pp. 574-575.

Cochrane library: www.update-software.com/pubblications/Cochrane, Centro Cochrane italiano: www.areas.it

E. Davis, *Womens sexual passages*, Hunter House, Alameda CA 2000.

"D&D" n. 38, *I rischi del parto tecnologico*, settembre 2002.

M. Enkin et al, *A guide to effective care in pregnancy and childbirth*, Oxford Press 2000.

E. Harding, *La strada della donna*, Astrolabio, Roma 1951.

E. Harding, *I misteri della donna*, Astrolabio, Roma 1971.

S. Kitzinger, *La salute sessuale della donna*, Lyra libri, Como 1985.

A. Kuckuck, C. Luckmann, *Mütter, Lust und Sexualität*, Rowohlt, Reinbeck bei Hamburg 1997.

R. Johanson et al, *Has the medicalisation of childbirth gone too far?*, "BMJ", vol. 324, n 7342, 13 aprile 2002, pp. 892 – 895.

M. Jowitt, *Childbirth unmasked*, P. Wooller, Walford Lodge, Craven Arms, Shrops 1998.

M. MacDormann, G. Singh, *Midwifery care, social and medical risk factors and birth outcome in the USA*, "J. Epidemiol Commun Health", 1998, 52:310-17.

M. Odent, *L'acqua e la sessualità*, red edizioni, Como 1991.

M. Odent, *La salute primale. Una nuova pagina nella storia dell'assistenza prenatale*, in "Newsletter del Primal Health Research Center", Londra, autunno 1995, www.birthworks.org/primalhealth

M. Odent, *The farmer and the obstetrician*, Free Association Books, Londra-New York 2002.

M. Odent, *The scientification of love*, Free Association Books, Londra-New York 1999.

J. Parvati Baker, *Conscious conception*, Freestone Pubblishing Company, Monroe Utah 1986.

C.Pinkola Estes, *Donne che corrono con i lupi. Il mito della donna selvaggia*, Frassinelli, Milano 1993.

W. Reich, *La funzione dell'orgasmo*, Sugarco, Milano 1942.

J.P. Relier, *Amarlo prima che nasca*, Le Lettere, Firenze 1994.

J.P. Relier, *Conséquences du "stress maternel" sur le développement du foetus et de l'enfant*, "Progrès en Néonat." n. 17, pp. 213 - 222.

A. Rich, *Nato di donna*, Garzanti, Milano 1983.

M. Sbisà (a cura di), *Come sapere il parto. Storia, scenari, linguaggi*, Rosenberg & Sellier, Torino 1992.

V. Schmid, *I canali biologici e genetici dell'attaccamento madre-bambino*, in "D&D" n. 17, *Il legame madre-bambino*, giugno 1997.

V. Schmid, *Fiume di latte, fiume d'amore. Allattamento e sessualità*, in "D&D", n. 40/41, marzo-giugno 2003, *L'imprinting dell'amore*, pp. 91-97.

V. Schmid, *Noi donne obsolete che mestruiamo e partoriamo ancora*, in "D&D" n. 43, giugno 2004, *Le mestruazioni*, pp. 29-37.

M. Tew, *Safer childbirth? Acritical history of maternity care*, Chapman & Hall, Londra 1990.

S. Vegetti Finzi, *Il bambino della notte*, Mondadori, Milano 1990.

M. Wagner, *Fish can't see water: the need to humanize birth*, "Int. Journal of Gynecology and Obstetrics", vol 75, suppl. 1, novembre 2001, pp. 25 - 37.

M. Wagner, *La macchina del parto*, red edizioni, Como 1998.

M. Wagner, *Midwifery in the industrialized world*, "J. Soc. Obstet. Gynecol." Can, 1998; 20: 1225-34.

Capitolo 5: La nascita

B. Aggetti, *L'ipnosi medica nel parto*, Grasso, Bologna 1992.

F. Bottaccioli, *Psiconeuroimmunologia*, red edizioni, Como 1996.

E. Davis, *The circle of life*, Celestial Arts, Berkeley, CA 2002.

E. Davis, *With Heart and Hands, a midwifes guide to pregnancy and birth,* Celestial Arts, Berkeley, California 2004.

R.E. Davis Floyd, *Birth a san american rite of passage,* University of California Press, Berkeley - Los Angeles - Londra 1992.

G. Dick Read, *Mutter werden ohne Schmerz,* Hoffmann und Campe, Amburgo 1953.

I.M. Gaskin, *La gioia del parto*, Bonomi, Pavia 2003.

M.H. Klaus, J.H. Kennell, *Maternal-Infant Bonding*, Mosby, St. Louis 1976.

S. Kitzinger, *Il sesso e la donna*, Lyra libri, Como 1985.

P. Maghella, V. Pola, *Il dolore*, CS Nascita Attiva, Serle (BS) 1999.

R. Melzak, *L'enigma del dolore. Aspetti psicologici, clinici e fisiologici*, Zanichelli, Bologna 1973.

R. Melzack, E Patrick, D. Wall, *La sfida del dolore*, Piccin, Padova 1988.

G. Pescetto, E. Maurizio, *Manuale di clinica ostetrica e ginecologica*, vol.1, Società Editrice Universo, Roma 1974.

P.W. Nathanielsz, *Un tempo per nascere*, Boringhieri, Torino 1997.

C. Northrup, *Guida medica da donna a donna. Noi donne, il nostro corpo, la nostra mente*, red edizioni, Como 1998.

A. Oakley, *From here to maternity*, Penguin Books, Londra 1979.

L. Ravasi Bellocchio, *La lunga attesa dell'angelo. Le donne e il dolore*, Raffaello Cortina, Milano 1996.

A. Rich, *Nato di donna*, Garzanti, Milano 1983.

A. Robertson, *L'ostetrica e l'arte del sostegno*, McGraw Hill, Milano 1998.

W. Reich, *La funzione dell'orgasmo*, SugarCo, Milano 1942.

V. Schmid, *Il dolore del parto*, Centro Studi Il Marsupio, Firenze 1998.

Parte terza. In famiglia

Capitolo 6: Diventare padre

J. e F. Baker, *Conscious conception, Elemental Journey trough the labyrinth of sexuality*, Freestone Publishing Company, Monroe, Utah & North Atlantic Books, Berkeley, California 1986.

D. De Parseval, *Padre al Padre*, Bompiani, Milano 1981.

K. Gibran, *Il profeta*, Feltrinelli, Milano 1991.

L. Grinberg, *Identità e cambiamento*, Astrolabio, Roma 1976.

J. Heinowitz, *Il papà incinto*, Bonomi, Pavia 2000.

M. Kundera, *L'immortalità*, Adelphi, Milano 1990.

M. Raffaelli, *I nuovi padri alla ricerca di un'identità*, in "D&D" n. 19, *L'uomo padre*, dicembre 1997, pp. 22-27.

W. Reich, *L'assassinio di Cristo*, SugarCo, Milano 1994.

C. Risé, *Il maschio selvatico*, red edizioni, Como 1993.

C. Risé, *Il padre, l'assente inaccettabile*, San Paolo, Cinisello Balsamo (MI) 2004.

P. Scheer, *Die psychologisch - historische Dimension von Schwangerschaft und Geburt. Einige tiefenpsychologisch - sozialphilosophische Überlegungen. Ökologie der Perinatalzeit*, Hippokrates Verlag, Stoccarda 1983, spec. pp. 64-72.

A. Smorti, *La paternità come processo evolutivo*, in "Psicologia contemporanea" 3/4, 1987, pp. 36-43.

B. This, *Come nascono i padri*, Laterza, Roma-Bari 1984.

A. Van Gennep, *I riti di passaggio*, Boringhieri, Torino 1981.

R. Zapperi, *L'uomo incinto. La donna, l'uomo, il potere*, Lerici, Cosenza 1979.

Capitolo 7: Ricevere un fratellino o una sorellina

D. Bauer, M. Hofmeister, H. Goerg, *Gespräche mit Ungeborenen. Kinder kündigen sich an*, Urachhaus Verlag, Stoccarda 1994.

D. Chamberlain, *I bambini ricordano la loro nascita*, Bonomi Editore, Pavia 2000.

L. Janus, *Come nasce l'anima*, Mediterranee, Roma 1997.

J.A. Solter, *Il bambino consapevole*, La Meridiana, Molfetta (BA)1997.

Parte quarta. Schede per approfondire

La placenta

S. Rachana, *Lotus Birth: il parto integrale*, Amrita, Torino 2005.

V. Schmid, *Attualità. Di chi è la placenta?*, "D&D" n. 48, marzo 2005.

AA.VV., *Il secondamento e il taglio del cordone,* "D&D" n.36, marzo 2002.

C. Enning, *Rimedi dalla placenta per l'autoterapia,* Scuola Elementale di Arte Ostetrica, Firenze 2005.

P. Nathanielsz, *Un tempo per nascere,* Bollati Boringhieri, Torino1997.

A. Van Genep, *I riti di passaggio*, Universale Scientifica Boringhieri, Torino 1981.

I luoghi della nascita

AA.VV., Atti del convegno "La casa maternità, un esempio concreto di Midwifery Care in Italia e in Europa", Editeam, Castello D'Argile (BO) 2001.

T. Anderson, *Peeling back the layers: a new look at midwifery interventions*, MIDIRS, June 2002, 12:2.

V. Basevi, Cerrone, *Parto a domicilio*, in "Medico e bambino", n.4, 1989.

P.F. Bigirimana, *Midwife-led versus medical led care for low risk women during pregnancy and childbirth*, Cochrane Library issue 4, Oxford update software.

BDH e. V., *Qualitaetssicherung in der ausserklinischen Geburtshilfe*, Deutsche Hebammen, 1999.

B. Beech, *Over- medicated and under-informed*, "AIMS Journal", vol.11, n. 4, inverno 2000.

S. Buckley, *Undisturbed birth*, "Midwifery Today", n. 63, autunno 2002.

B. Chalmers, *Appropriate perinatal technology: a World Health Organization perspective*, "J. of Obs. and Gyn Canada", vol. 23, n. 7, Jul 2001, pp. 574-575.

R. Campbell, A. Macfarlaine, *Where to be born? The debate and the evidence*, ed. Oxford, National perinatal Epidemiology Unit, 1994.

Cochrane et al, *L'inflazione medica. Efficacia ed efficienza nella medicina*, Feltrinelli, Milano 1978.

M. Enkin, M. Kierse, J. Neilson, C. Crowther, L. Duley, E.J. Hodnett, H.Goer, *Obstetrics myth versus realities*, Bergin & Garvey, Londra 1995.

J. Green, V. Coupland, J. Kitzinger, *Great expectations: a prospective study of women's expectations and experiences of childbirth*, BfM Book for midwives Press, Oslo 1998.

A. Hofmeyr, *A guide to effective care in pregnancy and childbirth*, Oxford University Press, 2000.

E.D.Hodnett, *Support from caregivers during childbirth* (Cochrane review), in The Cochrane Library, Issue 3, Oxford 1998.

H.I. Huisjes, *Il concetto di nascita in casa e la sua influenza sulla morbilità*, in "Atti convegno: Umanizzazione della nascita e raccomandazioni dell'OMS", CiC ed. Int., Roma 1989.

R. Johanson et al, *Has the medicalization of childbirth gone too far?*, BMJ, vol. 324, n. 7342, 13 aprile 2002, pp 892 – 895.

M. Jowitt, *Childbirth unmasked*, P. Wooller, Walford Lodge, Craven Arms, Shrops 1998.

M. Mc Dorman et al, *Midwifery care, social and medical risk factors and birth outcomes in the USA*, "J. Epidemiology Common Health" 1998; 52:310-7.

"MIDIRS", *Informed choice for professionals. Leaflets on the best available research evidence*, 1996.

OMS, Regional Office for Europe, *Having a baby in Europe*, Copenhagen 1985.

OMS, *Care in normal birth*, 1996.

M.J. Review, *Midwife versus medical shared care*, Cochrane library, issue 2, updatesoftware, Oxford.

M.J. Rowly et al, *Continuity of care by a midwife team versus routine care during pregnancy and birth: a randomized trial*, "Medical Journal of Australia", 163 (6) 1995, pp. 289 - 293.

P. Stephenson, Z. Ford, M. Schaps, *Alternative birth centers in Illinois: a resource guide for policy makers*, University of Illinois at Chicago Center for Research on Women and Gender, and the Health and Medicine Policy and Research Group, 1995.

B. Smulders, A. Limburg, *Medicalizzazione e parto in casa: una contraddizione?*, in *Le culture del parto*, Feltrinelli, Milano 1985.

M. Tew, *Safer childbirth? A critical history of maternity care*, Chapman & Hall, Londra 1995.

M. Wagner, *La macchina del parto*, red edizioni, Como 1998.

M. Wagner, *Fish can't see water*, "MIDIRS" 2002.

M. Wagner, *Midwifery in the industrialized world*, "J. soc. Obstet. Gynecol. Can.", 20:1225-34, 1998.

M. Wagner, *Bad habits - a poor basis for medical policy*, "AIMS Journal", vol.11, n. 4, inverno 2000.

L'ambiente della nascita e le persone di supporto

B. Schuecking, C. Schwarz, *Technisierung der normalen Geburt, Interventionen im Kreissaal*, in U. Paravicini, M. Zempel-Gino (Hg):Wissenschaftliche Reihe NFFG, Bd 4: Innovative Projekte, Hannover 2003.

I controlli appropriati per una nascita normale

B. Beech, *Over - medicated and under-informed*, "AIMS Journal", vol.11, n. 4, inverno 2000.

B. Beech, J. Robinson, *Ultrasound? Unsound*, "AIMS Journal", febbraio 1994.

R. Johanson, *Has the medicalisation of childbirth gone too far?* "BMJ", vol. 324, n. 7342, 13 aprile 2002, pp. 892-895.

"D&D" n. 38, *I rischi del parto tecnologico*, settembre 2002.

M. Enkin et al, *Cure efficaci per la gravidanza e il parto*, red edizioni, Como 1995.

M. Enkin et al, *Effective care in pregnancy and childbirth*, Oxford Press, Oxford 2000.

E.D. Hodnett, *Support from caregivers during childbirth* ("Cochrane review"), in The Cochrane library, issue 3, Oxford 1998.

OMS, *Care in normal birth: a practical guide*, Report of a technical working group, 1996.

V. Schmid, *Linee guida per il parto fisiologico a domicilio e in casa maternità*, Centro Studi Il Marsupio, Firenze 1997.

M. Wagner, *La macchina del parto*, red edizioni, Como 1998.

www.lostetricainforma.it

I problemi della nascita

"D&D", *Quando un bambino muore 1 e 2*, n. 23, dicembre 1998 e n. 24, marzo 1999.

La genesi della salute

A. Antonowsky, *Unraveling the mistery of health. How people manage stress and stay well*, Jossey - Bass publishers, San Francisco 1987.

Siti Internet per saperne di più

www.lostetricainforma.it
www.nascereincasa.it
www.casamaternita.it
www.novemesi.it
www.ilmioparto.it
www.catpress.com/verenaschmid
www.catpress.com/donnaedonna
www.saperidoc.it
www.areas.it

Ultimi volumi pubblicati in
"Universale Economica"

Zeruya Shalev, *Una relazione intima*. A cura di Elena Loewenthal
J.G. Ballard, *Hello America*
Miyamoto Musashi, *Il libro dei cinque anelli*. Gorin no sho
Simonetta Agnello Hornby, *La Mennulara*. Nuova edizione rivista e accresciuta
Daniel H. Pink, *When*. I segreti della scienza per scegliere il momento giusto
Alessandro Vanoli, *Strade perdute*. Viaggio sentimentale sulle vie che hanno fatto la storia
Sibilla Aleramo, *Il passaggio*. A cura di Bruna Conti
Eva Cantarella, *Come uccidere il padre*. Genitori e figli da Roma a oggi
Romain Gary, *L'angoscia del re Salomone*. Con un saggio conclusivo di Luca De Angelis
Claudia Piñeiro, *Le maledizioni*
Maurizio Maggiani, *L'amore*
Nicolas Barreau, *La donna dei miei sogni*
Massimo L. Salvadori, *Democrazia*. Storia di un'idea tra mito e realtà
Alì Ehsani, Francesco Casolo, *I ragazzi hanno grandi sogni*
Yoshida Shūichi, *Appartamento 401*
Manuel Scorza, *Storia di Garabombo, l'Invisibile*. Seconda Ballata

Jacopo Perfetti, *Inventati il lavoro*. Una guida pratica e originale per costruirsi una professione a prova di crisi
Antonio Tabucchi, *Di tutto resta un poco*. Letteratura e cinema. A cura di Anna Dolfi
A.M. Homes, *Che Dio ci perdoni*
Nadine Gordimer, *Un'arma in casa*
Antonino De Francesco, *La palla al piede*. Una storia del pregiudizio antimeridionale
Guido Tonelli, *Genesi*. Il grande racconto delle origini
Jörn Klare, *Demenza senile*. Il giorno in cui mia madre non riuscì più a trovare la cucina
Pema Chödrön, *Vivi nella bellezza*
Vandana Shiva con Kartikey Shiva, *Il pianeta di tutti*. Come il capitalismo ha colonizzato la Terra
Pascale Chapaux-Morelli, Eugenio Murrali, *Vincere le delusioni*. Contromosse per superarle e non farsi avvelenare la vita
Concita De Gregorio, *Nella Notte*. Una storia di potere
Ayelet Gundar-Goshen, *Svegliare i leoni*
Alessandro Chelo, *Il dono dell'imperfezione*. Esplorare i limiti per trovare i talenti
Daniel Kehlmann, *Il re, il cuoco e il buffone*
Stanley Booth, *Le vere avventure dei Rolling Stones*. Prefazione di Greil Marcus
A.M. Homes, *In un paese di madri*
Yu Hua, *Il settimo giorno*
Giovanni Testori, *In exitu*. Prefazione di Sonia Bergamasco
Michel Foucault, *Scritti letterari*. A cura di Cesare Milanese
Michel Foucault, *Bisogna difendere la società*. Corso al Collège de France (1975-1976)
Golnaz Hashemzadeh Bonde, *Un popolo di roccia e vento*
Maylis de Kerangal, *Corniche Kennedy*
'Ala al-Aswani, *Sono corso verso il Nilo*
Bruno Cartosio, *Verso Ovest*. Storia e mitologia del Far West
Charles Willeford, *Tiro mancino*
Abhijit Banerjee, Esther Duflo, *L'economia dei poveri*. Capire la vera natura della povertà per combatterla

Tali Sharot, *Ottimisti di natura*. Quando vediamo il bicchiere mezzo pieno
Pino Cacucci, *Vagabondaggi*
Elias Khoury, *Specchi rotti*
Manuel Vázquez Montalbán, *Carvalho indaga*
Dave Eggers, *Zeitoun*
Concetto Vecchio, *Cacciateli!* Quando i migranti eravamo noi
Gianfranco Damico, *Le emozioni sono intelligenti*. Esercizi per allenare il cuore e la mente
Aboubakar Soumahoro, *Umanità in rivolta*. La nostra lotta per il lavoro e il diritto alla felicità
Ottessa Moshfegh, *Il mio anno di riposo e oblio*
Amos Oz, *Cari fanatici*
Alejandro Jodorowsky, *Metaforismi e psicoproverbi*
Franz Bartelt, *Hotel del Gran Cervo*
George Saunders, *L'era del cervello piatto*
Manuel Scorza, *Rulli di tamburo per Rancas*. Ciò che accadde dieci anni prima che il Colonnello Marruecos fondasse il secondo cimitero di Chinche. Prima Ballata
Wolfram Eilenberger, *Il tempo degli stregoni*. 1919-1929. Le vite straordinarie di quattro filosofi e l'ultima rivoluzione del pensiero
Fred Hoyle, *La nuvola nera*
Mauro Novelli, *La finestra di Leopardi*. Viaggio nelle case dei grandi scrittori italiani
Amos Oz, *Fima*
Marguerite Duras, *L'amante della Cina del Nord*
Doris Lessing, *Il quinto figlio*
Federica Brunini, *Due sirene in un bicchiere*
Lorenzo Marone, *Cara Napoli*
Ervin Laszlo, *La scienza e il piano akashico*. Connessione e memoria nel cosmo e nella coscienza: una Teoria Integrale del Tutto
Siegmund Ginzberg, *Sindrome 1933*
Isabel Allende, *Afrodita*. Racconti, ricette e altri afrodisiaci
Giacomo Papi, *Il censimento dei radical chic*
Paolo Cristofolini, *Spinoza per tutti*
Isabel Allende, *La foresta dei pigmei*

Isabel Allende, *Il Regno del Drago d'oro*
Isabel Allende, *La città delle Bestie*
Ulrike Bartholomäus, *L'arte di dialogare*. Comunicare non solo a parole
Marco d'Eramo, *Il maiale e il grattacielo*. Chicago: una storia del nostro futuro. Con una nuova postfazione dell'autore
Eugenio Borgna, *Nei luoghi perduti della follia*. A cura di Federico Leoni
Giuseppe Catozzella, *E tu splendi*
Chiara Gamberale, *Una vita sottile*
Ryszard Kapuściński, *Ancora un giorno*
Bushido per donne guerriere. Risveglia la samurai che c'è in te. A cura di Marina Panatero e Tea Pecunia
António Lobo Antunes, *Spiegazione degli uccelli*
Isabel Allende, *Il Piano infinito*
Isabel Allende, *Paula*
Isabel Allende, *La figlia della fortuna*
Cristiano Galbiati, *Le entità oscure*. Viaggio ai limiti dell'Universo
Ruggero Cappuccio, *La prima luce di Neruda*
Banana Yoshimoto, *Le sorelle Donguri*
Erri De Luca, *Il giro dell'oca*
Giuseppe Filippetta, *L'estate che imparammo a sparare*. Storia partigiana della Costituzione
Massimo Recalcati, *A libro aperto*. Una vita è i suoi libri
Simonetta Tassinari, *Il filosofo che c'è in te*. I superpoteri della filosofia nella vita quotidiana
Jonathan Coe, *Middle England*
Richard Sennett, *Costruire e abitare*. Etica per la città
Cinzia Sciuto, *Non c'è fede che tenga*. Manifesto laico contro il multiculturalismo. Nuova edizione completamente rivista
Wilhelm Reich, *La rivoluzione sessuale*. Introduzione di Umberto Galimberti
Kike Ferrari, *Da lontano sembrano mosche*
Michel Foucault, *Estetica dell'esistenza, etica, politica*. Archivio Foucault 3. Interventi, colloqui, interviste. 1978-1985
Jon Lee Anderson, *Che*. Una vita rivoluzionaria

Marianella Sclavi, Gabriella Giornelli, *La scuola e l'arte di ascoltare*. Gli ingredienti delle scuole felici

Sibilla Aleramo, *Andando e stando*. Prose, impressioni di viaggio e incontri

Stanislav Grof, Christina Grof, *Respirazione olotropica*. Teoria e pratica. Nuove prospettive in terapia e nell'esplorazione del sé

Domenico Barrilà, *I superconnessi*. Come la tecnologia influenza le menti dei nostri ragazzi e il nostro rapporto con loro

Ma Jian, *Tira fuori la lingua*. Storie dal Tibet

Bernhard Moestl, *Kung-Fu e l'arte di stare calmi*. I 7 principi Shaolin per l'autocontrollo

Volker Kutscher, *La morte non fa rumore*

Malcolm Lowry, *Sotto il vulcano*

Clarice Lispector, *Un apprendistato o Il libro dei piaceri*

Lisa Halliday, *Asimmetria*

Boris Pasternak, *Il dottor Živago*. Nuova traduzione di S. Prina

Lorenzo Marone, *Un ragazzo normale*

Pif, *...che Dio perdona a tutti*

Tara Westover, *L'educazione*

Harriet Lerner, *Scusa*. Il magico potere di ammettere i propri sbagli

Dave Eggers, *Opera struggente di un formidabile genio*

Daniel Pennac, *Mio fratello*

Andrea Balzola, Paolo Rosa, *L'arte fuori di sé*. Un manifesto per l'età post-tecnologica. Con una nuova postfazione di Andrea Balzola

Osho, *Il mondo è in fiamme*. Commenti al Dhammapada, il sentiero di Gautama il Buddha

Max Frisch, *Homo faber*. Un resoconto

Piergiorgio Paterlini, *Ragazzi che amano ragazzi*. Nuova edizione. Con una nuova postfazione dell'autore

Sarah Haywood, *La felicità del cactus*

Anna Funder, *C'era una volta la Ddr*. Con una nuova postfazione dell'autrice

Claudio Naranjo, *L'ego patriarcale*. Trasformare l'educazione per costruire una società sana
Tali Sharot, *La scienza della persuasione*. Il nostro potere di cambiare gli altri
Mimmo Franzinelli, *Squadristi*. Protagonisti e tecniche della violenza fascista. 1919-1922
Barbara Fiorio, *Vittoria*
Gabriele Romagnoli, *Senza fine*. La meraviglia dell'ultimo amore
Simonetta Agnello Hornby, *Nessuno può volare*
A.M. Homes, *Cose che bisognerebbe sapere*
Antonio Tabucchi, *I dialoghi mancati - Marconi, se ben mi ricordo*
Naomi Klein, *Shock Politics*. L'incubo Trump e il futuro della democrazia
Luciano Segreto, *I Feltrinelli*. Storia di una dinastia imprenditoriale (1854-1942)
J.G. Ballard, *Tutti i racconti*. Volume III. 1969-1992
Michel Serres, *Il contratto naturale*
Martha Batalha, *La vita invisibile di Eurídice Gusmão*
Sergio Rizzo, *02.02.2020. La notte che uscimmo dall'euro*
Montse Barderi, *Se fa male, non è amore*. Liberarsi da amori non corrisposti, relazioni infelici e parassiti emotivi
Danny Wallace, *La legge del cafone*. Tutta la verità sulla maleducazione a uso delle persone perbene
Claudia de Lillo alias Elasti, *Dire fare baciare*. Istruzioni per ragazze alla conquista del mondo
Etgar Keret, *La notte in cui morirono gli autobus*
Norman Stone, *La seconda guerra mondiale*. Una breve storia
Natori Masazumi, *Shonin-ki*. L'insegnamento segreto dei ninja
Charles Willeford, *Tempi d'oro per i morti*
Ángeles Doñate, *La posta del cuore della señorita Leo*
Davide Longo, *Un mattino a Irgalem*
Ervin Laszlo, *Risacralizzare il cosmo*. Per una visione integrale della realtà
Emiliano Gucci, *Voi due senza di me*
Tito Faraci, *La vita in generale*

Antonio Tabucchi, *Un baule pieno di gente*. Scritti su Fernando Pessoa. Nuova edizione rivista e accresciuta. A cura di Timothy Basi. Con inserto fotografico

Marco d'Eramo, *Il selfie del mondo*. Indagine sull'età del turismo. Nuova edizione rivista e aggiornata

Christophe Carré, *Le armi nascoste della manipolazione*. Come smascherarle, disinnescarle e farne buon uso

Caterina Soffici, *Nessuno può fermarmi*

Yu Hua, *L'eco della pioggia*

Olga Chiaia, *Uscire dalla solitudine*. Dietro le nuvole, l'amicizia e l'amore

Alexandra Reinwarth, *Fregatene!* Piccole decisioni che danno qualità alla vita (e liberano dai rompiscatole)

Erri De Luca, *In nome della madre*

Giovanni Testori, *Gli Angeli dello sterminio*. Prefazione di Walter Siti

Alejandro Jodorowsky, *Manuale pratico di psicomagia*. Consigli per guarire la tua vita

Christina Berndt, *La scienza della contentezza*. Come raggiungerla e perché conviene più della felicità

Doris Lessing, *Sotto la pelle*. La mia autobiografia. 1919-1962

Massimo Birattari, *Come si fa il tema* (e la nuova prova scritta d'italiano alla maturità). Nuova edizione totalmente rivista

Marco Damilano, *Un atomo di verità*. Aldo Moro e la fine della politica in Italia

Daniel Kehlmann, *Fama*. Romanzo in nove storie

Claudia Piñeiro, *Un comunista in mutande*. Traduzione di Pino Cacucci

Giorgio Napolitano, *Europa, politica e passione*

Chögyam Trungpa, *La via della liberazione dalla sofferenza*

Pietro Grossi, *L'acchito*. Nuova edizione riveduta

Jörg Fengler, *Non ce la faccio più*. Guida rapida per non esaurirsi

Virgile Stanislas Martin, *Non ci sono problemi, solo soluzioni*. Cambiare il punto di vista ti cambia la vita

Christoph Ransmayr, *Atlante di un uomo irrequieto*

Karl Ove Knausgård, *La pioggia deve cadere*. La mia battaglia 5

Aneesha Dillon, *La pulsazione tantrica*. L'energia umana. Dalle radici umane alla fioritura spirituale

Manning Marable, *Malcolm X*. Tutte le verità oltre la leggenda

Doris Lessing, *Sotto la pelle*. La mia autobiografia. 1919-1962

Elsa de' Giorgi, *I coetanei*

Antonio Tabucchi, *Sostiene Pereira*. Una testimonianza. Introduzione di Andrea Bajani

Carlo Cottarelli, *I sette peccati capitali dell'economia italiana*

Mick Herron, *Un covo di bastardi*

Jennifer Ryan, *Il coro femminile di Chilbury*

Daniel Glattauer, *Terapia d'amore*

Manuel Vázquez Montalbán, *Millennio*. La grande saga di Pepe Carvalho

Malcolm Lowry, *Il traghetto per Gabriola*

Giovanni De Luna, *La Repubblica inquieta*. L'Italia della Costituzione. 1946-1948

Lucio Russo, Emanuela Santoni, *Ingegni minuti*. Una storia della scienza in Italia

Leonetta Bentivoglio, Lidia Bramani, *E Susanna non vien*. Amore e sesso in Mozart

Eugenio Borgna, *L'arcipelago delle emozioni*

Howard Gardner, *Intelligenze creative*. Fisiologia della creatività attraverso le vite di Freud, Einstein, Picasso, Stravinskij, Eliot, Gandhi e Martha Graham

Gioconda Belli, *L'intenso calore della luna*

Melissa Dahl, *Che figura!* La scienza del perché ci sentiamo ridicoli, imbarazzati e profondamente umani

Osho, *Su la testa!* Nietzsche e lo Zen

J.G. Ballard, *Sogno S.p.A.*

Virgile Stanislas Martin, *Non ci sono problemi, solo soluzioni*. Cambiare il punto di vista ti cambia la vita

Michel Foucault, *La società punitiva*. Corso al Collège de France (1972-1973)

Amos Oz, *Tocca l'acqua, tocca il vento*

Daniela Mattalia, *La perfezione non è di questo mondo*

Piero Colaprico, *La strategia del gambero*

Yoshida Shūichi, *L'uomo che voleva uccidermi*

Roberto Saviano, *Bacio feroce*

Rosa Luxemburg, *Lettere di lotta e disperato amore*. La corrispondenza con Leo Jogiches. A cura di Feliks Tych e Lelio Basso

George Saunders, *Lincoln nel Bardo*

Banana Yoshimoto, *Another World*

Chiara Gamberale, *La zona cieca*

Antonio Albanese, *Lenticchie alla julienne*. Vita, ricette e show cooking dello Chef Alain Tonné, forse il più grande

Isabel Allende, *Oltre l'inverno*

Vanessa Montfort, *Donne che comprano fiori*

José Saramago, *Il Quaderno*. Testi scritti per il suo blog. Settembre 2008-marzo 2009

Volker Kutscher, *Babylon-Berlin*

Lorenzo Marone, *Magari domani resto*

Enrico Deaglio, *Patria 1967-1977*

Ezio Mauro, *L'anno del ferro e del fuoco*. Cronache di una rivoluzione

Etgar Keret, *Pizzeria Kamikaze*

Claire Cameron, *L'ultima dei Neanderthal*

Michele Serra, *La sinistra e altre parole strane*. Postilla a 25 anni di amache

Michael Terman, Ian McMahan, *Il buon sonno*. L'orologio della salute

Giorgio Bocca, *Miracolo all'italiana*. Prefazione di Guido Crainz

Miguel Benasayag, Angélique del Rey, *Elogio del conflitto*

Yu Hua, *Cronache di un venditore di sangue*

Charles Willeford, *Miami Blues*

Irene Bignardi, *Le piccole utopie*. Prefazione di Paolo Mauri

Lieh Tzu (Liezi). Il classico taoista della perfetta virtù del vuoto. A cura di Augusto Shantena Sabbadini

Rupert Sheldrake, *La mente estesa*. Il senso di sentirsi osservati e altri poteri inspiegati della mente umana.

Sara Kim Fattorini, *La chimica dell'acqua*

Richard Ford, *Tra loro*

Henry Emmons, David Alter, *Una mente sempre giovane*. Nove chiavi per ritornare vitali, brillanti, acuti e concentrati

Erri De Luca, *Pianoterra*. Nuova edizione ampliata
Eva Cantarella, *Non sei più mio padre*. Il conflitto tra genitori e figli nel mondo antico
'Ala al-Aswani, *Se non fossi egiziano*
Adolfo Ceretti, Roberto Cornelli, *Oltre la paura*. Affrontare il tema della sicurezza in modo democratico
Che colore ha il vento? Insegnamenti zen per questi tempi terribili. A cura di Marina Panatero e Tea Pecunia
Stefano Benni, *Prendiluna*
Hans Morschitzky, Thomas Hartl, *L'arte di stare con gli altri*. Superare timidezze e paure sociali
Björn Süfke, *Quello che gli uomini non sanno dire*. Le emozioni nascoste dell'animo maschile
Angelo d'Orsi. *Gramsci*. Una nuova biografia. Nuova edizione rivista e accresciuta
Eugenio Borgna, *L'attesa e la speranza*
Paul Watzlawick, *Il codino del Barone di Münchhausen*. Ovvero: psicoterapia e "realtà"
Mike Davis, *Olocausti tardovittoriani*. El Niño, le carestie e la costruzione del Terzo Mondo
Biagio Goldstein Bolocan, *Il traduttore*
Giovanni Testori, *Il dio di Roserio*. Prefazione di Fabrizio Gifuni
Malcolm Mackay, *Bastardi*
Marcella Danon, *Il potere del riposo*. Ottenere di più lavorando di meno
Bärbel Wardetzki, *Egoisti, egocentrici, narcisisti & Co*. Guida per non soccombere a capi e colleghi "tossici"
Lola Beccaria, *Basta non dire ti amo*
Osho, *Lettere d'amore all'esistenza*. 150 messaggi personali scritti da Osho resi universali dallo Spirito del Tempo
Miguel Benasayag, Angélique del Rey, *Elogio del conflitto*
Gabriele Romagnoli, *Coraggio!*
Maurizio Maggiani, *Mi sono perso a Genova*. Una guida
Rosella Postorino, *La stanza di sopra*. Nuova edizione rivista dall'autrice
Fernando Pessoa, *Il secondo libro dell'inquietudine*. A cura di Roberto Francavilla

Rolf Sellin, *Le persone ferite sanno ancora volare*. Un nuovo metodo per curare le nostre emozioni
David Harvey, *L'enigma del capitale* e il prezzo della sua sopravvivenza
Nicolas Barreau, *Il caffè dei piccoli miracoli*
Pietro Grossi, *Il passaggio*
Gaia Servadio, *Mozia*. Fenici in Sicilia
La grande regressione. Quindici intellettuali da tutto il mondo spiegano la crisi del nostro tempo. A cura di Heinrich Geiselberger
Daniel Pennac, *Il caso Malaussène*. Mi hanno mentito
Alessandro Baricco, *Il nuovo Barnum*
Paolo Rumiz, *A piedi*. Illustrato da Alessandro Baronciani
Andrea Bajani, *Mi riconosci*
John Cheever, *Lo scandalo Wapshot*
Giuseppe Morici, *Fare i manager rimanendo brave persone*. Istruzioni per evitare la fine del mondo (e delle aziende)
John Kampfner, *Storia dei ricchi*. Dagli schiavi ai super-yacht, duemila anni di ineguaglianza
Howard Gardner, *Personalità egemoni*. Anatomia della leadership
Donna J. Haraway, *Manifesto cyborg*. Donne, tecnologie e biopolitiche del corpo
Ermanno Rea, *Nostalgia*
Louise Erdrich, *LaRose*
Vātsyāyana, *Kāmasūtra*. A cura di Genevienne e Tea Pecunia
Massimo Recalcati, *Il segreto del figlio*. Da Edipo al figlio ritrovato
Bernhard Moestl, *Kung-Fu per la vita quotidiana*. I 13 principi Shaolin per vincere senza combattere
Ivana Castoldi, *Piccolo dizionario delle emozioni*
Charles Bukowski, *Il ritorno del vecchio sporcaccione*
Jerry Thomas, *Il manuale del vero gaudente ovvero il grande libro dei drink*
Aki Shimazaki, *Il peso dei segreti*
Piernicola Silvis, *Formicae*
Roger Dalet, *I punti che guariscono*. Una semplice pressione delle dita sui punti d'agopuntura per ridurre disturbi e dolori

Zohar, *La Luce della Kabbalah*. A cura di Michael Laitman
Salvatore Veca, L'idea di incompletezza. Quattro lezioni
Peter Linebaugh, Marcus Rediker, *I ribelli dell'Atlantico*. La storia perduta di un'utopia libertaria
Iaia Caputo, *Era mia madre*
Carlo Cottarelli, *Il macigno*. Perché il debito pubblico ci schiaccia e come si fa a liberarsene
Krishnananda, Amana, *Vivere con gioia, gioire della vita*. Ritrovare autenticità, passione e meraviglia
George Saunders, *Nel paese della persuasione*
Hans Morschitzky, Thomas Hartl, *L'arte di stare con gli altri*. Superare timidezze e paure sociali
Buster Keaton con Charles Samuels, *Memorie a rotta di collo*. L'autobiografia
Zeruya Shalev, *Dolore*
Caroline Vermalle, *Due cuori a Parigi*
Livia Manera Sambuy, *Non scrivere di me*. Racconti intimi di scrittori molto amati: Roth, Ford, Wallace, Carver
Daniel Glattauer, *Un regalo che non ti aspetti*
Piersandro Pallavicini, *La chimica della bellezza*
Banana Yoshimoto, *Il giardino segreto*. Il Regno 3
Wlodek Goldkorn, *Il bambino nella neve*
Erri De Luca, *La Natura Esposta*
Jonathan Coe, *Numero undici*. Storie che testimoniano la follia
Marcela Serrano, *Il giardino di Amelia*
Roberto Saviano, *La paranza dei bambini*
Alessia Gazzola, *Non è la fine del mondo*
Stefano Benni, *Teatro 3*
Jerry Brotton, *La storia del mondo in dodici mappe*
Etgar Keret, *Le tettine della diciottenne*
José Saramago, *Quaderni di Lanzarote*
Sarah Thornton, *33 artisti in 3 atti*
Chiara Gamberale, *Adesso*
Michel Foucault, *Sicurezza, territorio, popolazione*. Corso al Collège de France (1977-1978)
François Jullien, *Essere o vivere*. Il pensiero occidentale e il pensiero cinese in venti contrasti

Marcella Danon, *Il Tao del disordinato*. Perché l'ordine non dà la felicità e il disordine sì
Umberto Galimberti, *Paesaggi dell'anima*. Nuova edizione
Charles Bukowski, *Storie di ordinaria follia*. Erezioni Eiaculazioni Esibizioni
Suad Amiry, *Damasco*
Harper Lee, *Va', metti una sentinella*
Mario Mieli, *Elementi di critica omosessuale*. A cura di Gianni Rossi Barilli e Paola Mieli
Stanislav Grof, *L'ultimo viaggio*. La coscienza nel mistero della morte. Dalle antiche pratiche sciamaniche alle nuove cartografie della psiche
Roberto Perotti, *Status quo*. Perché in Italia è così difficile cambiare le cose e come cominciare a farlo
Eugenio Borgna, *L'indicibile tenerezza*. In cammino con Simone Weil
Daniel Kehlmann, *I fratelli Friedland*
Federica Brunini, *Quattro tazze di tempesta*
Simonetta Agnello Hornby, *Caffè amaro*
I Ching. Il Libro dei Mutamenti. Traduzione dal cinese e cura di A. Shantena Sabbadini e R. Ritsema
Erik Brynjolfsson, Andrew McAfee, *La nuova rivoluzione delle macchine*. Lavoro e prosperità nell'era della tecnologia trionfante
Tiziano Fratus, *Manuale del perfetto cercatore d'alberi*. Nuova edizione accresciuta
Alexander Rabinowitch, *1917. I bolscevichi al potere*. Con una nuova prefazione dell'autore
Ermanno Rea, *Il Po si racconta*. Uomini, donne, paesi, città di una Padania sconosciuta
Domenico Barrilà, *Quello che non vedo di mio figlio*. Un nuovo sguardo per intervenire senza tirare a indovinare
Gianfranco Damico, *Piantala di essere te stesso!* Liberarsi dai propri limiti ed essere felici
Claudia Piñeiro, *Piccoli colpi di fortuna*
Paolo Di Paolo, *Una storia quasi solo d'amore*
Erri De Luca, *La faccia delle nuvole*
Yu Hua, *Brothers*. La saga